超高清屏前手术　　　　　　　　附立体视图镜

中耳显微外科
立体手术图谱

Stereoscopic Operative Atlas of
Middle Ear Microsurgery

名誉主编　韩东一

主　编　戴　朴　袁永一　王国建

副主编　张　茜　高　博　苏　钰　高　雪　邵　航

人民卫生出版社
·北京·

图书在版编目（CIP）数据

中耳显微外科立体手术图谱 / 戴朴，袁永一，王国建主编 . —北京：人民卫生出版社，2024.1

ISBN 978-7-117-35595-7

Ⅰ. ①中⋯ Ⅱ. ①戴⋯ ②袁⋯ ③王⋯ Ⅲ. ①耳疾病 – 显微外科学 – 图谱 Ⅳ. ①R764.9-64

中国国家版本馆 CIP 数据核字（2023）第 216097 号

人卫智网	www.ipmph.com	医学教育、学术、考试、健康，购书智慧智能综合服务平台
人卫官网	www.pmph.com	人卫官方资讯发布平台

中耳显微外科立体手术图谱

Zhong'er Xianwei Waike Liti Shoushu Tupu

主　　编：戴　朴　袁永一　王国建
出版发行：人民卫生出版社（中继线 010-59780011）
地　　址：北京市朝阳区潘家园南里 19 号
邮　　编：100021
E - mail：pmph @ pmph.com
购书热线：010-59787592　010-59787584　010-65264830
印　　刷：北京盛通印刷股份有限公司
经　　销：新华书店
开　　本：889×1194　1/16　印张：22
字　　数：604 千字
版　　次：2024 年 1 月第 1 版
印　　次：2024 年 1 月第 1 次印刷
标准书号：ISBN 978-7-117-35595-7
定　　价：319.00 元

打击盗版举报电话：010-59787491　E-mail：WQ @ pmph.com
质量问题联系电话：010-59787234　E-mail：zhiliang @ pmph.com
数字融合服务电话：4001118166　E-mail：zengzhi @ pmph.com

编者及其单位（以姓氏汉语拼音为序）

陈继跃　中国人民解放军总医院耳鼻咽喉头颈外科医学部
崔　勇　中国人民解放军联勤保障部队第九八三医院
戴　朴　中国人民解放军总医院耳鼻咽喉头颈外科医学部
高　搏　中国人民解放军总医院耳鼻咽喉头颈外科医学部
高　坤　浙江清华长三角研究院
高　雪　中国人民解放军火箭军特色医学中心
韩东一　中国人民解放军总医院耳鼻咽喉头颈外科医学部
韩明昱　中国人民解放军总医院耳鼻咽喉头颈外科医学部
韩维举　中国人民解放军总医院耳鼻咽喉头颈外科医学部
李晓红　首都医科大学附属北京儿童医院
刘　威　浙江清华长三角研究院
齐　心　中国人民解放军总医院海南医院
邵　航　浙江清华长三角研究院
盛宏申　中国人民解放军西部战区总医院
苏　钰　中国人民解放军总医院海南医院
王国建　中国人民解放军总医院耳鼻咽喉头颈外科医学部
王伟倩　中国人民解放军火箭军特色医学中心
杨和强　中国人民解放军西部战区总医院
袁永一　中国人民解放军总医院耳鼻咽喉头颈外科医学部
张　茜　中国人民解放军总医院军休所
张　新　浙江清华长三角研究院
张德军　吉林大学白求恩第二医院
赵　星　阳泉市第一人民医院
朱玉华　中国人民解放军总医院耳鼻咽喉头颈外科医学部

术　者（以姓氏汉语拼音为序）

戴　朴　韩东一　韩维举　王国建　袁永一

校　对（以姓氏汉语拼音为序）

冯海锋　傅　莹　马　莹　王秋权

中耳显微外科 立体手术图谱

Stereoscopic Operative Atlas of Middle Ear Microsurgery

名誉主编简介

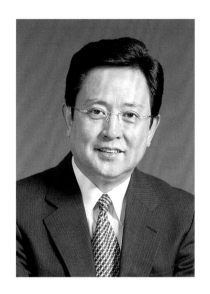

韩东一

主任医师，教授，医学博士，博士研究生及博士后导师

中国人民解放军耳鼻咽喉研究所名誉所长，中央军委保健会诊专家

先后任中华医学会耳鼻咽喉-头颈外科学分会主任委员、名誉主任委员。现任《听力学及言语疾病杂志》主编。获国家重点基础研究发展计划、国家自然科学基金等 20 项课题资助；获国家科学技术进步奖二等奖 2 项、北京市科学技术奖一等奖 1 项、北京市科学技术奖二等奖 2 项、中华医学科技奖二等奖 1 项。获得"首届中国科协青年科技奖""求是杰出青年奖"，中国人民解放军原总后勤部"科技银星"和"伯乐奖"等荣誉称号。以第一作者或通信作者发表论文 169 篇，其中 SCI 收录 41 篇，主编著作 8 部，获国家专利 20 项。主要研究方向为耳显微及耳神经外科，聋病的分子机制。

中耳显微外科 立体手术图谱

Stereoscopic Operative Atlas of Middle Ear Microsurgery

主编简介

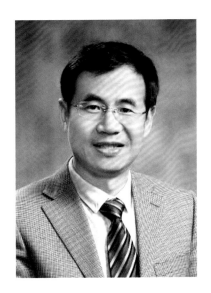

戴 朴

主任医师，教授，博士研究生及博士后导师

中国人民解放军总医院耳鼻咽喉头颈外科医学部学术委员会主任

国家耳鼻咽喉疾病临床医学研究中心副主任

耳外科及遗传学领域知名专家，国家重点研发计划首席科学家。建立了国内第一家聋病分子诊断中心，在国际上率先实现了遗传性聋的三级预防。在人工耳蜗微创手术和显微立体手术方面造诣居国际先进水平。在国内首先提出保留残余听力的微创人工耳蜗植入概念，微创人工耳蜗植入手术数量和成功保留残余听力的例数位居全国第一。在侧颅底外科、耳科、头颈外科领域临床经验丰富。在耳外科立体形态学研究方面保持国际领先，研发了显微立体视频系统、裸眼 3D 教学系统，出版了国际上第一本耳科立体手术图谱——《耳显微外科立体手术图谱》及其英文版 *Stereoscopic Anatomical Atlas of Ear Surgery* 和 *Stereo Operative Atlas of Micro Ear Surgery*。

主持国家科技部重点研究计划重点专项、国家自然科学基金重点项目、国家自然科学基金国家重大科研仪器研制专项等国家级重大专项课题研究十余项，引领我国新型无创产前筛查和诊断新技术、新方法的研发和攻关。主持的研究项目"重度感音神经性耳聋的致病机制和出生缺陷干预研究和应用"获得国家科学技术进步奖二等奖；与清华大学程京院士合作的研究项目"遗传性耳聋基因诊断芯片系统的研制及其应用"获得国家技术发明奖二等奖。此外，还获得中国出生缺陷干预救助基金会科技成果奖一等奖、"十一五"全国人口和计划生育优秀科技成果一等奖和北京市科学技术奖一等奖、北京市科学技术奖二等奖各一项。发表论文 167 篇，其中 SCI 收录 82 篇，主编专著 6 部。

任中国医疗保健国际交流促进会人工听觉分会主任委员、北京医学会医学遗传学分会候任主任委员、中华医学会医学遗传学分会常务委员、*Journal of Otology* 副主编和《中华耳科学杂志》执行主编。

入选"国家百千万人才工程"国家级人才，并被授予"有突出贡献的中青年专家"荣誉称号。获中国科学技术协会"求是杰出青年奖"、"白求恩式好医生"提名。获中国人民解放军原总后勤部"科技新星"和"科技银星"荣誉称号。被评为"军队高层次科技创新人才工程拔尖人才"。荣立二等功一次、三等功两次。

主编简介

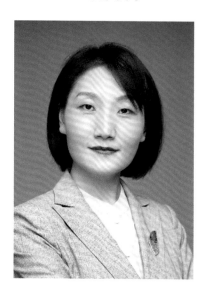

袁永一

主任医师，教授，博士研究生及博士后导师

中国人民解放军总医院耳鼻咽喉头颈外科医学部派驻第一医学中心耳鼻咽喉头颈外科副主任

医学博士，美国埃默里大学访问学者、博士后。临床特长：耳显微外科、耳聋基因诊断及遗传咨询。搭建了 5G 远程三维超高清(4K-3D)显微外科手术救治平台，完成了全国首例协同手术会诊，提升了显微外科远程救治能力。

现任全国出生缺陷防治人才培训项目专家、中国听力医学发展基金会耳聋基因诊断与防控专家委员会主任委员、中华医学会医学遗传学分会委员、北京医学会医学遗传学分会常务委员及耳鼻咽喉头颈外科分会青年委员。主持国家重点研发计划、国家自然科学基金、北京市自然科学基金、北京市科技新星项目等课题 9 项，以第一作者、通信作者身份发表论文 90 篇，SCI 收录 48 篇，单篇最高影响因子 46.3。主编专著《耳聋基因诊断与遗传咨询》和《耳聋基因筛查与诊断临床解析》。作为讨论专家及第一执笔人撰写《遗传性耳聋基因筛查规范》和《中国耳聋基因诊断与遗传咨询临床实践指南(2023)》。

曾获中国医师协会耳鼻咽喉头颈外科医师分会首届"优秀青年医师奖"、第三届中国出生缺陷干预救助基金会"青年学者奖"，被评为"北京市科技新星"，所著论文被评为"全军优秀博士学位论文"。作为主要完成人获得国家科学技术进步奖二等奖、北京市科学技术奖一等奖、"十一五"全国人口和计划生育优秀科技成果一等奖、第三届中国出生缺陷干预救助基金会科技成果奖一等奖、中华医学科技奖二等奖、三等奖等。荣立个人三等功一次，享受军队优秀专业技术人才三类及二类岗位津贴。

主编简介

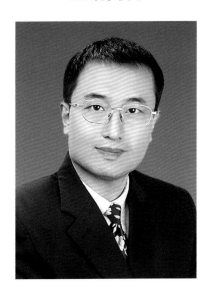

王国建

副主任医师，副教授，硕士研究生导师

中国人民解放军总医院耳鼻咽喉头颈外科医学部耳外科

医学博士。临床特长为耳显微、耳神经及侧颅底外科、耳聋基因诊断及遗传咨询。在听力重建、侧颅底手术、微创人工耳蜗植入及基因诊断方面形成临床特色。合作参与国内首款遗传性耳聋基因诊断芯片试剂盒的研发、药证申报及推广普及；与清华大学合作研发用于基于三维立体成像技术及低延时超高清 3D 显示技术的耳显微手术外视系统(4K-3D-ES)。

现任中国医疗保健国际交流促进会人工听觉分会理事、常务委员兼秘书长，中国听力医学发展基金会专家指导委员会委员、国家药品监督管理局医疗器械技术审评专家咨询委员会委员、中国中西医结合学会耳鼻咽喉科专业委员会耳聋基因专家委员会副主任委员等。主持国家自然科学基金面上及青年项目、北京市科技新星计划项目，作为骨干参与国家重点研发计划、国家重大科研仪器研制项目、国家重点基础研究发展计划（"973"计划）、国家高技术研究发展计划（"863"计划）等多个国家级课题，以第一作者或通信作者身份发表论文 31 篇，SCI 收录 12 篇，单篇最高影响因子 10.5。参编 *Stereoscopic Anatomic Atlas of Ear Surgery*、*Stereo Operative Atlas of Micro Ear Surgery* 等 6 部专著。作为讨论专家及共同执笔人撰写《遗传性耳聋基因筛查规范》和《中国耳聋基因诊断与遗传咨询临床实践指南(2023)》。

曾获北京市"科技新星"荣誉，是解放军总医院首届"百名新秀"培育对象，享受军队优秀专业技术人才三类岗位津贴。作为主要完成人获得国家科学技术进步奖二等奖，国家技术发明奖二等奖，中华医学科技奖二、三等奖，北京市科学技术奖一、二等奖等国家及省部级奖项。荣立个人三等功一次。

前 言
Preface

谨以此书缅怀我的导师——姜泗长院士

1988 年，我有幸考入解放军总医院，成为姜泗长教授的硕士研究生。在他的悉心指导下，以他几十年收集和研究的颞骨火棉胶切片库为基础，我完成了计算机辅助颞骨火棉胶连续切片的三维重建。1995 年，我考取了姜泗长教授的博士研究生，研究课题仍以保存数十年的颞骨火棉胶切片为研究对象，进行了老年性聋和线粒体 DNA 大片段缺失相互关系的研究。在姜老的教导下学习、工作十三年，是我人生、职业生涯的最大幸事。

姜老一生历经坎坷，却对医学事业百折不挠，不断追求创新，敢为人先。在设备、器械严重缺乏的条件下，姜老自行制作手术器械和设备，成功完成中国第一例内耳开窗手术，并在十二年后又成功完成中国的第一例镫骨手术，使众多的耳聋者乐享天籁之音。"姜教授的手术干净利落""老师的手术解剖精准直达要害"，我的其他前辈、老师们对姜老的手术常这样赞不绝口。每每回忆起姜老，我常感到遗憾：受时代和技术条件的限制，他给我们留下的能够使用的珍贵手术图片和视频资料非常少，我们后辈只能在想象中体会先生不断探索和突破手术"禁区"的壮举。

本书的出版得益于我的硕士课题——颞骨结构计算机三维重建，这是本书立体图谱技术的思想萌芽。回想在我的硕士课题选题时，姜老倾注了大量心血，仅开题讨论就多达四次以上，先生从开始担忧相关计算机技术不成熟导致课题完成有难度，到确定课题后，为我提供全面的物质和技术支持，再到结果出来后先生露出喜出望外的开心笑容，至今仍历历在目。毕业后，先生为课题专门购置了图像工作站，支持督促我继续深入进行相关课题研究。我的想法也逐步从颞骨立体形态学研究向临床立体视觉和立体图谱转变，旨在为临床医生，特别是为中、青年医生提供便捷、精良的学习工具。

多学科交叉是现代科学技术发展的趋势，是科技创新的源泉。与清华大学戴琼海院士以及他的学生浙江清华长三角研究院的邵航院长团队的长期合作，更是让我们的思想插上了翅膀，将姜泗长教授的精彩手术画面不能永存于世的遗憾转化为动力，造就了新型显微手术显示系统的诞生。我们和邵航团队联合研制的显微手术 4K-3D 外视系统将医生从显微镜下解放出来，可以更自由轻松地进行屏前手术。立体手术视野的 100% 再现让术者、助手和所有手术参与者实时共享完全同质的手术画面，并且每一手术的所有细节都能被永久、高清地记录和保存。

本书力争涵盖解放军总医院中耳乳突显微手术所有术式。经耳内径路鼓室成形术、镫骨手术、经耳内切口的乳突根治术是姜泗长教授的耳科手术理念和传承,是姜泗长教授为耳显微外科留下的宝贵遗产。中耳畸形往往有许多值得探究的形态变化,相关的手术既富有挑战,又具有很好的欣赏性;经乳突面神经近全程减压、经迷路面神经全程减压和面神经肿瘤切除术对术者的中耳乳突解剖修养有很高的要求;人工耳蜗植入术的所有手术步骤都融入了微创的理念;而搏动性耳鸣的不同手术方法保证对侧乙状窦狭窄或闭塞情况下有更多的干预选择;从内淋巴囊减压到半规管填塞术的眩晕相关手术,使眩晕症状的控制率不断提高。

本书的所有图片来源均为显微手术 4K-3D 外视系统拍摄的 4K 高清原图,均以立体图对的形式真实再现了各手术关键场景,成功解决了耳显微外科手术立体图片拍摄和使用的难题。以此形式留存的高清立体图片不但能栩栩如生地再现每一位术者精彩的手术画面和场景,还可以将每一位手术大师的外科思想和精髓充分体现并永久保存与传承。

在此,我要感谢此书的名誉主编——韩东一教授对我们系列的耳外科解剖和手术图谱工作始终如一的鼓励、支持和厚爱。感谢共同主编袁永一教授和王国建教授为此书的成稿和完善付出的巨大辛勤努力,也感谢全体编者对于此书的热爱和付出。感谢人民卫生出版社对此书出版的详尽指导和帮助。还要感谢我的爱人张茜和女儿戴夏涵对我的支持,因我牺牲了大量陪伴家庭的时间进行本书的图片准备和文字编撰,谢谢她们对我的理解、鼓励和在视觉效果方面提出的宝贵意见!

2023 年 11 月

11

本书得到了国家重大科研仪器研制项目(61827805)、国家重点研发计划(2022YFC2703602)、国家自然科学基金面上项目(82271177、82271185、82171155、82171158)的联合资助。

目　录
Contents

第一章

鼓室成形术
Tympanoplasty

概述

鼓室成形术是一种用于重建中耳声音传导机制的手术,其目的是清除中耳病变和恢复听力。最常见的手术适应证是慢性中耳炎所引起的中耳结构和功能缺损,同时也适用于其他原因引起的中耳结构和功能缺损,如外伤、肿瘤等。鼓室成形术的主要内容包括鼓膜成形、听骨链成形和外耳道成形,该手术也可以和乳突根治手术同时进行。本章主要讲述与慢性化脓性中耳炎及先天性胆脂瘤相关的鼓室成形术,其他相关的(如先天性中耳畸形和耳硬化症的手术治疗等)内容将在第四章和第五章第二节中叙述。

鼓膜成形术是闭合所有的鼓膜穿孔、重建可振动鼓膜的技术。它可以是整个中耳和外耳道手术的一部分,也可以仅修补鼓膜穿孔而不进行任何鼓室内操作。

鼓膜成形术的一般原则:需切除穿孔边缘的鳞状上皮层,同时移植物深面不能遗留角化上皮,以移植材料作为支架,使黏膜层和上皮层各自通过支架生长连接,从而修复鼓膜穿孔、恢复鼓膜的完整性及功能[1-3]。

鼓膜穿孔的大小和位置不尽相同。本书根据编者的临床经验,总结了两种最为常用,且可覆盖全部穿孔修复的鼓膜成形方法,即夹层法和全翻内衬法鼓膜成形术。

1. **夹层法** 夹层法即将移植物放置在完全分离上皮层的鼓环、残余鼓膜纤维层或暴露的部分外耳道骨壁表面,然后复位游离的残余鼓膜上皮并使之重叠 1.0mm 以上,此法尤其适合于鼓膜穿孔中等大小且前方存在 1.0~2.0mm 或 2.0mm 以上残余鼓膜的病例。

2. **全翻内衬法** 全翻内衬法即从鼓沟中分离纤维鼓环,同时 360° 掀起残余鼓膜全层,将移植物放置在外耳道皮肤-鼓膜瓣、鼓沟和外耳道内段骨面与锤骨柄之间,此法尤其适合于鼓膜残缘少的鼓膜大穿孔病例。此外,对于穿孔很小、与锤骨柄无明显相邻的鼓膜前部或下部穿孔,也可以不做耳内切口,在制作穿孔缘新鲜创面后采用蝶形软骨嵌入法修补鼓膜,成功率亦很高且听力恢复效果好。

在临床实践中,夹层法及全翻内衬法均适合于绝大多数鼓膜穿孔病例。夹层法修复的鼓膜更符合正常鼓膜生理形态、血运相对充分且移植物不易移位,此技术亦可用于鼓室探查及听骨链重建手术,但难度增加、技术水平要求更高。对于困难病例,有经验的术者可首先尝试夹层法,当因鼓膜上皮菲薄、无法确保上皮自纤维层或纤维鼓环完整分离时,可选择全翻内衬法,或将两者相结合。

鼓膜成形术修补材料多以颞肌筋膜、耳后骨膜、耳屏或耳甲腔软骨-软骨膜为主。颞肌筋膜比较薄、耳后骨膜略厚,此两种组织均可保证切取较大面积的修补材料,其共同特点都是质地偏软便于塑形;而软骨-软骨膜复合物的硬度和支撑力更强、吸收时间长,可以更好地抵御负压、感染、缺血等,在修补大穿孔、咽鼓管功能不良、复发穿孔病例中较颞肌筋膜和耳后骨膜更具优势。

鼓膜成形术可通过不同手术径路完成,根据具体情况选择外耳道内入路或耳后入路,针对弯曲外耳道可同时行外耳道成形术。显微镜下外耳道内切口入路更直接、创伤较小、可双手操作。但是,如果遇到外耳道弯曲或狭窄的患者,视野暴露有时会困难,需要扩大外耳道,调整患者体位及显微镜角度以保证充足的术野。耳内镜下外耳道内切口创伤小,无须为扩大外耳道磨除骨质,且具有视野优势,能够直接观察中耳腔边缘的内侧。但需要单手操作,对医生手眼配合要求较高,且需要间断擦拭镜头以获得清晰术野。此外,长时间使用镜头温度升高可能会对组织有热损伤。耳后切口入路对于外耳道和鼓膜各方向边缘有较好的暴露,铺放移植组织可以在明视下进行,适合各种类型的鼓膜穿孔,特别适合于外耳道前壁凸出或鼓膜穿孔前缘难以窥见的病例,缺点是创伤较大,术后常有耳后区域感觉麻木的症状[1-5]。

第一节　全翻内衬法
Underlay Myringoplasty

适应证

1. 适用于大部分鼓膜穿孔的修复,尤其是残缘较少的大穿孔(术前听力检查有助于预判听骨链的完整性和活动度)。

2. 鼓室黏膜正常,无广泛的鳞状上皮化生。

3. 咽鼓管功能正常。

4. 颞骨 CT 提示鼓窦及乳突正常。

禁忌证

(一) 绝对禁忌证

1. 急性上呼吸道感染期或痊愈不足 2 周,可经咽鼓管逆行感染引发中耳炎,导致鼓膜修补失败。

2. 真菌性或细菌性外耳道急性感染期,影响移植物生长导致鼓膜修补失败。

3. 严重全身性疾病,如血液病、未得到有效控制的糖尿病、高血压、传染病、重症心脑疾病、精神病等。

4. 已证实的咽鼓管完全闭锁,存在继发粘连性中耳炎和中耳胆脂瘤可能。

(二) 相对禁忌证

1. 术前咽鼓管功能不良,术中清除病变后可改善咽鼓管功能的患者。

2. 变应性鼻炎、鼻窦炎、变应性中耳炎患者。

3. 腭裂及颅颌面相关综合征患者。

4. 鼻咽、耳颞区域有放疗史者,如鼻咽癌、腮腺肿瘤等。

5. 年龄因素需综合考量,根据文献报道和临床经验,儿童的手术可以在 6 岁以后进行,最好大于 14 岁,总体来讲,20~40 岁是手术成功率最高年龄段,但对手术医生的经验和技术均有一定要求。体健的老年人手术是相对安全的。

6. 术耳为重度感音神经性听力损失或混合性听力损失,术后听力不可能恢复至实用水平者,需明确手术主要目的是解决不干耳的诉求。对侧耳为重度感音神经性听力损失或重度混合性听力损失者,术耳为唯一听力耳,手术需慎重并与患者进行充分沟通。

手术步骤

方法一:显微镜下外耳道内切口

1. **局部浸润麻醉/止血**　以前鼻镜撑开外耳道口,0.1% 肾上腺素 10 滴+生理盐水 10mL 混合后用球后针头于外耳道软骨和骨部交界处四个象限及耳屏间切迹处注射以减少术中出血,注射剂量约 1mL。

2. **做第一切口并制造新鲜穿孔缘**　在外耳道口 12 点沿耳前切迹,垂直向外切开,并沿耳轮脚前缘

3

向上延伸 1.0cm。第二切口从骨性外耳道 6 点、距鼓膜 6.0~8.0mm（依残余鼓膜大小而定）处开始，沿后壁弧形向上与第一切口内端相续。用直/钩针刺入穿孔缘，将穿孔缘上皮进行环形分离，以杯状钳将分离的鼓膜残缘上皮去除，制作新鲜穿孔缘，注意同时去除鼓膜穿孔缘内侧上皮。

3. 暴露并凿除外耳道前上棘 如遇较大的外耳道前上棘影响操作和术野，可用黏膜刀或手术刀锐性切开分离前上棘周围皮瓣，暴露前上棘，圆凿放置方向应垂直固定于外耳道前上棘底部，力度轻柔地凿除外耳道前上棘，避免外耳道皮瓣撕裂。外耳道凸起的骨性部分如阻碍鼓环前部的观察，可将其表面皮瓣适当游离后予以磨除或凿除以扩大视野。

4. 分离外耳道皮瓣 用中耳剥离子紧贴外耳道骨面齐头并进向鼓沟方向分离外耳道皮瓣。

5. 进入鼓室并完成锤骨柄脱袜状剥离 将外耳道皮瓣分离至鼓膜纤维鼓环处。以中耳剥离子宽扁的末端或钩针挤入鼓沟，分离出鼓膜纤维鼓环，确认鼓环下方鼓室内侧黏膜后，锐针切开进入鼓室，注意辨认及保护鼓索。以中耳剥离子紧贴外耳道骨面由鼓切迹入路掀起鼓膜松弛部，于鼓环末端附着点剪断鼓环，将分离的鼓膜连同外耳道皮瓣一同向前翻起。以中耳剥离子或中耳正中掀开器等将锤骨柄外侧上皮及内侧黏膜由上而下以脱袜状剥离。

6. 抬起鼓膜前下方残缘 以直角钩刀自鼓膜穿孔伸入，沿前方鼓膜残缘内侧将此处残余鼓膜、纤维鼓环和部分外耳道前壁皮瓣向外抬起，制备鼓膜移植床。

7. 铺放鼓膜移植组织 可取耳屏软骨、颞肌筋膜或耳后骨膜作为修补材料，按穿孔大小修剪至合适尺寸及厚度，将其沿外耳道皮肤-鼓膜瓣与锤骨柄之间送至鼓沟层面并贴附于外耳道前壁骨面，移植物安置于锤骨柄与外耳道皮肤-鼓膜瓣之间，其面积大于穿孔，软骨移植物上可做沟槽镶嵌锤骨柄以获得更加稳定的连接。将可降解耳鼻止血绵或明胶海绵放入前下鼓室支撑移植组织。复位外耳道皮肤-鼓膜瓣，检查并确认移植组织与残余鼓膜的贴合无缝隙，移植组织平整无褶皱。

8. 外耳道内填塞 外耳道内填塞可降解耳鼻止血绵、碘仿纱条等，缝合切口。

方法二：耳内镜下外耳道内切口

以鼓膜铺平器在外耳道后壁距鼓沟 6.0~8.0mm 处做平行于鼓沟的弧形切口，上起 12 点，下至 6 点，切口两端向内做纵行切口达鼓沟附近，分离外耳道皮肤-鼓膜瓣。其余步骤基本同方法一[2,6]。

方法三：耳后切口

距耳郭后沟 5.0mm 切开皮肤及皮下组织，向前分离乳突表面骨膜筋膜至外耳道后壁，将耳郭向前翻转，取颞肌筋膜或耳郭软骨备用，继续沿外耳道后壁骨质分离外耳道皮瓣近鼓沟，根据需要在道上棘下方 7.0mm 左右或距离鼓沟 5.0~8.0mm 处横行约 180° 切开外耳道后壁皮瓣，并将皮瓣推向前贴附外耳道前壁，此时可暴露外耳道，窥视鼓膜全貌。如外耳道迂曲或狭窄以致无法完全暴露前下穿孔缘，可用电钻磨除部分外耳道后壁、底壁乃至前壁骨质。其余步骤基本同方法一。

注意事项

技巧点

1. 局部浸润麻醉时可以利用外耳道内有无耳毛来区分外耳道软骨部与骨部，针头斜面朝向皮肤面，从外耳道软骨部进针，直达骨性外耳道骨面，根据皮肤隆起程度和颜色控制注射压力和速度。

2. 分离外耳道皮肤-鼓膜瓣时，如渗血较多可用 0.1% 肾上腺素棉球或明胶海绵置于皮瓣与骨壁间以减少出血,需注意鼓索有时会从纤维鼓环外侧穿出。

3. 脱袜状剥离至锤骨柄末端、相当于鼓膜脐部位置时,因锤骨柄与鼓膜连接紧密,须要找到对应层次小心分离,对可疑上皮残留的锤骨柄末端,可用锤骨剪剪除锤骨柄末端。如无须鼓室探查且鼓膜穿孔较小、位置靠后,可不必脱袜状剥离。

4. 建议在移植物植入前反复冲洗术腔,充分止血,以减少中耳腔凝血块的积聚,预防纤维粘连带的形成。

5. 对于外耳道狭窄、鼓膜暴露不佳的情况,可同时行外耳道成形术扩大外耳道。

6. 针对鼓膜前方的边缘性穿孔,为避免穿孔前方内置移植物与残余鼓膜的重叠不够或移植物回缩引起再次穿孔,术中可搔刮前鼓室外侧黏膜造成新鲜创面,将移植物翻转压置外耳道前壁及外耳道皮肤-鼓膜瓣下,此法可维持较好的前方外耳道鼓膜锐角。

7. 勿用粗大吸引器直接吸引外耳道皮肤-鼓膜瓣,外耳道骨部皮肤无皮下组织,菲薄易损,推荐使用12号及以下吸引器,使用电钻时需用锡箔片充分保护皮瓣,以免皮瓣卷入钻头造成大片皮瓣缺损。

8. 处理锤骨柄时需手法轻柔,避免锤砧骨关节脱位或内耳损伤。

9. 成功的暴露是手术的关键,前方的残余鼓膜和鼓沟的暴露不佳可能导致手术失败。因此一定要充分暴露并抬起鼓膜前下方残缘,以提供更大的移植面供移植物附着。

10. 检查移植组织与残余鼓膜的贴合情况,仔细固定前部鼓环,避免鼓膜钝角愈合、移植物外移,避免上皮反折残留于修复鼓膜与上皮之间而形成继发性胆脂瘤[3,5-7]。

并发症

1. **鼓膜再次穿孔** 评估局部及全身因素,明确穿孔原因,对症处理。

2. **移植物偏移,倾角变钝,影响听力恢复** 术中鼓膜前下压紧固定前鼓环,避免鼓膜前部钝角愈合。

3. **鼓室粘连** 术中尽量勿过多触动和剐蹭鼓室内壁及听骨间黏膜。

4. **瘢痕增生、外耳道狭窄** 妥善复位外耳道皮肤-鼓膜瓣,外耳道内填塞支撑物,术后定期换药。

5. **感音神经性听力损失、耳鸣及眩晕** 避免过度触动听骨,禁止鼓室内浸泡耳毒性药物,建议谨慎选择消毒液,切口前可以应用生理盐水冲洗术腔置换稀释消毒液。

6. **继发中耳胆脂瘤** 彻底清理鼓膜残缘的上皮,避免外耳道皮肤-鼓膜瓣反折,将移植组织完全衬于外耳道鼓膜皮瓣下。

7. **感染** 术中严格无菌操作,围手术期合理应用抗生素,术后及时规范换药。

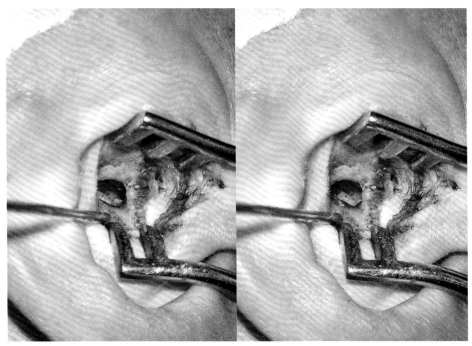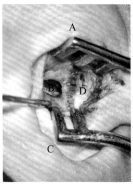

A. 耳屏
B. 外耳道
C. 对耳轮
D. 第一切口

第一切口（左）

耳前切迹即外耳道内切口第一切口的位置。以 15 号手术刀自外耳道峡部顶部向外切开皮肤及皮下组织，深度达骨面，并沿耳前切迹延伸 1.0cm 左右，外侧切口不宜过深，以避免切开颞肌导致出血。止血后用乳突牵开器牵开切口，充分暴露外耳道。

15 号手术刀片、前鼻镜、乳突牵开器、吸引器、双极电凝。

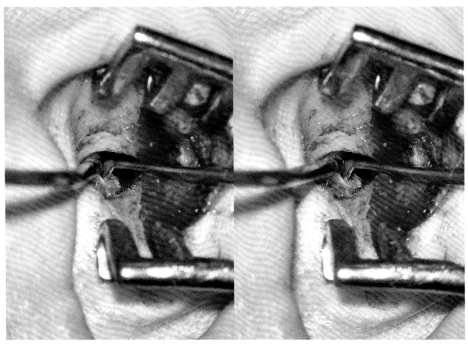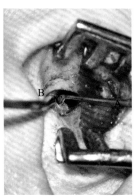

A. 中耳黏膜刀
B. 外耳道底壁
C. 第二切口起点

第二切口（左）

第二切口自 6 点方向距鼓环 6.0~8.0mm 处开始，以中耳黏膜刀切开外耳道皮肤至骨面，向后、上、外弧形延续至与第一切口相接。

中耳黏膜刀、吸引器。

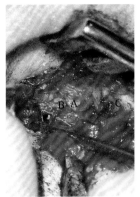

A. 外耳道前上棘
B. 外耳道前壁皮瓣
C. 骨性外耳道上壁

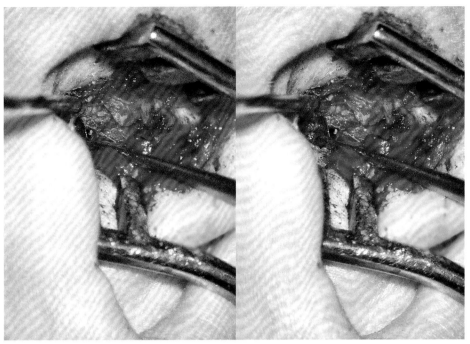

暴露外耳道前上棘

第一切口、第二切口完成后以中耳剥离子分离外耳道皮瓣。如遇外耳道前上棘影响操作和暴露,可用中耳黏膜刀或手术刀沿前上棘凸起处锐性切开软组织,游离外耳道皮瓣,充分暴露前上棘。

中耳黏膜刀、中耳剥离子、吸引器。

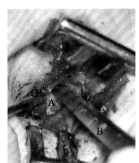

A. 凿下的外耳道前上棘
B. 骨凿
C. 外耳道前壁皮瓣

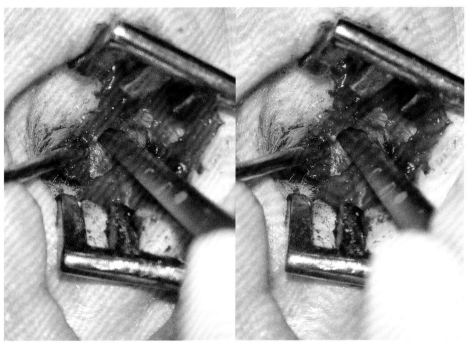

凿除外耳道前上棘

骨凿放置方向应垂直固定于外耳道前上棘底部,力度适当地凿除外耳道前上棘。

骨凿、骨锤。

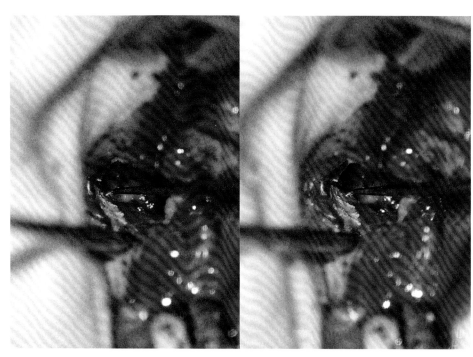

A. 穿孔缘

B. 外耳道后壁皮瓣

C. 鼓岬

D. 直角钩针

制造新鲜穿孔缘

用直角钩针刺入穿孔缘,将穿孔缘上皮进行环形分离,以杯状钳将分离的鼓膜残缘上皮去除,制作新鲜穿孔缘。

直角钩针、吸引器、杯状钳。

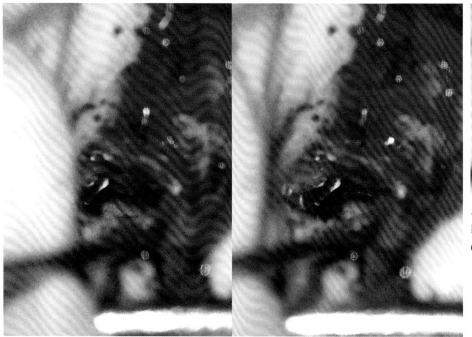
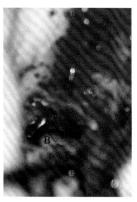

A. 穿孔前缘

B. 鼓室内侧壁

C. 外耳道后壁

暴露穿孔前缘

由于外耳道前壁与鼓膜之间的锐角度和外耳道前壁突出骨质的遮挡,有时难以在显微镜下窥及穿孔前缘的位置,需调整显微镜角度、患者体位或扩大外耳道以获得充分的暴露。

吸引器。

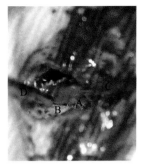

A. 外耳道皮瓣
B. 外耳道后壁
C. 中耳剥离子
D. 12 号吸引器

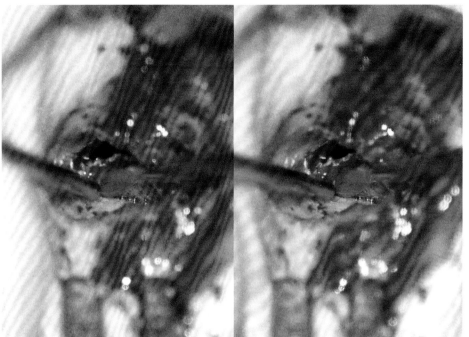

分离外耳道皮瓣

外耳道骨部皮肤无皮下组织,菲薄而易损。此处应用 12 号及以下型号吸引器(如 9 号)并避免直接吸引皮瓣,用中耳剥离子紧贴外耳道骨面齐头并进地向内侧分离外耳道皮瓣至鼓沟,始终注意皮瓣减张,避免撕裂。

中耳剥离子、吸引器。

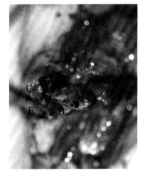

A. 鼓岬
B. 外耳道后壁
C. 外耳道皮肤
D. 中耳剥离子
E. 吸引器

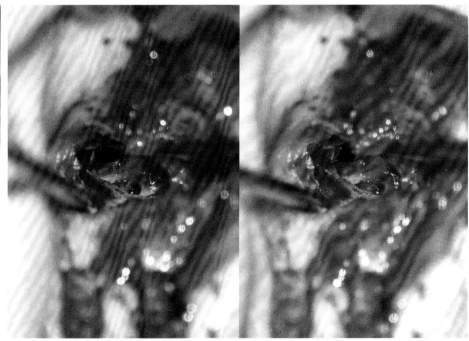

掀起纤维鼓环进入鼓室

将外耳道皮瓣分离至鼓膜纤维鼓环处。在紧张部以中耳剥离子宽扁的末端挤入鼓沟,分离出鼓膜纤维鼓环。分辨鼓索,中耳剥离子由鼓切迹探入掀起鼓膜松弛部,最后连同外耳道皮瓣一同向前翻起,显露中鼓室。

中耳剥离子、吸引器。

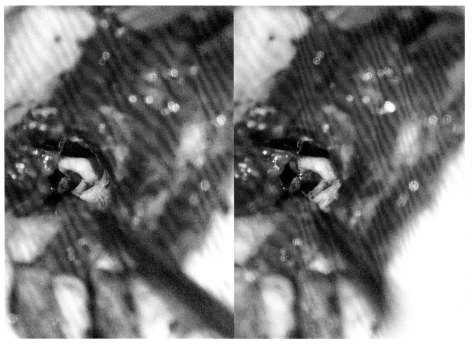
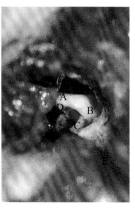

A. 锤骨柄
B. 锤骨颈
C. 鼓索
D. 锤骨柄内侧黏膜
E. 中耳剥离子

将鼓膜自锤骨柄上分离

以中耳剥离子将锤骨柄外侧上皮及内侧黏膜以脱袜状剥离,此时可看见锤骨短突、锤骨柄以及在锤骨颈内侧后方的鼓索。确定上鼓室外侧壁(鼓室盾板)的位置,探查鼓索。

中耳剥离子、吸引器。

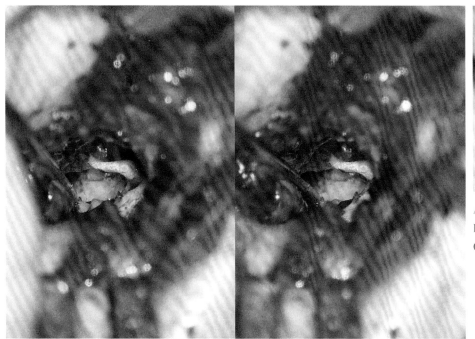

A. 锤骨柄
B. 锤骨短突
C. 鼓岬

将鼓膜分离至锤骨柄末端

继续将锤骨柄脱袜状剥离,此时可见锤骨柄全貌,仅有锤骨柄末端与鼓膜连接。

中耳剥离子、吸引器。

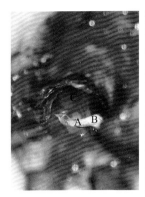

A. 锤骨柄
B. 锤骨短突
C. 鼓室内侧壁前部及咽
　鼓管鼓室口

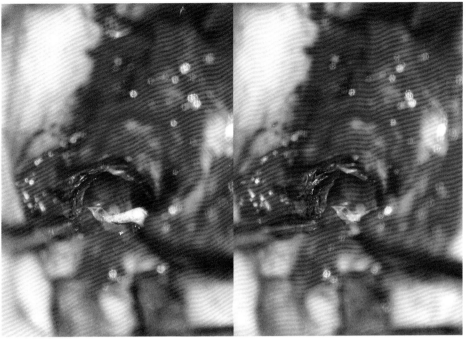

鼓膜与锤骨柄完全分离

以中耳正中掀开器分离鼓膜与锤骨柄，完成脱袜状剥离。

中耳正中掀开器、吸引器。

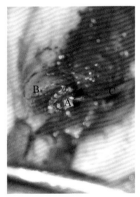

A. 鼓膜残缘
B. 外耳道皮肤
C. 直角钩刀

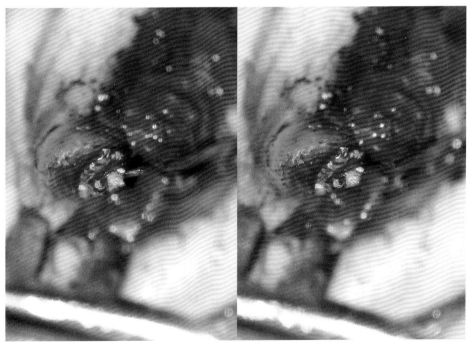

抬起鼓膜前下方残缘

以直角钩刀自鼓膜穿孔伸入，沿前方鼓膜残缘内侧将此处残余鼓膜、纤维鼓环和外耳道前壁皮瓣向外抬起，制备鼓膜移植床。

直角钩刀。

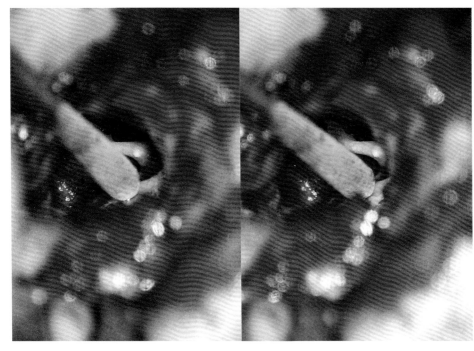

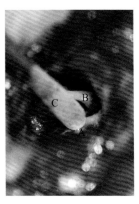

A. 外耳道后上壁

B. 锤骨短突

C. 骨凿

凿除部分外耳道后上壁骨质

以骨凿去除部分外耳道后上壁骨质，同时手法轻柔地调整骨凿的角度，尽量实现骨片的分次去除。一是避免损伤鼓索、面神经；二是避免骨凿下活动的大骨片包裹鼓索，不易取出。此处也可用电钻磨除骨质，注意保护外耳道皮肤-鼓膜瓣，避免其被工作的电钻损伤。

骨凿、骨锤、吸引器。

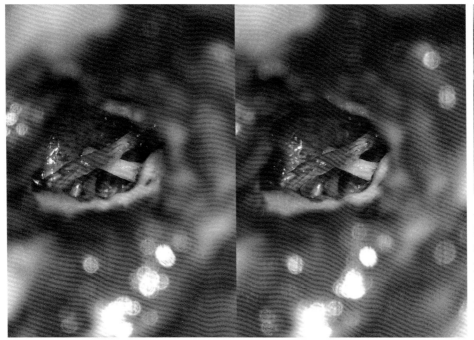

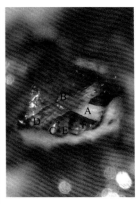

A. 砧骨长脚

B. 砧镫关节

C. 镫骨肌腱

D. 鼓索

E. 镫骨后脚

F. 镫骨足板

暴露镫骨及周围重要结构

继续凿除外耳道后上壁骨质，显露中、后鼓室结构，常规情况可见鼓索、砧骨长脚、砧镫关节、镫骨肌腱、镫骨后脚、镫骨足板、蜗窗龛、面神经水平段，有时可见镫骨前脚。该显露范围可满足鼓室探查的需求。探查内容包括：中耳结构是否有畸形、听骨链活动度是否良好、鼓室内是否有病灶以及面神经水平段的情况。

骨凿、骨锤。

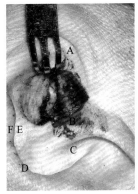

A. 耳屏
B. 耳轮脚
C. 耳甲艇
D. 对耳轮
E. 耳甲腔
F. 对耳屏

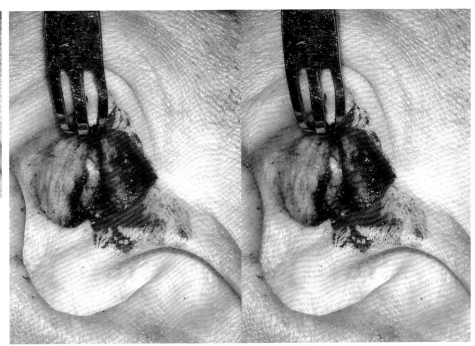

切取耳屏软骨

助手负责牵拉耳屏,利用第一切口分离皮下组织与全厚耳屏软骨,尽量取出下段耳屏软骨而保留上段耳屏软骨,避免耳屏外形改变。

齿拉钩、眼科剪、固定镊。

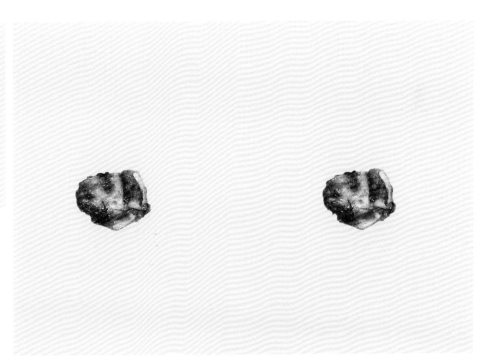

楔形切开耳屏软骨

根据鼓膜穿孔大小将取出的耳屏软骨修剪至合适尺寸,将凸面耳屏软骨膜剥离,保留凹面软骨膜。将软骨削薄,形成周围薄、中央稍厚(岛形)的耳屏软骨-软骨膜复合体。为了使移植物与锤骨柄贴合紧密,可将软骨对应锤骨柄的部分楔形切除。

15号手术刀片、眼科角膜刀。

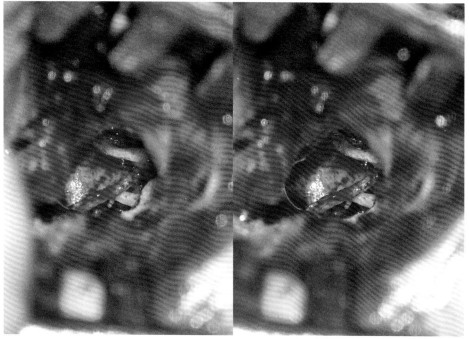
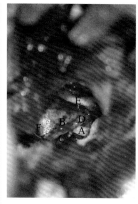

A. 砧骨长脚

B. 砧镫关节

C. 镫骨肌腱

D. 鼓索

E. 锤骨柄

F. 鼓岬和蜗窗龛

软骨植入前鼓室内全景

软骨移植物植入鼓室前全面检查鼓室情况,注意有无出血、病灶残留,听骨链是否完整及联动。

中耳剥离子、9号或12号吸引器。

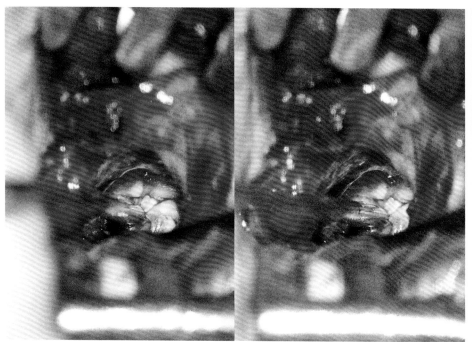
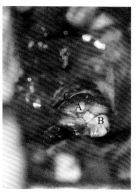

A. 移植的软骨

B. 锤骨短突

C. 外耳道皮肤-鼓膜瓣

软骨移植物植入修复鼓室外侧壁

将制备好的软骨植入于鼓沟、锤骨柄及外耳道皮肤-鼓膜瓣之间,楔形切口与锤骨柄契合良好,软骨膜面应朝向鼓膜瓣,软骨面则朝向鼓室。

吸引器、耳尖平镊、直角钩针。

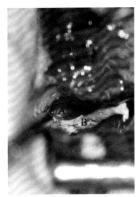

A. 移植的软骨

B. 外耳道皮肤-鼓膜瓣

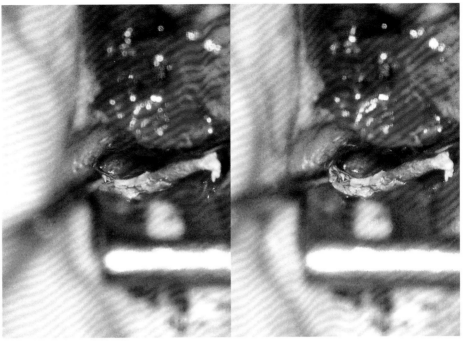

复位鼓膜并检查重建鼓膜的形态

将可降解耳鼻止血绵或明胶海绵放入鼓室的前下方以支撑移植组织。复位外耳道皮肤-鼓膜瓣,以鼓膜铺平器检查保证移植组织与残余鼓膜的贴合无缝隙,重叠 2.0mm 以上,移植组织平整。

鼓膜铺平器、吸引器。

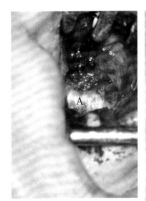

A. 可降解耳鼻止血绵

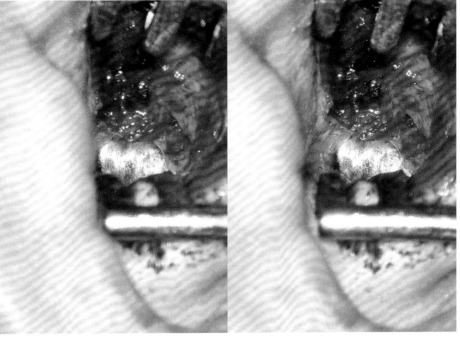

可降解耳鼻止血绵或碘仿纱条填塞外耳道

外耳道内填塞可降解耳鼻止血绵,注意不要扰动修复鼓膜的位置,并保证外耳道皮肤-鼓膜瓣不向内卷。在手术后 2 周清理外耳道内的可降解耳鼻止血绵并检查修复鼓膜的状况。

耳尖平镊、中耳剥离子。

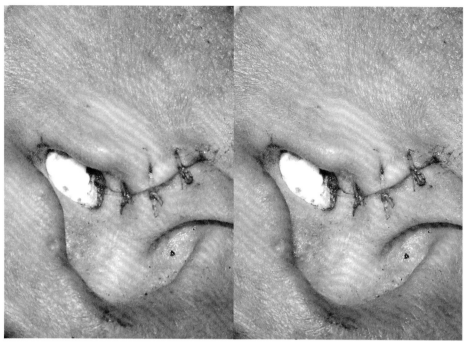

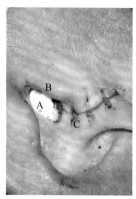

A. 可降解耳鼻止血绵
B. 耳屏
C. 耳轮脚

缝合第一切口

按原位全层间断缝合第一切口3~4针,以可降解耳鼻止血绵或碘仿纱条填塞至外耳道口,耳部以无菌敷料加压包扎。

可降解蛋白线、无菌纱布、绷带。

（齐 心　苏 钰）

参考文献

1. 黄选兆,汪吉宝,孔维佳.实用耳鼻咽喉头颈外科学［M］.2版.北京:人民卫生出版社,2008.

2. 普雷苏蒂,马尔奇奥尼.耳内镜外科学:原理、指征和技术［M］.赵宇,陈阳,译.西安:世界图书出版公司,2018.

3. JACKLER R K. Ear surgery illustrated:a comprehensive atlas of otology microsurgical techniques［M］. New York:Thieme Medical Publishers Inc,2019.

4. 斯诺,瓦克姆.Ballenger 耳鼻咽喉头颈外科学［M］.李大庆,译.北京:人民卫生出版社,2012.

5. UGO F,JOHN S M,THOMAS L,et al. Tympanoplasty,mastoiddectomy and the stapes surgery［M］. 2nd ed. Stuttgart:Thieme,2008.

6. 欠畑誠治.经外耳道耳内镜手术学:手术技巧图解［M］.崔勇,译.西安:世界图书出版公司,2019.

7. 迈尔斯.耳鼻咽喉头颈外科手术学［M］.倪道风,陶泽璋,章丘行,等译.天津:天津科技翻译出版有限公司,2017.

第二节　夹层鼓膜修补术

Myringoplasty Inlay Technique

适应证

1. 慢性化脓性中耳炎所致鼓膜紧张部中等或小穿孔,干耳 2 周以上。

2. 外伤性鼓膜紧张部穿孔,经观察 3 个月以上不能自愈者。

3. 有残余鼓膜的中央型中等或大穿孔,并可完整分离鼓膜上皮层者。

4. 咽鼓管功能正常,或咽鼓管功能不良,术中处理后功能可恢复者。

5. 颞骨 CT 示鼓室及乳突正常。

禁忌证

1. 因外耳道狭窄或过度弯曲,无法很好暴露穿孔前下缘者。

2. 鼓膜上皮层过度菲薄,或向鼓室内壁黏膜移行,或二次手术者,无法将上皮与纤维层或纤维鼓环表面分离。

3. 术前咽鼓管检查证实咽鼓管闭锁,或经手术探查咽鼓管功能预估无法恢复者。由于咽鼓管功能不良,术后中耳负压易造成鼓膜粘连、再穿孔或松弛部内陷而形成后天性胆脂瘤等后果;鼓室负压还可能导致鼓室内小血管渗出,形成胆固醇肉芽肿。

4. 患有急性或慢性全身或外耳道的细菌性或真菌性炎症。

5. 较严重的全身性疾病[1-2],如不能控制的糖尿病或高血压,空腹血糖控制不良(空腹血糖>10mmol/L,糖化血红蛋白 >9%)的糖尿病可能延缓切口愈合,并增加术耳感染风险,导致手术失败;长期口服抗凝药不能中断用药者,口服抗凝药可增加术中术后伤口出血风险;术中麻醉风险较大者。

手术步骤

1. **麻醉**　多采用全麻,成人亦可局麻。局麻于外耳道四壁浸润注射麻醉剂,全麻则浸润注射稀释的副肾盐水以减少切口渗血[3]。

2. **第一切口**　于外耳道顶部 12 点骨与软骨交界处向外做切口,切开皮肤、皮下组织,深达骨面,外端向脚屏间切迹向上延伸约 1.0cm。

3. **第二切口**　自外耳道 6 点,距鼓环 5.0~6.0mm 处沿外耳道后壁斜行切至第一切口内端,如鼓膜穿孔靠近前方,则外耳道后壁的切口距鼓环可较近(在距鼓环 3.0~4.0mm 处),切口下端可向前延长至 4 点(右耳)或 8 点(左耳)。

4. **鼓膜移植床准备**　分离外耳道皮肤-鼓膜瓣,从外耳道后壁切缘向内分离外耳道皮肤至鼓沟,外耳道前上棘宽大时通常需要将其凿除,根据情况可进一步磨除外耳道前壁突起骨质以扩大外耳道。用直针或钩针将残余鼓膜边缘去除约 1.0mm 上皮,制作新鲜创面。平行推进外耳道后方、下方、上方皮瓣,接近鼓沟和鼓膜时,自紧张部后下方小心分离上皮越过纤维鼓环将鼓膜残缘的上皮层和纤维层分离,而不是紧贴骨面将纤维鼓环自鼓沟中挖出。继续分别向上、向前、向下将残余鼓膜上皮层与纤维层分离,完成鼓膜移植床,特别要注意清除锤骨柄表面的上皮,切勿遗漏。

5. **移植物准备(以耳屏软骨膜为例)**　沿第一切口在耳屏软骨膜两侧分离,充分暴露软骨,切取合适大小的软骨。

6. 软骨片塑形 保留一侧软骨膜,将软骨面修薄成中央略厚(0.5~1.0mm)、四周菲薄、边缘为软骨膜的岛状移植物,并根据穿孔大小修剪成椭圆形。软骨面朝向鼓室,完整的软骨膜面朝向外耳道[4]。

7. 置入软骨移植物 将塑形好的耳屏软骨-软骨膜置入残余鼓膜上皮层与纤维层(或纤维鼓环)之间。在此步骤前鼓室内填塞浸有抗生素和地塞米松溶液的可降解耳鼻止血绵颗粒,用于支撑移植物。如软骨-软骨膜植入位置非常确切妥帖,鼓室内亦可不填塞,以减轻咽鼓管负担。

8. 复位外耳道皮肤-鼓膜瓣 将翻转的外耳道皮肤-鼓膜瓣复位,并用鼓膜铺平器铺平外耳道皮肤-鼓膜瓣,使之贴附于软骨-软骨膜移植物上,再调整穿孔处的鼓膜残缘,确保穿孔残缘的上皮瓣与软骨移植物贴附并重叠良好,重叠至少1.0mm以上。

9. 填塞压实外耳道皮肤-鼓膜瓣 外耳道内依次填入明胶海绵或可降解耳鼻止血绵,平铺于鼓膜残缘表面,使其与软骨移植物贴附紧实,应注意压实鼓膜前下并确保移植物与鼓膜纤维层和锤骨柄相贴。

10. 外耳道填塞 外耳道内填塞可降解耳鼻止血绵、碘仿纱条以固定外耳道皮肤-鼓膜瓣,缝合耳前切迹切口。

11. 包扎 术耳加压包扎。

注意事项

1. 第二切口的起始位置可根据穿孔大小进行调整 如果穿孔为紧张部中央型中等或小穿孔,可将起始位置内移至距离鼓环3.0mm处;若为紧张部大穿孔,残边少,可外移至距离鼓环6.0~8.0mm处,目的是分离外耳道皮肤-鼓膜瓣时,分离路径既不要太长,也不要太短。太长会增加操作时间,太短会导致皮瓣过细出现离断,使修复穿孔的移植物表面覆盖的皮瓣不足。此外,如有探查鼓室或听骨链重建的手术预期,切口也要适当外移。

2. 完整分离外耳道皮肤鼓膜瓣 术中操作确保轻柔,分离外耳道后壁皮瓣时,注意各方向平行推进,切忌从一个点过多推进,分离时剥离子务必紧贴骨面,吸引器选用小号。分离皮瓣较薄处及鼓膜上皮层时,可在剥离子和吸引器前方放置一小块明胶海绵,吸血的同时亦可防止吸引器将皮瓣或鼓膜上皮层吸破。在分离前下方时,由于鼓膜与外耳道壁形成的角度较小,因此要在直视下操作,可将中耳剥离子换成鼓膜铺平器或直角钩刀将鼓膜上皮层分起,并将与鼓膜延续的外耳道皮肤亦分离起一部分。若鼓膜上皮层破碎,会因上皮残留导致术后鼓膜下胆脂瘤形成,亦可能导致上皮层和移植物的重叠不充分,造成术后修复鼓膜前下方不愈合[3]。

3. 注意彻底清除残余上皮 充分剥离鼓膜上皮后,小心检查纤维层表面有无上皮组织残留,如清理不彻底而被移植物封于内侧,可导致继发胆脂瘤。如术中发现无法确保将上皮完全自纤维层或纤维鼓环分离,可切除与上皮层粘连紧密的纤维层,若此操作会造成鼓膜大穿孔,建议改成全翻内衬法修补鼓膜。

4. 剥离锤骨柄表面的鼓膜上皮层时避免过度触动听骨链 可一手以小号吸引器头固定听骨,另一手操作。

5. 确保塑形好的耳屏软骨大小厚薄合适 鼓膜穿孔应被完全覆盖,确保穿孔残缘上皮层与软骨移植物贴附并重叠至少1.0mm以上,填塞鼓膜表面敷料时压力要均匀。应注意确保压实鼓膜前下,并使移植物与锤骨柄相贴,以预防鼓膜钝角愈合或外侧愈合[3]。

并发症

1. **鼓膜穿孔未完全封闭**　与移植物和鼓膜残缘上皮未能很好重叠或术后继发感染有关。

2. **鼓膜下胆脂瘤形成**　多与鼓膜上皮残留有关,残留的鼓膜上皮被埋于新生鼓膜内形成新的鼓膜下胆脂瘤。

3. **鼓膜形成内陷袋**　主要与咽鼓管通气不良有关,因此术前要严格评估咽鼓管功能,术中应用抗生素、激素进行咽鼓管鼓室口冲洗,以促进咽鼓管通畅。在鼓室内适量填充可降解耳鼻止血绵颗粒,除了可支撑鼓膜,还有防粘连作用。近年来有研究表明,可降解耳鼻止血绵的组织相容性要优于明胶海绵,术后炎症反应、黏膜纤维化、肉芽组织增生及新骨形成情况较轻[5]。

4. **外耳道内胆脂瘤**　术中复位外耳道皮肤-鼓膜瓣时应避免切口边缘卷曲,否则,愈合后卷曲上皮被包埋于外耳道皮肤内,可继发形成外耳道胆脂瘤[2]。

5. **外耳道狭窄**　外耳道创面过大、术后外耳道感染致肉芽增生,常引起外耳道狭窄,个别瘢痕体质的患者术后也可出现因瘢痕增生导致的外耳道狭窄。对于术后外耳道狭窄风险较高的患者,术中使用电钻适当扩宽外耳道,扩大后的外耳道将缺少足够皮肤覆盖,必要时可以移植耳后游离皮片。瘢痕体质患者出现瘢痕增生时可辅助放射治疗或局部注射长效缓释激素。

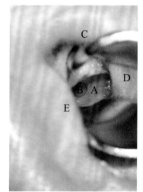

A. 鼓膜残缘
B. 穿孔
C. 耳屏
D. 外耳道顶壁
E. 对耳屏

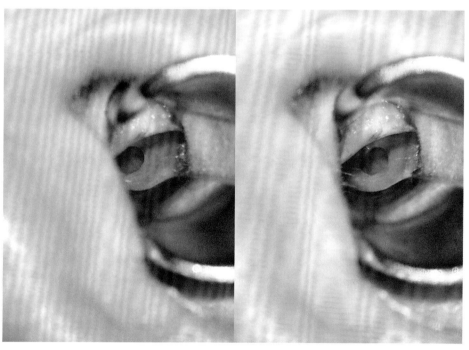

暴露并观察鼓膜及穿孔（左）

清除外耳道盯聍,用前鼻镜扩张外耳道,在手术显微镜下暴露鼓膜及穿孔,见鼓膜紧张部中央型中等大小穿孔,也可以使用耳内镜观察。

前鼻镜。

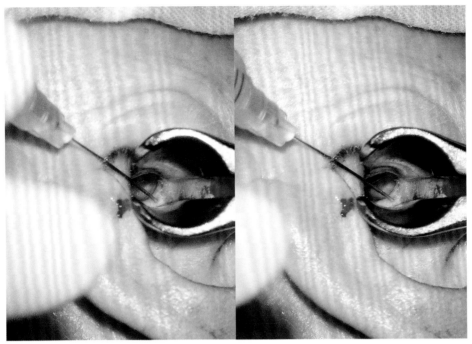

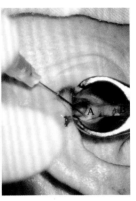

A. 骨-软骨交界
B. 外耳道顶壁

注射局麻药或肾上腺素盐水

取局麻药或生理盐水(全麻下)10mL 加入 10 滴 0.1% 肾上腺素在外耳道骨与软骨部交界处做耳局部浸润注射。一般进行 3~4 点局部浸润麻醉,即外耳道后上、前上、后下、前下;注射时由骨-软骨交界处的外侧进针,直抵骨面,缓慢加压注射,直到皮肤变白。

前鼻镜、5 号球后针头。

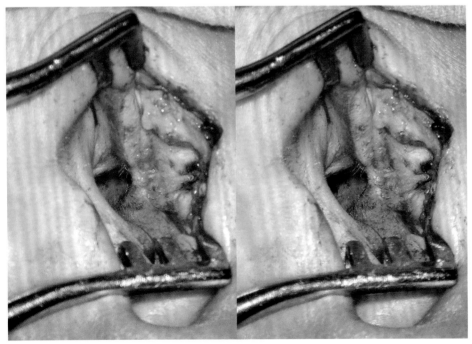

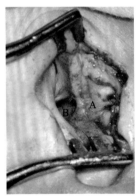

A. 第一切口
B. 鼓膜穿孔残缘

第一切口

在外耳道顶部骨-软骨交界处做一切口向外延长,并在耳轮脚前向上切开约 1.0cm,切口皮下以双极电凝仔细止血,切口内侧深度直达外耳道骨壁,乳突牵开器扩大外耳道术野。

单关节两齿乳突牵开器、15 号手术刀片。

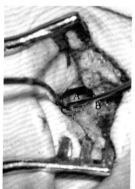

A. 鼓膜残缘
B. 第一切口
C. 第二切口

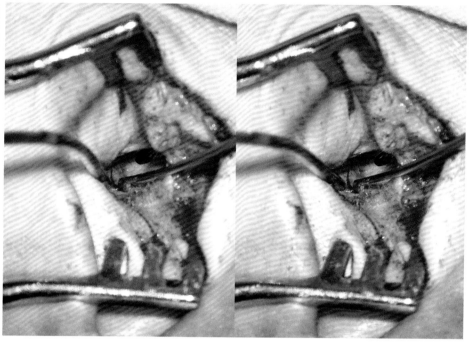

第二切口

自外耳道 6 点,距鼓环 3.0~4.0mm 处沿外耳道后壁弧形向上切开外耳道后壁皮肤至第一切口内端,见鼓膜紧张部中央型中等穿孔,四周可见残余鼓膜。
中耳黏膜刀、12 号吸引器。

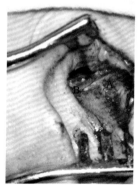

A. 第一切口
B. 第二切口

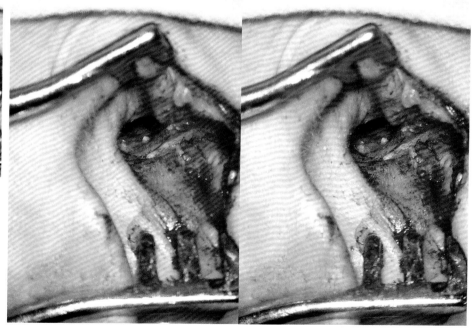

连接第二切口与第一切口

沿外耳道后壁弧形向上延长第二切口使其与第一切口内端连接,第一切口、第二切口连接处皮下组织常需锐性切开。
15 号手术刀片、中耳黏膜刀。

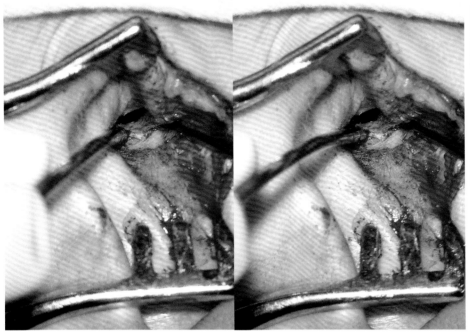

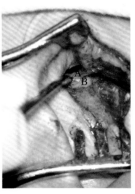

A. 外耳道皮瓣
B. 后方皮瓣接近鼓环处

分离外耳道皮瓣

从第二切口向内分离外耳道皮瓣至近鼓环处,注意剥离子紧贴骨面,在外耳道后壁、上壁各个方向同时向内推进,而不能在局部的一处先行分离过深。

中耳剥离子、12 号吸引器。

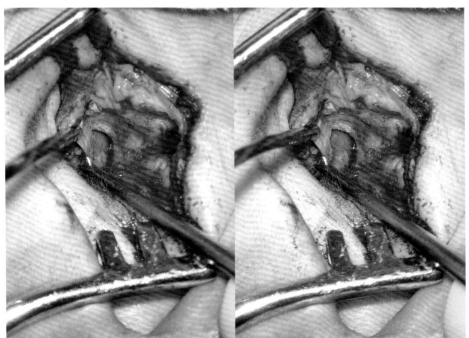

A. 外耳道前上棘
B. 外耳道前上壁皮瓣

暴露外耳道前上棘

继续分离上方外耳道皮瓣至外耳道前上棘暴露,部分分离前方外耳道皮瓣近鼓环处。

双弯剥离子、中耳黏膜刀。

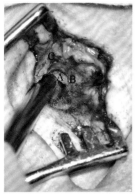

A. 外耳道前上棘
B. 外耳道上方骨壁
C. 前方掀起的外耳道皮瓣

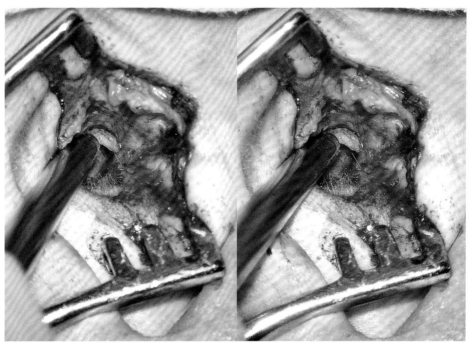

凿除外耳道前上棘

外耳道前上棘宽大遮挡外耳道前上方术野时，通常需要将其凿除。

骨锤、骨凿、刮匙。

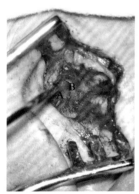

A. 分起的外耳道上壁皮瓣
B. 骨性外耳道内端

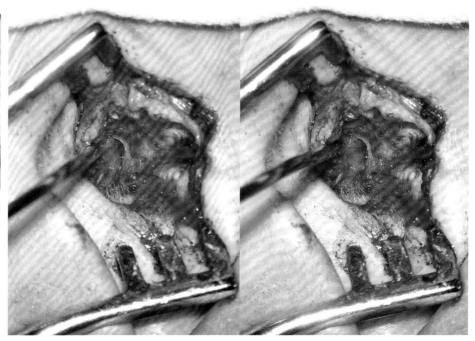

暴露外耳道上壁内侧近鼓膜松弛部

凿除外耳道前上棘后外耳道扩大，继续分离外耳道皮瓣暴露鼓切迹，并可以顺利地沿外耳道前壁向下方分离皮瓣。

中耳剥离子、双极电凝。

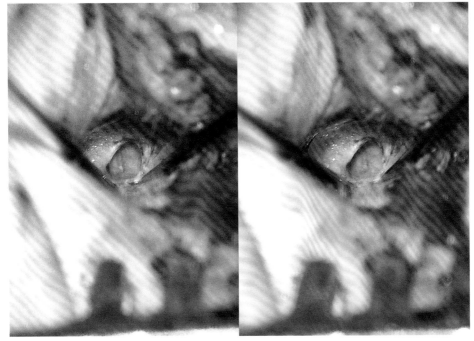

A. 鼓岬
B. 鼓膜残缘
C. 钩针所清除的穿孔缘
   上皮

清除穿孔边缘上皮制作新鲜创面

使用直针或钩针环形清除穿孔内缘上皮约 1.0mm，制作鼓膜穿孔边缘的新鲜创面。

直针或钩针。

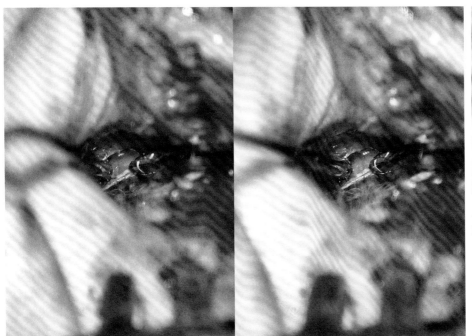

A. 鼓膜残缘
B. 穿孔缘的鳞状上皮

清除穿孔边缘鳞状上皮

小心剥离穿孔边缘的鳞状上皮，务必将迁移进入鼓膜鼓室面的鳞状上皮完全清除。

直针或钩针、麦粒钳或杯状钳。

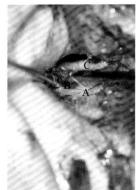

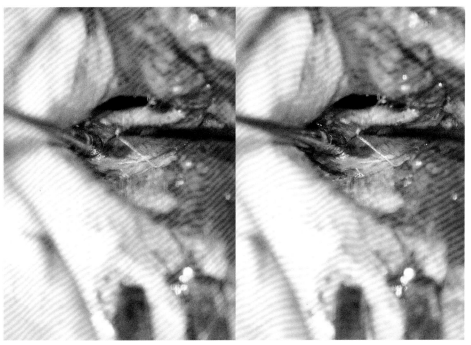

A. 纤维鼓环
B. 鼓膜纤维层
C. 外耳道皮瓣

分离鼓膜后方上皮层

分离外耳道皮瓣至鼓环,自后下方越过鼓沟,分离穿孔后方之鼓膜残缘的上皮层。

中耳剥离子、吸引器。

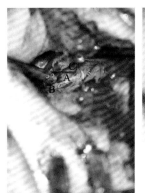

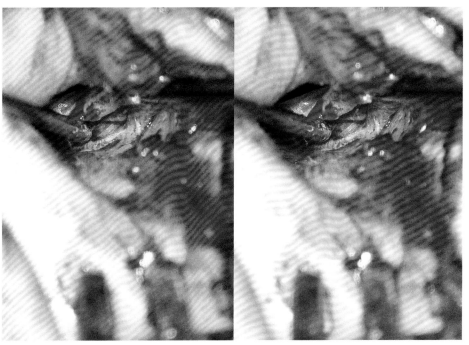

A. 鼓膜纤维层
B. 纤维鼓环
C. 鼓膜上皮层

继续分离鼓膜后方上皮层

继续分离鼓膜后方残缘上皮,暴露鼓膜纤维层。

中耳剥离子、吸引器。

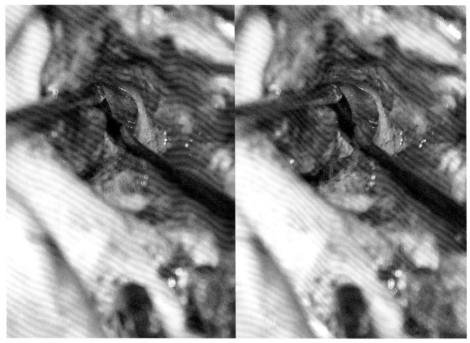

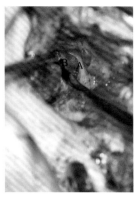

A. 鼓切迹
B. 鼓膜松弛部黏膜层

向上、向前分离鼓膜松弛部上皮层

沿着外耳道内端上方和前方骨面分别向前、向下分离残余鼓膜上皮层。鼓膜松弛部没有纤维层[6]，仅可见黏膜层。

中耳剥离子、吸引器。

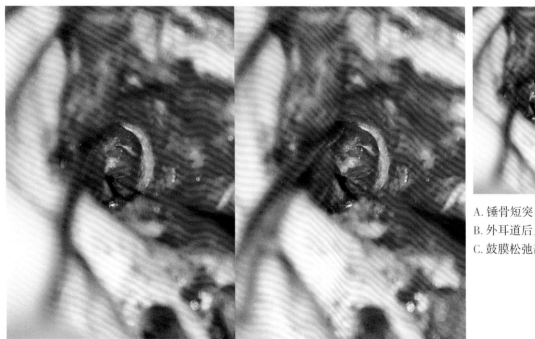

A. 锤骨短突
B. 外耳道后上壁
C. 鼓膜松弛部黏膜层

向前下分离鼓膜上皮层，暴露锤骨短突

分离鼓膜前上方上皮层，暴露松弛部黏膜层和锤骨短突。

中耳剥离子、吸引器。

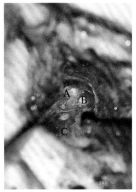

A. 鼓膜纤维层
B. 锤骨短突
C. 纤维鼓环

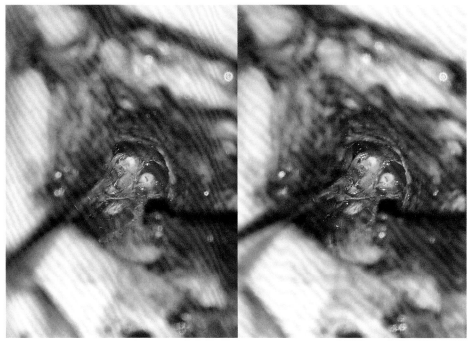

继续向前下分离鼓膜上皮层

继续向前下分离锤骨柄前方的鼓膜上皮层,鼓膜纤维层保持在原位。

中耳剥离子、吸引器。

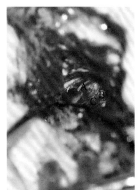

A. 鼓膜纤维层
B. 锤骨短突
C. 锤骨柄

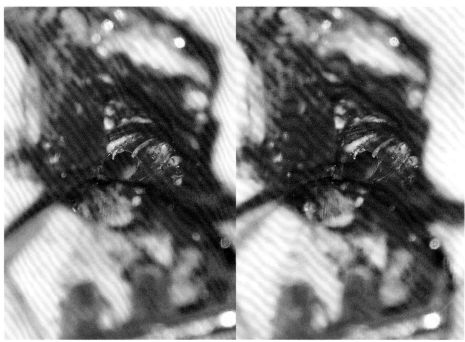

沿纤维层继续分离鼓膜上皮层,暴露前下方纤维层

沿纤维层继续向前下分离鼓膜上皮层至接近外耳道 6 点位置,前方鼓膜残缘的纤维层保持在原位,此处分离鼓膜上皮层难度变大,凿除外耳道前上棘并适当磨去外耳道前壁骨质可以方便直视下分离鼓膜上皮层。

中耳剥离子、直角钩刀或鼓膜铺平器。

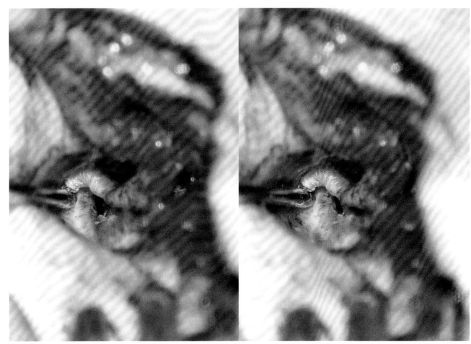

A. 鼓膜纤维层
B. 外耳道后方外耳道皮肤-
鼓膜瓣

向前下分离后下方鼓膜上皮层

为了与前下方鼓膜上皮层贯通,将后下方的鼓膜上皮层继续向前下分离。

中耳剥离子、直角钩刀或鼓膜铺平器。

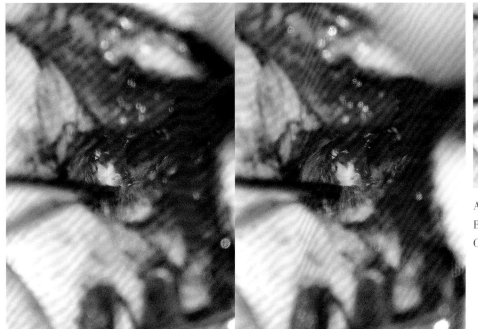

A. 鼓膜纤维层
B. 外耳道皮肤-鼓膜瓣
C. 鼓岬

前下方、后下方分离鼓膜上皮层并贯通,暴露完整的纤维层

将前下方、后下方鼓膜上皮层自纤维层上分离并贯通,暴露完整的纤维层并保持其在原位。

中耳剥离子、吸引器。

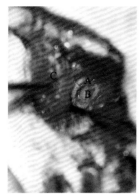

A. 鼓膜纤维层
B. 鼓岬
C. 外耳道皮肤-鼓膜瓣

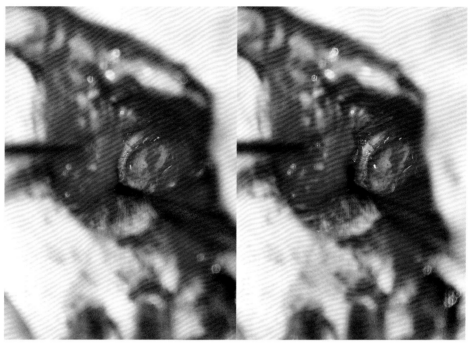

完成鼓膜移植床

将外耳道及鼓膜上皮层完整剥离形成外耳道皮肤-鼓膜瓣，保留其蒂在外耳道前壁，鼓膜移植床完成。将外耳道皮肤-鼓膜瓣翻向前方紧贴外耳道前壁。此时可以观察到保持在原位的鼓膜纤维层。

中耳剥离子、吸引器。

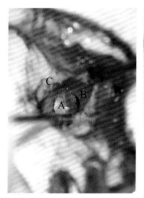

A. 外耳道皮肤-鼓膜瓣
B. 鼓膜残缘上皮层
C. 骨性外耳道前壁

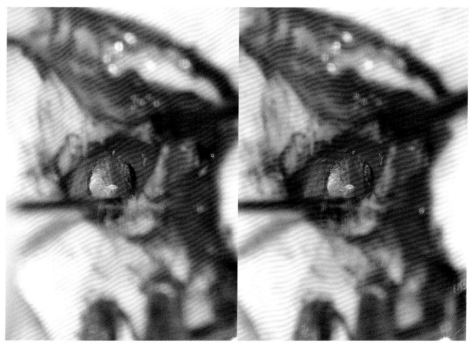

复位分离的鼓膜上皮层，观察其位置及完整性

复位分离的鼓膜上皮层，观察鼓膜穿孔的位置及鼓膜残缘上皮是否360°连续。

中耳剥离子、吸引器。

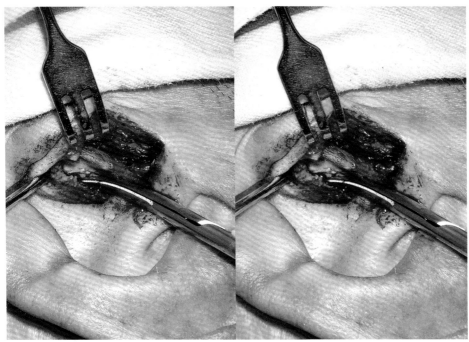

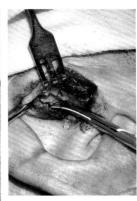

A. 耳屏软骨

沿第一切口分离出耳屏软骨

在第一切口的基础上,就近分离耳屏软骨,用剥离子或眼科剪将软骨膜两侧与周围的皮肤及皮下组织分离,剪取带软骨膜的大小合适的软骨一块。

小拉钩、固定镊、眼科剪。

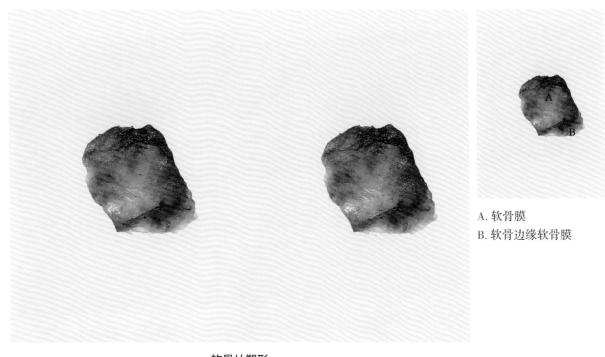

A. 软骨膜
B. 软骨边缘软骨膜

软骨片塑形

保留一侧软骨膜,将软骨面修薄成中央略厚(0.5~1.0mm)、四周菲薄、边缘为软骨膜的岛状移植物,并根据穿孔大小修剪成椭圆形。鼓膜上皮层与软骨膜侧相贴,软骨面朝向鼓膜纤维层。

15 号手术刀片或角膜刀、眼科镊。

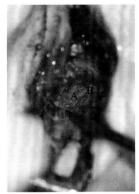

A. 鼓岬
B. 鼓膜纤维层

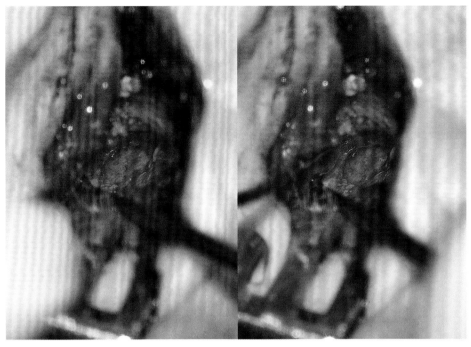

彻底清理和检查移植床

放置移植软骨前再次清理鼓膜残缘及骨性外耳道可能残留的上皮组织。检查鼓膜穿孔残缘的上皮层是否和纤维层完全分离。

中耳剥离子、麦粒钳。

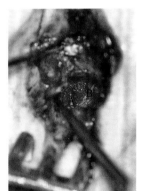

A. 可降解耳鼻止血绵
B. 鼓膜残缘纤维层

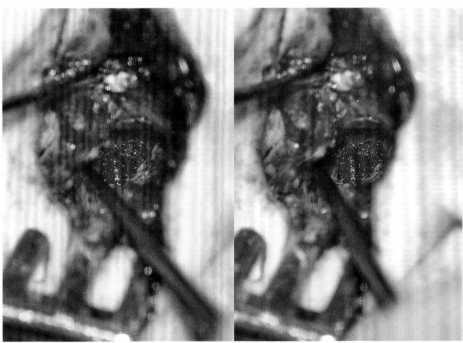

鼓室内放置可降解耳鼻止血绵支撑移植物

鼓室内填塞剪成小块的浸有抗生素溶液的可降解耳鼻止血绵,用于支撑软骨移植物。

麦粒钳。

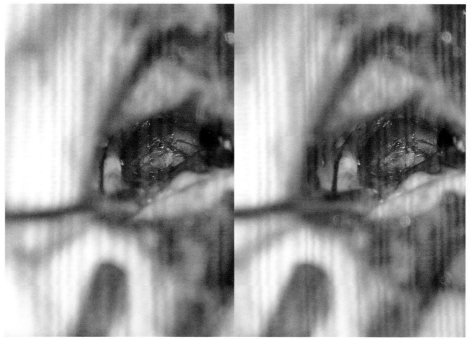
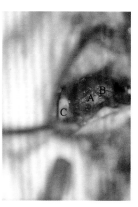

A. 软骨移植物
B. 鼓膜上皮层
C. 外耳道皮肤-鼓膜瓣

置入软骨移植物,复位外耳道皮肤-鼓膜瓣

将塑形好的软骨移植物置入鼓膜纤维层与外耳道皮肤-鼓膜瓣之间。耳屏软骨的后方不得超过第二切口的外耳道侧皮肤。

麦粒钳、中耳剥离子。

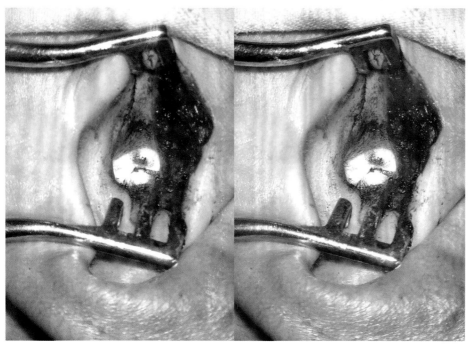
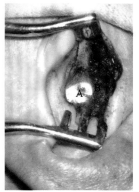

A. 可降解耳鼻止血绵
B. 外耳道皮肤-鼓膜瓣

鼓膜表面放置小块可降解耳鼻止血绵

外耳道内填塞剪成小块的可降解耳鼻止血绵,将其置于修复的鼓膜外侧,压紧鼓膜前下角,以免钝性愈合,并覆盖固定第二切口。

耳用膝状镊、麦粒钳。

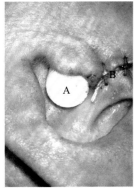

A. 可降解耳鼻止血绵
B. 耳前切迹切口

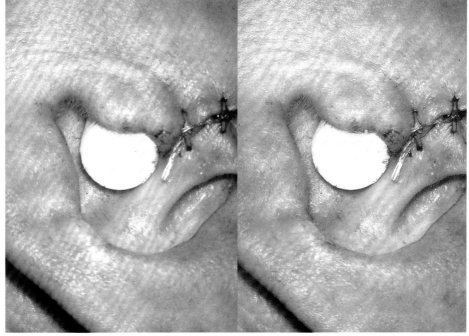

缝合切口，外耳道内侧填塞可降解耳鼻止血绵

使用柱形可降解耳鼻止血绵填塞外耳道，缝合第一切口皮下组织及皮肤，手术完毕。
耳用膝状镊、固定镊、4-0 可吸收缝线或纯天然胶原缝合线。

（韩明昱　赵　星）

参考文献

1. 布莱克曼,谢尔顿,阿里亚加. 耳外科学:第 3 版[M]. 孙建军,译. 北京:北京大学医学出版社,2013.

2. 黄选兆,汪吉宝,孔维佳. 实用耳鼻咽喉头颈外科学[M]. 2 版. 北京:人民卫生出版社,2008.

3. 迈尔斯. 耳鼻咽喉头颈外科手术学:第 2 版[M]. 倪道风,陶泽璋,章丘行,等译. 天津:天津科技翻译出版有限公司,2017.

4. 杰克勒. 图解耳外科学:耳科显微手术技术[M]. 肖红俊,译. 西安:世界图书出版公司,2021.

5. 张域开,陈俊,宋勇莉,等. 填塞材料在中耳手术中应用的研究进展[J]. 听力学及言语疾病杂志,2022,30(03):332-336.

6. 廖建春,夏寅,戴培东. 耳鼻咽喉头颈外科临床解剖学[M]. 2 版. 济南:山东科学技术出版社,2020.

第三节　蝶形软骨嵌入法
Inlay Butterfly Cartilage Tympanoplasty

适应证

1. 适用于鼓膜紧张部中央型微小穿孔,通常直径需小于 3.0mm,不与锤骨柄紧邻。

2. 术前听力提示听骨链完整性、活动度好,术中无须探查听骨。

3. 鼓室黏膜及咽鼓管功能正常。

4. 影像学检查提示中耳乳突正常。

5. 尤其适用于一侧鼓膜穿孔较大,另一侧为紧张部微小穿孔的双侧慢性化脓性中耳炎患者,可同期手术,取一次移植物修补双侧鼓膜。

禁忌证

与其他鼓膜成形法相同。

手术步骤

1. **麻醉**　全麻,亦可采用局麻。如采用局麻,则需按其他鼓膜成形方法以 0.1% 肾上腺素 10 滴+1% 利多卡因 10mL 混合液麻醉外耳道壁。

2. **在穿孔缘制造新鲜创面**　用直针或 10mL 注射器针尖,将穿孔缘环形切除约 1.0mm 上皮,将切除之上皮取出,勿遗漏于中耳腔。用剥离子或中耳黏膜刀比量穿孔大小。

3. **冲洗中耳腔**　用抗生素、地塞米松溶液自穿孔处反复冲洗中耳腔,直至无明显分泌物冲出。

4. **切取耳屏软骨**　在耳屏外缘稍内侧以麻药(局麻,1% 利多卡因 10mL+0.1% 肾上腺素 10 滴)或副肾盐水(全麻,生理盐水 10mL+0.1% 肾上腺素 10 滴)浸润注射,距外缘 1.0mm 处弧形切开皮肤及皮下组织,分离皮下组织至耳屏软骨膜,距耳屏边缘约 2.0~3.0mm 处切开软骨全层,在软骨膜外侧分离,切取比穿孔略大、带软骨膜的全厚软骨片。止血后缝合切口。

5. **修整软骨片**　将软骨裂层为对称的两半,保留软骨膜。取其中一片软骨,按穿孔大小及形状,修整软骨形状,并用 15 号或 11 号手术刀片将软骨片边缘的软骨膜与软骨分离约 1.0~2.0mm 宽,此耳屏软骨-软骨膜移植物的垂直剖面即形成蝶形[1]。

6. **修补鼓膜**　将可降解耳鼻止血绵自穿孔处填塞中鼓室,直至略突出鼓膜平面。将修整好的软骨片嵌入以封闭穿孔,使软骨面位于鼓膜内侧,软骨膜面位于鼓膜外侧,鼓膜穿孔缘夹于软骨与软骨膜之间。

7. **外耳道填塞**　将可降解耳鼻止血绵或明胶海绵覆盖于鼓膜表面,并填塞外耳道。柱状可降解耳鼻止血绵或碘仿纱条填塞外耳道口压迫耳屏内侧以避免形成血肿。

8. **包扎**　敷料包扎患耳。

注意事项

1. 为提高手术成功率,应严格把握适应证[2]。本方法移植床血运不够丰富,故不适用于较大鼓膜穿孔的修补;锤骨柄为穿孔缘一部分者,因不易制作新鲜创面及嵌入移植物,也不适合本术式。

2. 切取耳屏软骨片时,注意保留一小部分耳屏软骨外侧缘,以维持耳屏形态。

3. 本方法无法探查鼓室,故术前应充分评估以排除中耳病灶及听骨链固定等情况。

4. 术后保持外耳道清洁干燥,避免污染,如术后观察修补处有小缝隙,可以碘甘油涂抹或钩针略加搔刮刺激,促进血运,亦有愈合之可能。如 3 个月仍无法愈合,可再行常规鼓膜修补术。

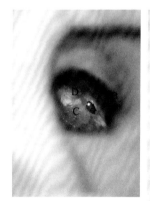

A. 鼓膜穿孔
B. 外耳道前下壁
C. 鼓膜脐部
D. 鼓膜紧张部

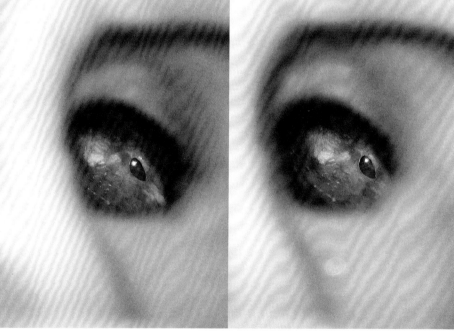

检查鼓膜穿孔情况(右)

擦拭消毒液、清除外耳道耵聍,以前鼻镜扩张外耳道口。手术显微镜下暴露鼓膜,可见鼓膜紧张部前下方中央型小穿孔。

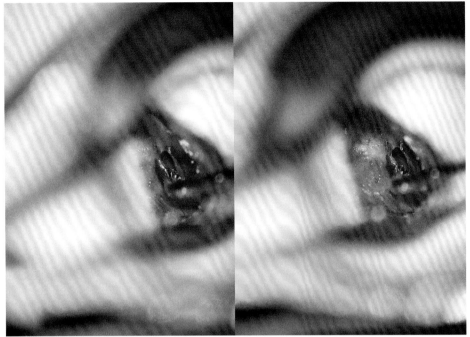

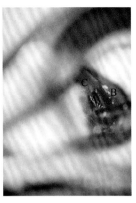

A. 鼓膜穿孔边缘的新鲜
   创面
B. 外耳道前下壁
C. 鼓膜紧张部

制备鼓膜穿孔边缘新鲜移植床

调整并放大显微镜倍数，用钩针在鼓膜穿孔边缘 1mm 处划开，环形切除穿孔边缘的上皮，制备新鲜创面，用中耳黏膜刀比量评估穿孔大小。

钩针。

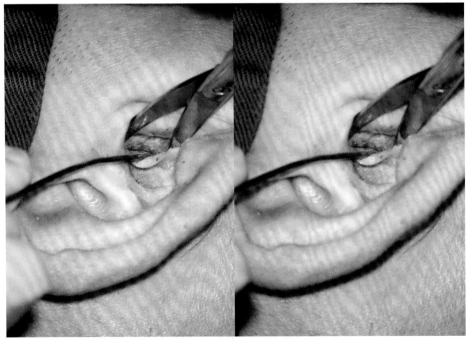

A. 耳屏软骨
B. 耳甲腔
C. 对耳轮
D. 耳轮
E. 耳甲艇

取耳屏软骨切口

于耳屏边缘后方 1mm 处横行切开皮肤，长约 1cm。分离暴露耳屏软骨膜。

15 号手术刀片、眼科剪。

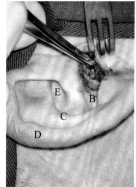

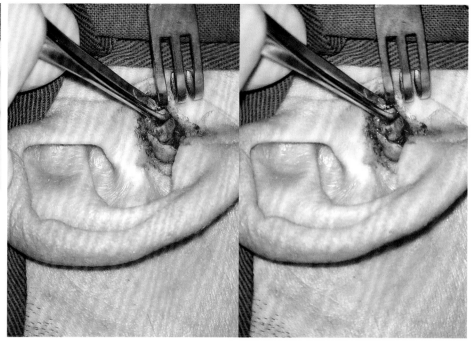

A. 耳屏软骨
B. 耳甲腔
C. 对耳轮
D. 耳轮
E. 耳甲艇

切取耳屏软骨

沿耳屏软骨膜分离,取全厚耳屏软骨片,其大小应大于穿孔直径约 2mm,保留双侧软骨膜。

拉钩、眼科剪、固定镊。

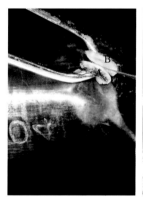

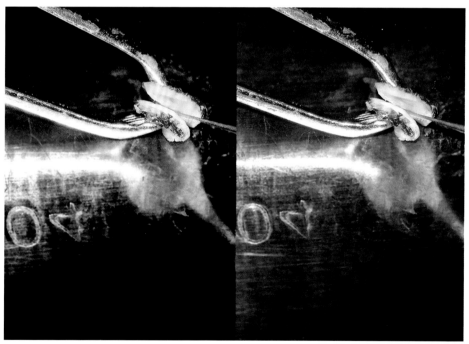

A. 耳屏软骨一
B. 耳屏软骨二

修剪耳屏软骨

以固定镊或持针器固定耳屏软骨,用 15 号手术刀片自软骨层中央处劈开软骨,每一片都有完整的软骨膜。

15 号手术刀片。

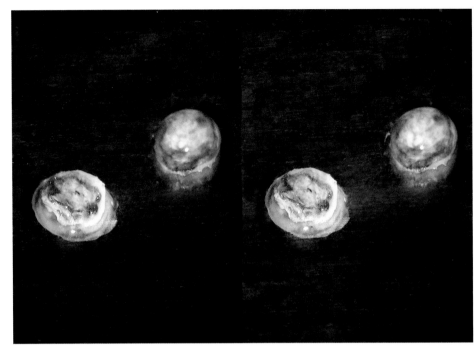
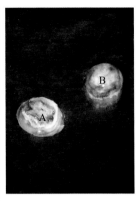

A. 带软骨膜的耳屏软骨一
B. 带软骨膜的耳屏软骨二

修剪后的耳屏软骨

取其中一片软骨,按穿孔大小及形状,修整软骨形状,并用 15 号手术刀片或 11 号手术刀片将软骨片边缘的软骨膜与软骨分离约 1.0~2.0mm 宽,此耳屏软骨-软骨膜移植物的垂直剖面即形成蝶形。另一片软骨备用。

15 号手术刀片或 11 号手术刀片。

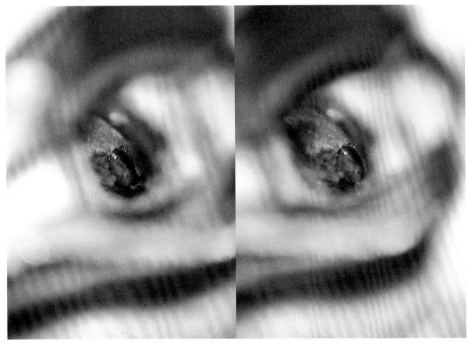

A. 鼓膜穿孔边缘
B. 外耳道前下壁
C. 鼓膜紧张部
D. 鼓室内侧壁

探查鼓膜穿孔边缘

调整显微镜角度,探查鼓膜穿孔边缘及鼓室黏膜情况,用抗生素溶液和地塞米松溶液反复冲洗中耳术腔。

前鼻镜。

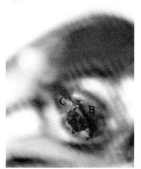

A. 可降解耳鼻止血绵
B. 外耳道前下壁
C. 鼓膜紧张部

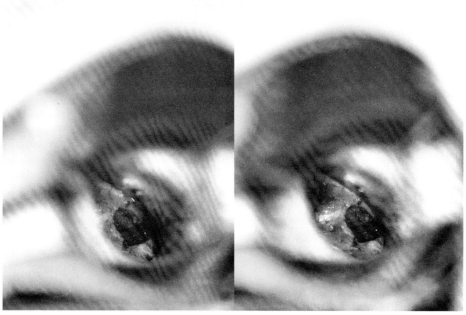

中鼓室放入可降解耳鼻止血绵

经鼓膜穿孔处向中鼓室置入可降解耳鼻止血绵,直至略突出于鼓膜平面,以固定将要植入的软骨片。此时注意不要将上皮屑或异物带入中鼓室。

前鼻镜、麦粒钳。

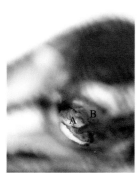

A. 耳屏软骨
B. 外耳道前下壁

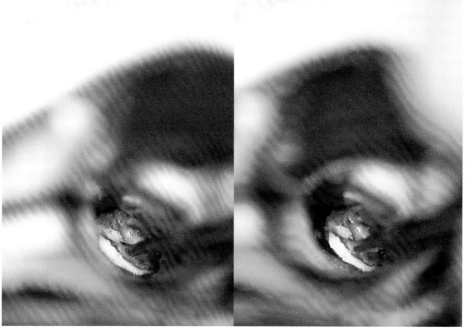

植入蝶形耳屏软骨

于鼓膜穿孔处植入蝶形耳屏软骨。注意:软骨膜面朝外侧,将穿孔缘夹于软骨及与之分离的软骨膜之间。

钩针、鼓膜铺平器。

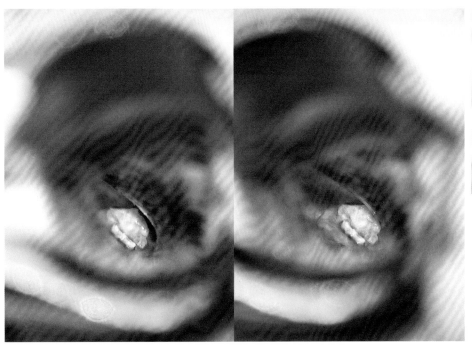

A. 耳屏软骨及软骨膜
B. 外耳道前下壁
C. 鼓膜紧张部

完成鼓膜修补后的情景

完成蝶形耳屏软骨修补鼓膜穿孔。理想状态是软骨片位于穿孔内侧,软骨膜位于穿孔外侧,
软骨和软骨膜360°夹持穿孔缘鼓膜,其底部有可降解耳鼻止血绵支撑。
前鼻镜。

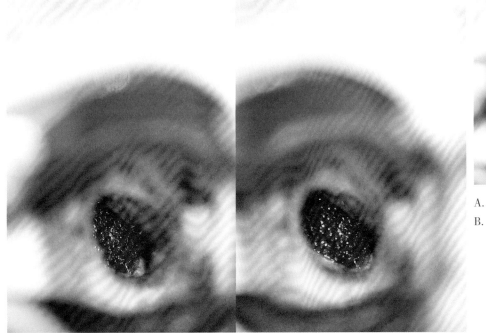

A. 可降解耳鼻止血绵
B. 外耳道前下壁

外耳道放入可降解耳鼻止血绵

外耳道深部放入小块以抗生素溶液浸透的可降解耳鼻止血绵,覆盖鼓膜移植物,并用可降解
耳鼻止血绵及碘仿纱条填塞外耳道及压迫耳屏,以避免耳屏血肿。
前鼻镜、耳尖平镊。

（杨和强　袁永一　王国建）

参考文献

1. 王辉. 蝶形软骨修复鼓膜穿孔的初步观察［J］. 临床耳鼻咽喉头颈外科杂志, 2018, 32（01）:69-70.
2. 李阳, 刘海琴, 盛颖, 等. 耳内镜蝶形软骨嵌入法修补鼓膜前缘穿孔的临床研究［J］. 中华耳鼻咽喉头颈外科杂志, 2020, 55（06）:611-614.

第四节　听骨链成形术
Ossiculoplasty

概述

　　耳内入路和耳后入路都是临床上常用的鼓室探查入路。耳后入路适用范围更广,对于外耳道狭窄或外耳道前壁有明显骨性隆起的患者,采用耳后入路更容易看到前下方鼓环,便于移植时操作,同时视野大、暴露好,而且同一切口取移植组织材料,具有缩短操作距离、移植物易成活和切口瘢痕隐蔽等优点,缺点是较耳内切口创伤大、易出现术后耳周麻木等症状[1-3]。

　　听骨链成形术是鼓室成形术的一部分,包含了一系列提高听力的手术操作,其核心理念是在鼓膜和镫骨足板之间建立有效的声音传导结构[2-3]。

　　听骨链成形术适应证中首先须为传导性听力损失或以传导性听力损失为主的混合性听力损失,因此术前需要结合病史、查体、影像学、听力学检查结果,准确预估听力损失的病因、性质和程度。传导性听力损失可由听骨链的中断引起,也可能因鼓室硬化、纤维化或钙化引起听骨链固定或活动受限所致。在慢性中耳炎中,无论有无胆脂瘤,听骨链最常受损的部位是砧骨长脚末端,其次是镫骨前、后脚。胆脂瘤或炎症产生的肉芽组织或黏膜息肉均可累及镫骨足板,但镫骨足板很少因感染而破损[4]。

　　可用于听骨链成形的材料包括自体或同源软骨、骨以及人工材料(如陶瓷、羟基磷灰石、钛等)。目前最常用于重建听骨链的听骨赝复物是钛听骨,其重量轻、生物相容性好,具有良好的抗张强度和轻度延展性,且部分人工钛听骨长度可调节,使用方便。常用的人工听骨按形态大致分3种:部分听骨赝复体(partial ossicular replacement prosthesis,PORP)、全部听骨赝复体(total ossicular replacement prosthesis,TORP)以及各种类型活塞型听骨,如活塞型人工锤骨(malleus piston)、活塞型人工镫骨(stapes piston)等[3,7]。部分听骨赝复体用于镫骨上结构存在的病例,将其足底小杯扣在镫骨小头上,顶端圆盘与锤骨或鼓膜连接,稳定性较好;全部听骨赝复体用于镫骨上结构缺失,在镫骨足板与锤骨或鼓膜间建立连接,稳定性相对较差;活塞型听骨用于镫骨足板固定或前庭窗闭锁需要进行镫骨足板或前庭开窗的患者。

　　临床上常用的听骨链成形术为Ⅱ型、Ⅲ型(Ⅰ型为单纯鼓膜成形术)。Ⅱ型手术适用于镫骨活动好、镫骨上结构完整的情况,一般使用PORP人工钛听骨;Ⅲ型手术适用于没有镫骨上结构,但镫骨足板活动好,一般使用TORP人工钛听骨来完成听骨链重建。镫骨手术以建立鼓膜、听骨与前庭外淋巴液的连接为核心。如果镫骨足板固定由耳硬化症引起,可用活塞型人工镫骨一期手术,如果由鼓室硬化症引起且伴有鼓膜穿孔,一般考虑一期清理病灶、修补鼓膜,二期行镫骨手术,或一期术后使用骨导、气导助听设备[5],镫骨手术详见第四章。本节主要讲述慢性中耳炎相关的不伴乳突切开的、不涉及镫骨开窗的听骨链重建技术。

适应证

一期听骨链成形术

1. 传导性听力损失(鼓膜穿孔或完整);气-骨导差较大的混合性听力损失。
2. 静止期慢性化脓性中耳炎鼓膜穿孔伴听骨链的损伤。
3. 鼓室硬化症,继发于慢性中耳炎、分泌性中耳炎,因中耳腔内肉芽、钙化及瘢痕组织形成影响听骨链的活动,临床表现为传导性听力损失或混合性听力损失。

4. 咽鼓管功能正常。

二期听骨链成形术

1. **黏膜问题** 术中发现严重、广泛的中耳黏膜病变,清除病变后黏膜创面范围过大易粘连。

2. **镫骨足板相关** 鼓室硬化探查手术中发现镫骨足板固定;胆脂瘤混在镫骨足板和镫骨上结构之间或周围的肉芽组织中,胆脂瘤腐蚀导致镫骨足板缺失,或仅由黏膜或胆脂瘤上皮覆盖缺损的前庭窗时;探查外伤性听骨链损伤时,发现镫骨足板骨折。

3. **发现可能影响内耳功能的病变时**

禁忌证

1. 双耳重度感音神经性听力损失患者。

2. 对侧耳为重度感音神经性听力损失患者或混合性听力损失的老年患者。

3. 严重的咽鼓管功能障碍者。

4. 其余同全翻内衬鼓膜成形术(Ⅰ型鼓室成形术)。

手术步骤

显微镜下耳后切口(外耳道内切口的手术步骤见本章第一节)。

1. **麻醉** 通常采用全身麻醉。

2. **局部浸润注射止血** 0.1% 肾上腺素 20 滴+生理盐水 20mL 混合后用球后针头注射于外耳道四壁、耳郭后沟处,减少术中出血。

3. **切口** 距耳郭后沟 5mm 弧形切开耳后皮肤,上至耳郭上方附着点下方 1.0cm 处,下至耳郭下方附着点上方 1.0cm 处,用撑开器向前牵拉耳郭,用手指触及乳突和骨性外耳道连接处的边缘,在该边缘后 5mm 做弧形切口,切开纤维组织和骨膜后用剥离子沿骨面向前分离,介于道上棘及其内侧 7mm 范围内做半环形切口,显露外耳道及鼓膜。

4. **制作新鲜穿孔缘** 用直角钩针将穿孔缘上皮进行环形分离,用杯状钳将分离的鼓膜残缘上皮去除,造成新鲜穿孔缘。

5. **分离皮瓣** 用中耳剥离子紧贴外耳道骨面,齐头并进向内侧分离外耳道皮瓣,下至外耳道底壁,向上向前越过外耳道前上棘,以电钻磨除或凿除前上棘,亦可磨低外耳道后壁扩大骨性外耳道。

6. **进入鼓室并完成锤骨柄脱袜状剥离** 将外耳道皮瓣分离至鼓膜纤维鼓环处。在紧张部以中耳剥离子宽扁的末端挤入鼓沟,分离出鼓膜纤维鼓环。以中耳剥离子紧贴外耳道上方骨面,掀起鼓膜松弛部,最后连同外耳道皮瓣一同向前翻起。以中耳剥离子将锤骨柄外侧上皮及内侧黏膜以脱袜状剥离。

7. **抬起鼓膜前下方残缘** 以鼓膜铺平器或直角钩刀沿前方鼓膜残缘内侧伸入,将前下的残余鼓膜及纤维鼓环向外抬起,至此鼓环 360° 被掀起,完成鼓膜全翻内衬移植床制备。

8. **暴露中后鼓室探查听骨链** 为了观察到听骨链的全貌,需用骨凿或刮匙去除部分外耳道内端后上壁的骨质,暴露后上鼓室。必要时顺序暴露鼓索、砧镫关节、前庭窗区域、面神经水平段下缘、锥隆起等结构。探查锤骨、砧骨和镫骨形态及活动度,探查鼓室内是否有肉芽、硬化灶、胆脂瘤等病灶并予以清除。如砧骨或锤砧关节固定或脱位,砧骨长脚受破坏吸收或软化,则分离砧镫关节及锤砧关节,取出砧骨。在清除前庭窗区病灶后,探查镫骨形态和活动度,如镫骨足板活动良好,即有重建听骨链条件。此时探查锤骨活动度,如锤骨固定,且在去除硬化灶或松解锤前韧带及鼓膜张肌腱仍无明显缓解时,则可自匙突附着处的上方剪断锤骨颈,取出锤骨小头,此时锤骨柄多可活动如常。

9. **铺放鼓膜移植组织** 取颞肌筋膜或耳屏软骨作为修补材料。按穿孔大小将修补材料修剪至合适尺寸,沿外耳道皮肤-鼓膜瓣与锤骨柄之间,将其前下送至骨性鼓环外侧面,即贴附外耳道前壁骨面,使之覆盖整个穿孔。将可降解耳鼻止血绵放入前下鼓室以支撑移植组织。

10. **放置人工听骨** 如镫骨上结构存在,则用 PORP 重建听骨链;如镫骨上结构不存在,则选择 TORP。用测量尺测量镫骨小头或足板至鼓膜间的距离,选择合适长度的 PORP 或 TORP,连接镫骨小头或镫骨足板与鼓膜。人工听骨的圆盘一侧应位于锤骨柄中段深面,其表面用软骨片覆盖,并可用耳脑胶固定。如果锤骨柄内移或前移明显,可将圆盘贴靠锤骨柄以增加稳定性,表面覆盖略大于圆盘的裂层带骨膜软骨片,以防止术后听骨脱出。还可通过软骨的不同厚度调节人工听骨与鼓膜间的距离。可用鼓索弹压圆盘。复位外耳道皮肤-鼓膜瓣,以鼓膜铺平器检查确认软骨或颞肌筋膜移植物与残余鼓膜的贴合无缝隙,确认人工听骨位置合适、稳固及整个听骨链联动良好。

11. **外耳道填塞** 外耳道内填塞可降解耳鼻止血绵、碘仿纱条,缝合切口,敷料包扎术耳。

注意事项

1. 术前应综合评估确认听力学检查的准确性;术前应准备足够型号的人工听骨,并熟练掌握应用自体听骨的听骨链成形技术。

2. 凿除外耳道后上壁骨质时每次不应凿骨过大,如凿开骨块中恰好有鼓索穿行,可用锤骨剪剪开此活动骨块,以释放鼓索。

3. 术中需仔细触动并观察整个听骨链的活动情况。听骨链成形中最常遇到的问题是砧骨长脚和豆状突被腐蚀或形成纤维软连接。需强调的是,必须触动锤骨和砧骨以明确其活动度,避免漏诊听骨链外固定(典型的锤骨固定很牢固,可用锤骨剪自锤骨颈离断,此时避免损伤鼓索;另外,需进一步确认锤骨前韧带及匙突区域是否存在硬化灶)。

4. 放置听骨赝复体时,人工听骨不能直接和周围的鼓环接触或靠在鼓岬上。听骨链成形时人工听骨与鼓膜间应有轻微张力。赝复体过短有脱落和移位的风险,如人工听骨稍短,可于人工听骨圆盘上叠放一块软骨片增加其高度,而赝复体过长或咽鼓管功能不好可能会使赝复体排出。人工听骨周围可放置可降解耳鼻止血绵加以固定,另外鼓索的保留也对维持赝复体在正常位置有帮助。

5. 镫骨足板的活动度可通过触动镫骨足板的同时观察蜗窗区是否有液波颤动得以验证。

6. 凿除外耳道后上壁时,可用持凿手小指进行外部支撑并有效控制力量;刮除骨性外耳道内端后壁骨质时,可将刮匙贴近鼓索根部,背离鼓索方向进行刮除,避免误伤鼓索、听骨链及面神经。

7. 如在修补鼓膜穿孔时确定了镫骨足板固定,或镫骨足板周围存在广泛鼓室硬化无法恢复镫骨活动度,应分期重建,避免打开前庭暴露于污染的中耳腔导致感音神经性听力损失。

8. 当鼓室硬化时,清除镫骨周围钙化组织需轻柔操作,避免镫骨前、后脚骨折或不当的镫骨切除。当前庭被意外打开,若鼓膜完整,此时有必要行听骨链重建,可取耳屏软骨骨膜或颞肌筋膜等薄而强的移植物覆盖前庭窗,将赝复体足靴放在移植物中央,圆盘置于锤骨柄下或直接连接鼓膜。若有鼓膜穿孔,建议修复前庭窗同时修复鼓膜,二期再行听骨链重建[6-7]。

9. 重建前应仔细检查术腔是否有胆脂瘤或上皮残留。

10. 过度去除上鼓室盾板而没有利用软骨片重建支撑,可能导致术后远期上鼓室内陷和胆脂瘤的形成。

并发症

1. **感音神经性听力损失、耳鸣及眩晕**　预防措施:避免过度触动听骨;清理镫骨周围硬化灶时应轻柔并适可而止,以免出现镫骨足板松动;禁止鼓室内浸泡耳毒性药物。

2. **继发中耳胆脂瘤**　彻底清理鼓室内可疑的上皮组织可减少继发胆脂瘤的发生。

3. **人工听骨脱出、移位**　通过以下处理可减少或预防此并发症的发生:人工听骨放置角度合适,并与鼓膜保持轻微张力,同时听骨圆盘和鼓膜之间上放置小片软骨,以降低听骨圆盘边缘作用于鼓膜的压强,加强鼓膜抗压能力,降低人工听骨脱出的发生率;术后进行咽鼓管功能锻炼。

4. **周围性面瘫**　预防措施:术前仔细阅片,确认水平段面神经管的完整性及是否有面神经走行的变异,清除镫骨周围肉芽及钙化组织时应小心,避免损伤面神经。

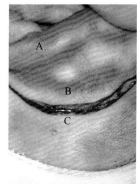

A. 耳郭
B. 耳郭后沟
C. 皮肤切口

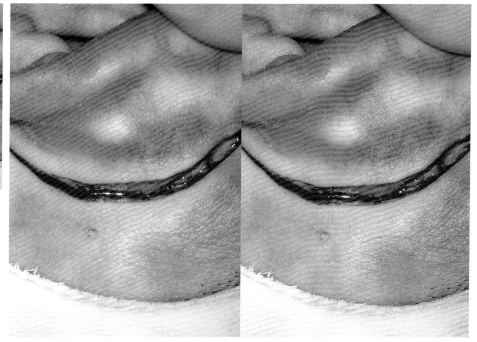

经耳后入路鼓室成形之切口（左）

距耳郭后沟 5mm 弧形切开皮肤、皮下,上至耳郭上方附着点下 1cm 处,下至耳郭下方附着点上 1cm 处。

15 号手术刀片、双极电凝。

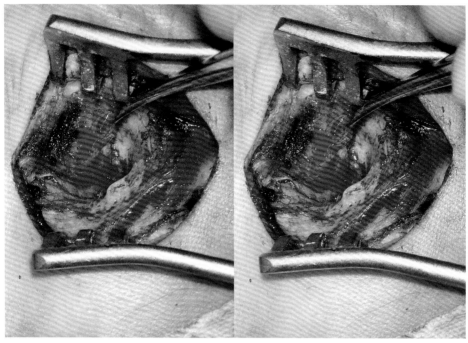

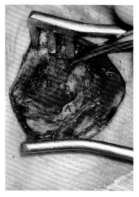

A. 道上棘
B. 外耳道后壁皮瓣

分离外耳道皮瓣

乳突牵开器向前牵拉耳郭,用手指触及乳突和骨性外耳道连接处的边缘,在该边缘后 5mm 做弧形切口,切开纤维组织和骨膜后用剥离子沿骨面向前分离,暴露道上棘、骨性外耳道后壁。

手术刀、剥离子、乳突牵开器、双极电凝。

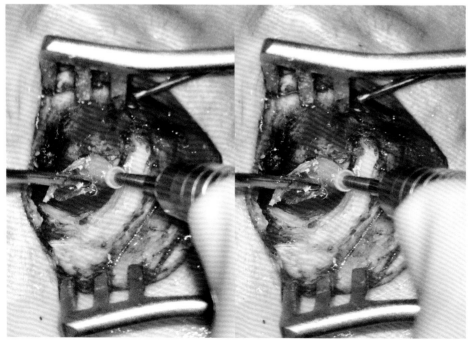

A. 外耳道后壁
B. 外耳道皮瓣
C. 外耳道上壁

扩大骨性外耳道

电钻磨除外耳道后上棘,扩大骨性外耳道,注意用铝箔片保护外耳道皮瓣。

3~4mm 磨钻或切削钻、吸引器。

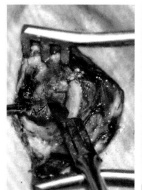

A. 外侧半环形切口

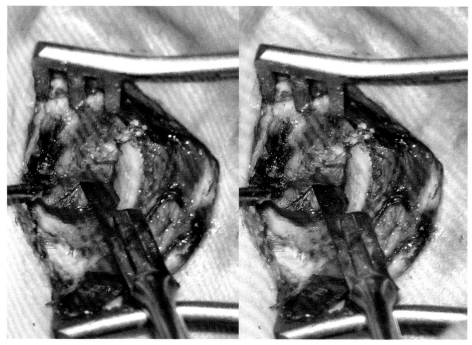

切断外耳道后壁皮瓣

介于道上棘及其内侧 7mm 范围内做半环形切口。

15 号手术刀、吸引器。

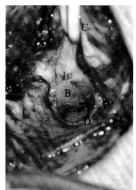

A. 穿孔缘

B. 外耳道前壁皮肤

C. 牵开的耳郭

D. 外耳道内侧皮瓣

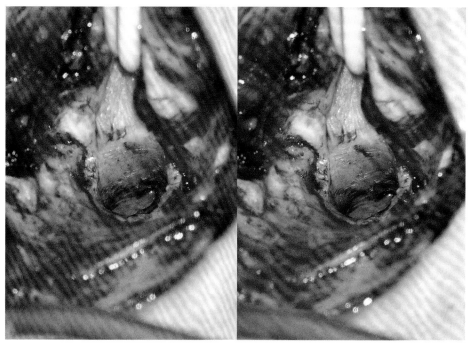

牵开外耳道外侧部皮瓣

用橡皮绳牵开外耳道皮瓣，充分扩大术野。此时可见外耳道上壁、后壁、下壁，外耳道前壁的皮瓣保持原位。

橡皮绳。

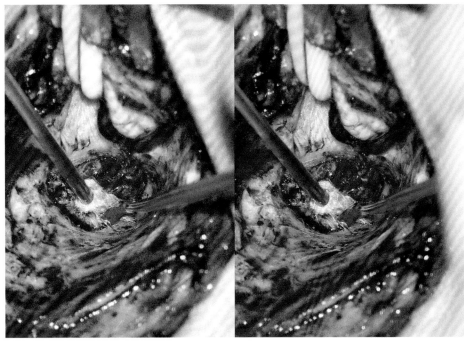

A. 外耳道皮瓣
B. 骨性外耳道后壁
C. 中耳剥离子
D. 12 号吸引器

分离外耳道皮瓣

用中耳剥离子紧贴外耳道后壁、上壁和下壁骨面齐头并进,向深部分离外耳道皮瓣至鼓沟,以浸润肾上腺素的小棉球保护皮瓣。

中耳剥离子、吸引器。

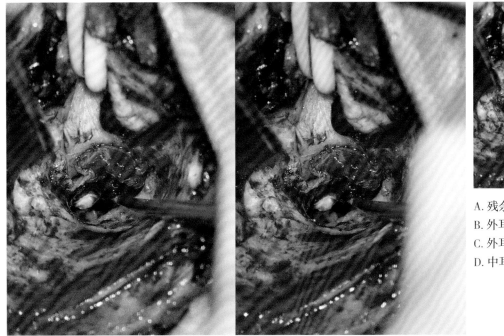

A. 残余鼓膜上的钙化灶
B. 外耳道后壁
C. 外耳道前壁皮肤
D. 中耳剥离子

掀起纤维鼓环进入鼓室

将外耳道皮瓣分离至鼓膜纤维鼓环处。在紧张部以中耳剥离子宽扁的末端挤入鼓沟,分离纤维鼓环,切开鼓室黏膜进入鼓室。

中耳剥离子、吸引器。

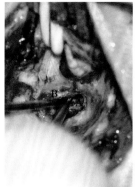

A. 锤骨颈
B. 外耳道皮瓣

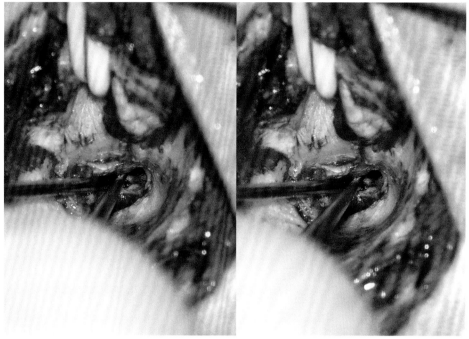

处理锤骨柄

以中耳剥离子经鼓切迹入路掀开鼓膜松弛部,确认鼓索位置,暴露锤骨短突、锤骨颈,将锤骨柄外侧上皮及内侧黏膜以脱袜状剥离。

中耳剥离子、吸引器。

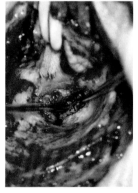

A. 锤骨柄
B. 锤骨短突
C. 鼓岬

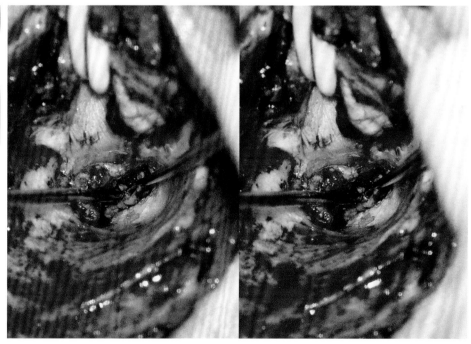

将鼓膜自锤骨柄脱袜状分离

沿锤骨柄自上而下将鼓膜上皮和黏膜脱袜状分离,此时可见锤骨柄全貌,仅有锤骨柄末端与鼓膜连接。

中耳剥离子、吸引器。

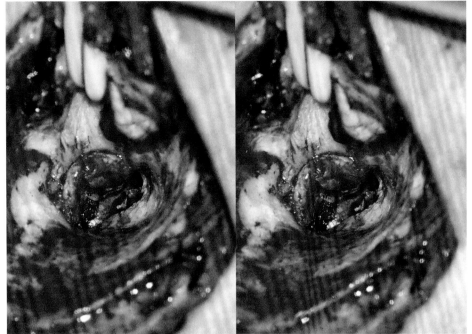

A. 锤骨柄
B. 锤骨短突
C. 外耳道皮肤-鼓膜瓣

将鼓膜自锤骨柄完全分离

分离鼓膜与锤骨柄末端,此时完成了上壁、后壁和部分下壁的移植床准备。

中耳剪、吸引器。

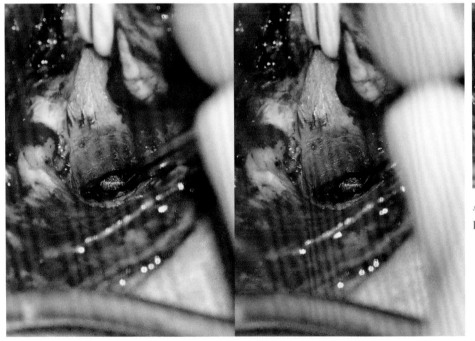

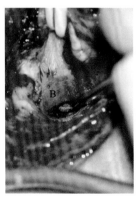

A. 鼓膜残缘
B. 外耳道皮肤

抬起鼓膜前下方残缘

以直角钩刀于前方鼓膜残缘内侧伸入,将前壁和前下壁残余鼓膜及纤维鼓环向外抬起,至此环形鼓膜移植床制备工作已完成。

直角钩刀。

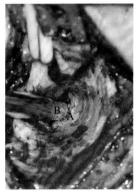

A. 外耳道后上壁
B. 骨凿

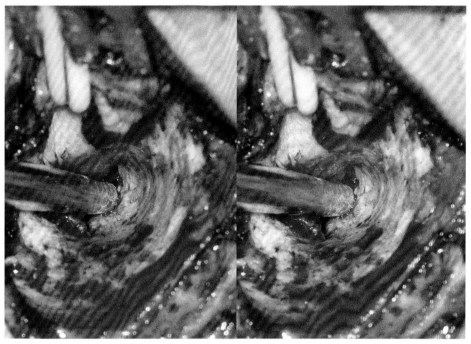

凿除外耳道后上壁骨质

以骨凿分次凿除外耳道后上壁骨质以暴露后鼓室内容。确认鼓索位置，分次小块凿骨可以避免鼓索嵌套于凿下之骨块中，并避免损伤鼓索、听骨链及面神经。

骨凿、骨锤。

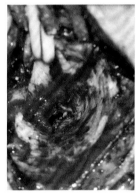

A. 砧镫关节
B. 鼓索
C. 锤骨

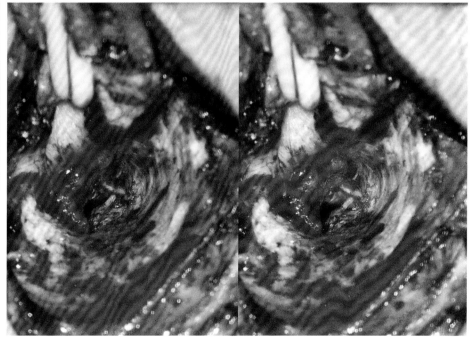

暴露砧镫关节

凿除部分外耳道后上壁骨质后显露后鼓室。此时可见砧镫关节和位于锤骨、砧骨之间的鼓索。

骨凿、骨锤、吸引器。

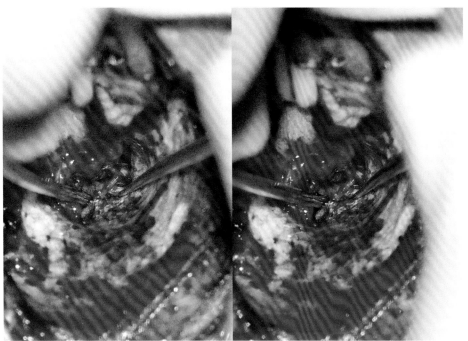
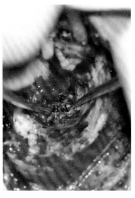

A. 砧骨长脚
B. 砧镫关节
C. 鼓索

分离砧镫关节

显露后鼓室结构,探查砧骨长脚末端腐蚀,砧镫关节联动差,镫骨足板活动度良好,以直角钩针分离砧镫关节。

直角钩针、吸引器。

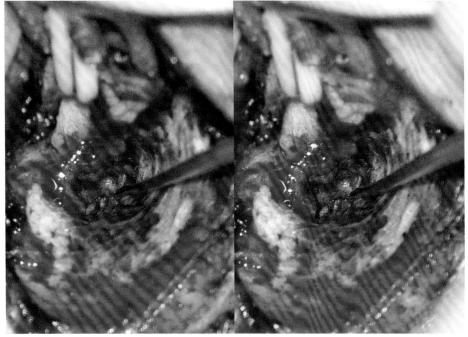

A. 镫骨小头
B. 锤骨颈
C. 鼓索

取出砧骨后的鼓室腔

取出砧骨后可见镫骨小头,可以更清晰地观察鼓索和锤骨颈。

直角钩针、麦粒钳、吸引器。

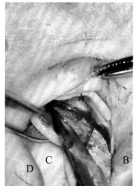

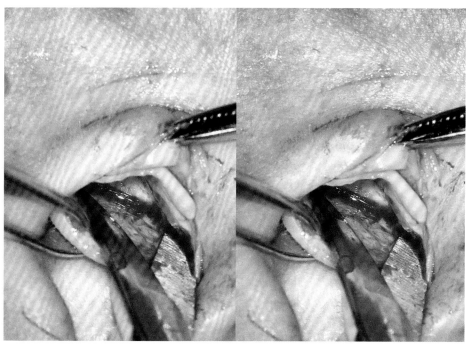

A. 耳屏软骨
B. 耳轮脚
C. 耳甲腔
D. 对耳屏

切取耳屏软骨

分离外耳道前壁皮下组织与耳屏软骨，切取合适大小的耳屏软骨而保留耳屏软骨外侧缘，保持耳屏外观完整不变形。

眼科剪、固定镊。

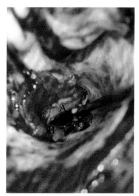

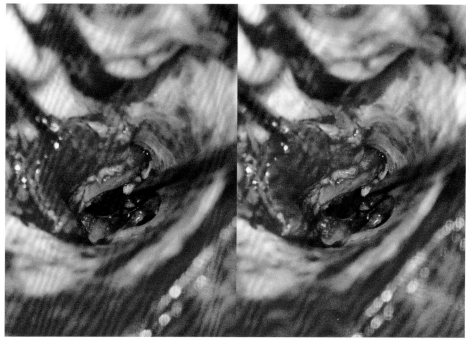

A. 耳屏软骨
B. 可降解耳鼻止血绵
C. 鼓索

耳屏软骨重建鼓膜，可降解耳鼻止血绵支撑移植物前下区域

将耳屏软骨按穿孔大小修剪至合适尺寸，保留一侧软骨膜，并修薄成四周薄、中间略厚的岛状，沿外耳道皮肤-鼓膜瓣与锤骨柄之间送至骨性鼓环外侧面即贴附外耳道前壁骨面，有软骨膜一面向外，将可降解耳鼻止血绵或明胶海绵放入鼓室的前下方以支撑移植组织。

中耳剥离子、吸引器、耳尖平镊。

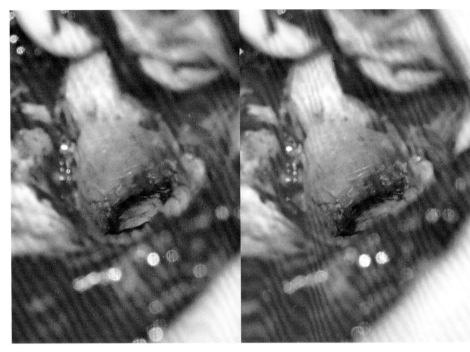

A. 耳屏软骨
B. 外耳道前壁皮肤
C. 外耳道后壁皮瓣
D. 鼓膜残缘

复位鼓膜并检查移植物重叠情况

复位外耳道皮肤-鼓膜瓣,以鼓膜铺平器检查并确认软骨移植物与残余鼓膜的贴合无缝隙。

中耳剥离子、吸引器。

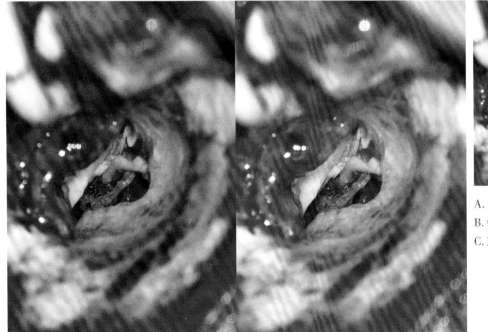

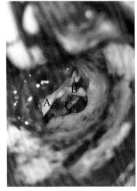

A. 移植的软骨
B. 锤骨
C. 鼓索

人工听骨植入前鼓室准备

将移植的耳屏软骨及外耳道皮肤-鼓膜瓣一同掀起贴附于外耳道前壁,准备植入人工听骨。

中耳剥离子、吸引器。

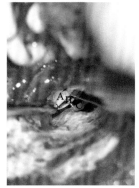

A. 软骨片
B. 人工听骨
C. 鼓索

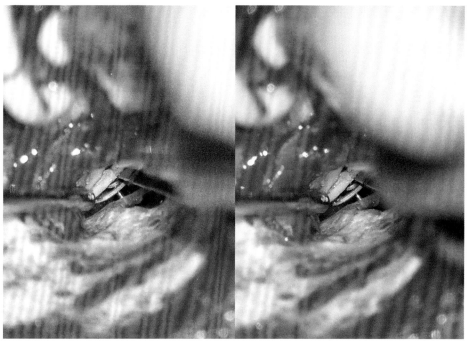

植入部分人工听骨（PORP）

将部分人工听骨 PORP 连接修复的鼓膜与镫骨小头。视鼓膜与圆盘间距，在两者间放置合适厚度的小圆形软骨片。

直角钩针、吸引器、耳尖平镊。

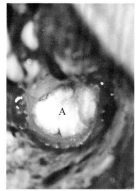

A. 可降解耳鼻止血绵

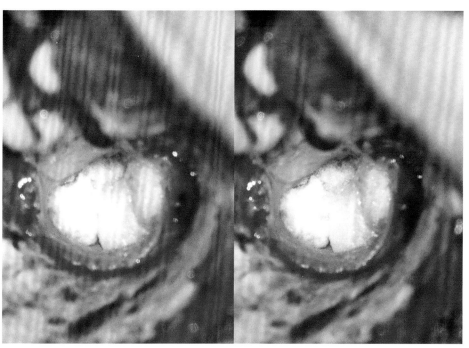

复位外耳道皮肤-鼓膜瓣，可降解耳鼻止血绵填塞外耳道

复位外耳道皮肤-鼓膜瓣，外耳道内填塞可降解耳鼻止血绵，在手术后 2 周进行清理并换药。

耳尖平镊。

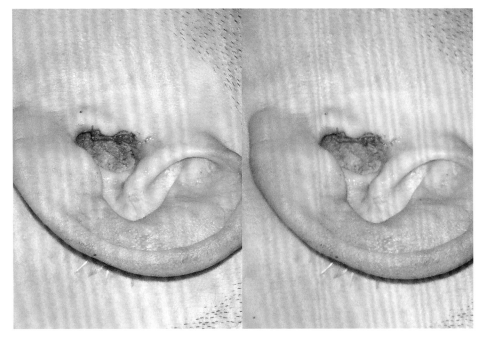 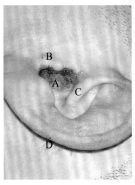

A. 碘仿纱条
B. 耳屏
C. 耳轮脚
D. 缝合的耳后切口

缝合切口

外耳道口填塞碘仿纱条,逐层缝合耳后切口,耳部以无菌敷料加压包扎。

碘仿纱条、耳尖平镊。

（苏 钰　齐 心）

参考文献

1. 孔维佳. 耳鼻咽喉头颈外科学［M］. 北京:人民卫生出版社,2005.

2. 中华医学会耳鼻咽喉头颈外科学分会耳科学组,中华耳鼻咽喉头颈外科杂志编辑委员会耳科组. 中耳炎临床分类和手术分型指南（2012）［J］. 中华耳鼻咽喉头颈外科杂志,2013,48（2）:5.

3. 托斯. 中耳手术指南［M］. 卢连军,唐志辉,译. 北京:人民军医出版社,2008.

4. 王直中. 耳鼻咽喉头颈外科手术彩色图解［M］. 南京:江苏科学技术出版社,2013.

5. 普雷苏蒂,马尔奇奥尼. 耳内镜外科学:原理、指征和技术［M］. 赵宇,陈阳,译. 西安:世界图书出版公司,2018.

6. ROBERT K,JACKLER. Ear surgery illustrated a comprehensive atlas of otology microsurgical techniques［M］. New York:Thieme Medical Publishers Inc,2019.

7. UGO F,JOHN S M,THOMAS L,et al. Tympanoplasty,mastoiddectomy and the stapes surgery［M］. 2nd ed. Stuttgart:Thieme,2008.

第五节　先天性胆脂瘤切除 TOPR 植入术

Resection of Congenital Cholesteatoma and
Hearing Reconstruction with TOPR Implantation

手术步骤

外耳道内切口的手术步骤见本章第一节,余手术步骤见本章第四节。

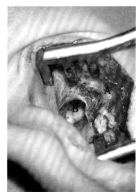

A. 第一切口
B. 鼓膜

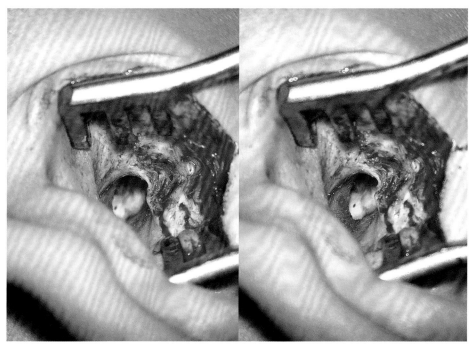

做第一切口（左）

自外耳道顶部、骨与软骨交界处 12 点位置向外至耳轮脚切开皮肤、皮下组织及骨膜,外耳道外切口长 0.8~1.0cm。

15 号手术小圆刀。

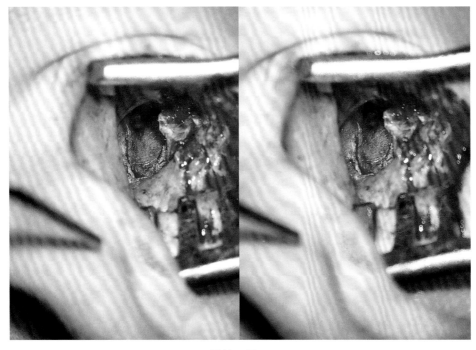
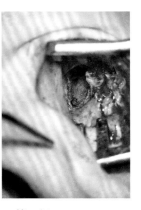

A. 第一切口

B. 鼓膜

C. 第二切口

做第二切口

自外耳道 6 点钟方向,距鼓环 0.6~0.8cm 处沿外耳道后壁斜行切至第一切口内端。第一切口与第二切口连接处常需锐性切开,以避免钝性分离导致的皮瓣撕裂。

中耳黏膜刀。

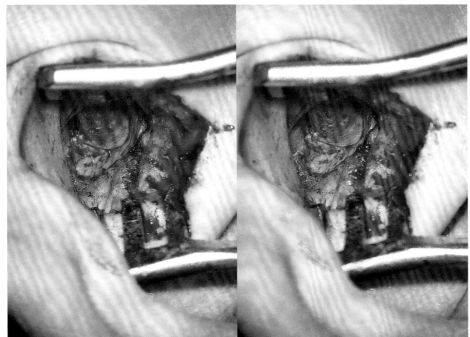

A. 第一切口

B. 外耳道上壁

C. 外耳道后壁

D. 外耳道后壁皮瓣

分离外耳道后壁皮瓣并推向前壁

以中耳剥离子分离外耳道皮瓣并推向前壁。注意:外耳道骨部皮肤无皮下组织,菲薄而易损。

中耳剥离子。

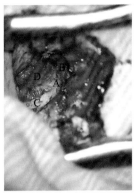

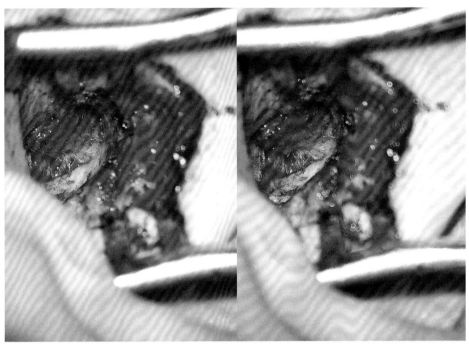

A. 鼓环

B. 外耳道上壁

C. 外耳道后壁

D. 外耳道后壁皮瓣

显露鼓环

分离外耳道皮瓣至鼓膜纤维鼓环处。

中耳剥离子。

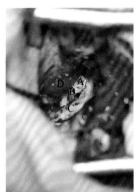

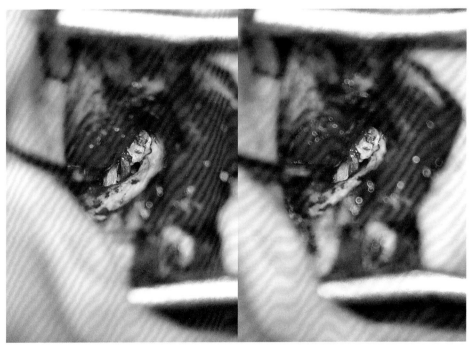

A. 胆脂瘤

B. 鼓索

C. 外耳道后壁

D. 外耳道皮肤-鼓膜瓣

显露中鼓室

以剥离子自后方掀起鼓膜进入鼓室。中鼓室见胆脂瘤，位于鼓索内侧、锤骨柄与砧骨长脚间。

中耳剥离子。

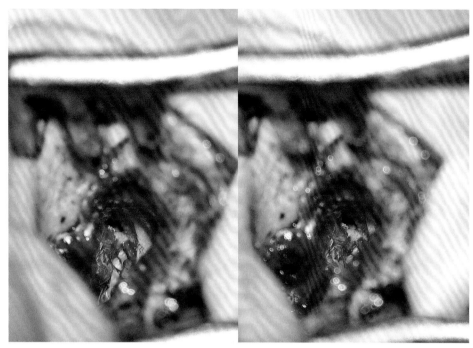

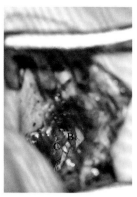

A. 锤骨颈前方的胆脂瘤
B. 锤骨颈
C. 鼓膜

显露锤骨颈

将中耳正中掀开器自锤骨颈前方插入,向外分离鼓膜黏膜层,准备剥离锤骨柄表面的鼓膜黏膜层(脱袜状剥离)。锤骨颈前方可见胆脂瘤。

中耳正中掀开器。

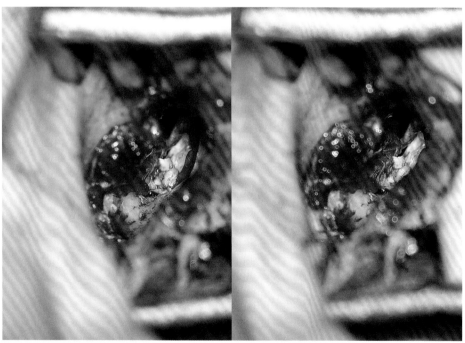

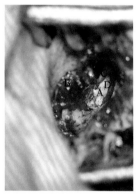

A. 胆脂瘤
B. 外耳道皮肤-鼓膜瓣
C. 锤骨柄
D. 前庭窗区胆脂瘤

锤骨柄脱袜状剥离

将锤骨柄与鼓膜黏膜层分离(脱袜状剥离)。清理听骨周围的胆脂瘤。因此步直接接触听骨,故操作时动作应轻柔,尽量不扰动听骨链。

中耳正中掀开器。

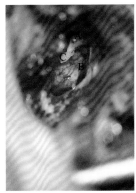

A. 咽鼓管鼓室口
B. 鼓索
C. 锤骨柄

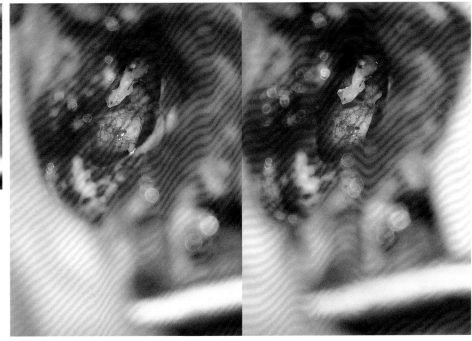

显露锤骨柄

切除胆脂瘤,显露"脱袜"后的锤骨柄,探查前方咽鼓管鼓室口。

钩针、吸引器。

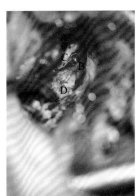

A. 咽鼓管鼓室口
B. 鼓索
C. 锤骨柄
D. 鼓岬

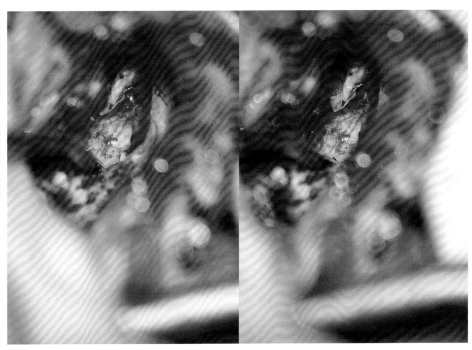

探查后鼓室

调整显微镜角度,探查后鼓室,未见胆脂瘤残留。此时也可借耳内镜观察后鼓室。为彻底清除胆脂瘤上皮,术中应尽可能在剥离过程中保持胆脂瘤包囊的完整性。

吸引器。

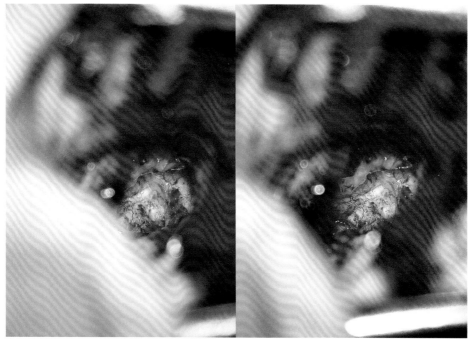

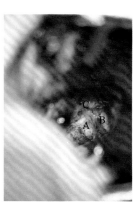

A. 镫骨足板
B. 面神经水平段
C. 锤骨

探查镫骨足板

探查镫骨上结构缺如,镫骨足板活动度可,选用 TORP(全植入型人工听骨)重建听骨链。
探针。

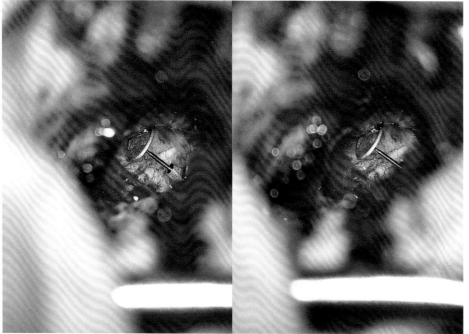

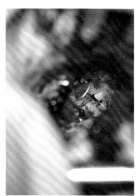

A. TORP
B. 鼓岬
C. 锤骨柄

植入 TORP

TORP 底座置于镫骨足板上,圆盘与锤骨柄相贴,确认 TORP 的稳定度。此处可以将鼓索置于
TORP 圆盘外侧弹压人工听骨以增加其稳定性。
钩针。

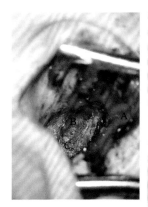

A. 第一切口
B. 鼓膜
C. 外耳道皮肤-鼓膜瓣

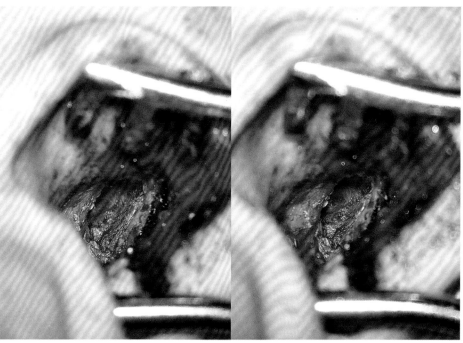

复位外耳道皮肤-鼓膜瓣

复位外耳道皮肤-鼓膜瓣,填塞外耳道,缝合切口。敷料、绷带包扎耳部,结束手术。注意:复位外耳道皮肤-鼓膜瓣时,需要反复观察以确定人工听骨无移位。

中耳剥离子。

（杨和强　袁永一）

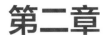

第二章

开放式乳突根治术

Canal Wall Down Mastoidectomy

概述

以清除中耳乳突病变为主要目的乳突手术分为开放式（canal wall down, CWD）和完壁式（canal wall up, CWU）两类，前者不保留外耳道后壁，可分为乳突根治术、改良乳突根治术（即开放式乳突根治+鼓室成形术）及 Bondy 术式[1]。本章重点介绍前两者，Bondy 术式临床应用相对少，仅简要介绍。

1. **乳突根治术** 该术式要求彻底切除乳突及中耳病变组织，使乳突、中耳腔及外耳道形成一个向外开放的共同术腔，同时去除鼓膜、听骨链及鼓室内壁黏膜，无须保留或重建中耳结构，但需封闭咽鼓管鼓室口。

2. **改良乳突根治术** 该手术彻底清除病灶，开放乳突腔，使其与外耳道共同形成一个术腔，同时通过鼓膜成形伴或不伴听骨链重建，完成中耳鼓室腔结构重建。

3. **Bondy 术式** 该术式为改良乳突根治术的一种类型，主要适用于未累及中鼓室、听骨链完整无须重建的中耳乳突胆脂瘤病例。该术式需切除外耳道后壁、鼓窦及上鼓室外侧壁，使乳突及鼓窦通过外耳道向外开放，因鼓膜紧张部通常完整，无须进行听骨链重建手术。

开放式乳突手术的优点：①清除病灶彻底，复发率较完壁式乳突手术低；②可早期发现胆脂瘤复发；③如有条件，也可保存或重建听力，或可重建中耳腔为后续听力重建创造条件。尤其适合胆脂瘤范围比较广泛且乳突气化不良的病例。但如果乳突气化好，该术式可遗留较大术腔，影响空气交换并需定期清理痂皮，否则有再度感染流脓之虞。为克服该缺点，一方面可做耳甲腔成形术，以扩大术腔开口；另一方面，可用骨粉、软骨、筋膜及人工皮等填塞缩小术腔，但亦需注意勿填塞过度以免术后外耳道狭窄、引流不畅。上鼓室外侧壁切除后，移植鼓膜如附着于上鼓室内侧壁，则重建鼓室很浅且有效振动面积缩小，将影响鼓室功能恢复，可用软骨碎片垫高上鼓室，以增加新建鼓室深度及鼓膜有效振动面积，同时降低上鼓室内陷袋的发生率[2]。

适应证

（一）乳突根治术

1. 累及乳突的范围广泛而无法重建鼓室结构的中耳胆脂瘤。

2. 经保守治疗无效的慢性中耳炎，病变广泛不能确保病灶完全清除者，或鼓室内壁已全部上皮化，或咽鼓管完全闭锁者。

3. 慢性化脓性中耳炎引起颅内并发症，一般先做扩大的乳突开放术，待颅内病变痊愈后，再行乳突根治术。

4. 合并面瘫,或合并迷路瘘管、鼓岬瘘管者。

5. 结核性中耳炎伴骨质破坏,死骨形成者。

6. 某些中耳良性肿瘤,如面神经鞘膜瘤、小的颈静脉球瘤、鼓室球体瘤等。

(二)改良乳突根治术

中耳胆脂瘤或经保守治疗无效的慢性化脓性中耳乳突炎或中耳胆固醇肉芽肿,同时具备鼓室成形的条件者[3]。

禁忌证

(一)乳突根治术

1. 严重的急、慢性全身性疾病,如糖尿病,活动性肝炎,重症心、脑、肾、血管及血液疾病且未得到有效控制者。

2. 急性上呼吸道感染期。

(二)改良乳突根治术

1. 严重的急、慢性全身性疾病。

2. 急性上呼吸道感染期。

3. 不可逆的咽鼓管功能障碍。

4. 两窗闭锁,全鼓室内侧壁上皮化。

手术步骤

1. **切口** 多采用耳内切口,亦可采用耳后切口(参见第三章)。本章详述耳内切口。从外耳道口6点向后、向上至12点处,在外耳道软骨部外缘与耳甲腔软骨交界处做弧形第一切口,深达骨膜下。第二切口从第一切口上端开始,经耳前切迹,沿耳轮脚前缘向上延长1.0~1.5cm,切口达颞肌筋膜,但不切开。避免切断颞浅动脉和静脉的耳前支。

2. **暴露乳突及外耳道骨性标志** 分离暴露乳突皮质及骨性外耳道口,上至颞线,前至颧弓根及外耳道上棘,后至乙状窦投影线,下至乳突尖及鼓乳裂。分离外耳道皮瓣至接近鼓沟。为更好地暴露术野,尽可能将外耳道后壁的皮下结缔组织及乳突骨膜整块修剪下来备用,为实现这一目的,做第一切口时刀片应平行于乳突皮质,尽量向后切,以使尽量多的乳突骨膜附着于外耳道后壁皮瓣。

3. **切开乳突** 多采用经鼓窦径路,适用于乳突气化较好的情况,乳突骨质有广泛破坏或乳突骨皮质已穿破者。自筛区进入开放鼓窦,用切削钻由后向前逐步磨去鼓窦入口及上鼓室外侧壁骨质,直至接近或抵达上鼓室前壁为止。也可采用上鼓室入路,适用于乳突气化差的情况,可从上鼓室外侧壁开始磨除骨质,首先开放上鼓室,再向后定位鼓窦入口。注意使磨骨的上界与鼓窦盖的平面一致,使鼓室盖与鼓窦盖形成一连续而平整的骨板,以不暴露硬脑膜为准。进一步磨除乳突气房,轮廓化乳突腔。

4. **断"桥"** 在磨去上鼓室外侧壁的同时,用磨光钻由外向内逐步磨低外耳道后壁和上壁,最后形成一条细而窄、横跨于鼓切迹上方的骨桥。于鼓切迹掀开鼓膜后上缘进入鼓室,探查鼓室及听骨位置。

然后磨断骨桥,其前上方近上鼓室前壁的断端称为"前拱柱",后下方连接外耳道后壁的断端称为"后拱柱"或"鹰嘴"。

5. 磨低面神经嵴 骨桥磨断后,保留的骨性外耳道后壁亦称面神经嵴。用磨光钻沿面神经走行的方向逐层充分磨低面神经嵴,直至内侧端略高于外半规管凸或砧骨短脚平面,外端近外耳道底壁平面,以利乳突腔向外耳道方向引流;后拱柱一般在此过程中被磨去。注意尽量不要暴露面神经鞘膜。同时,还需从其后方磨去残余面后气房,从前方磨去部分外耳道骨质,便于后鼓室的暴露和引流。

6. 清理病变 在整个中耳乳突腔,胆脂瘤包囊和周围的骨壁间可仅有一层疏松的结缔组织,此时容易完整剥离胆脂瘤病灶。部分胆脂瘤包囊可以指状突起伸入鼓窦、乳突及半规管周围的小气房内,须在显微镜下追踪至其终端而彻底切除之。应注意各半规管是否受累形成迷路瘘管。如无法清除鼓室内病灶,或鼓室内壁黏膜广泛上皮化,或鼓膜内陷广泛粘连,或咽鼓管鼓室口已封闭,失去听力重建条件者,应施以乳突根治术,以获得干耳为目标。此时,在清除鼓室病灶后,应充分刮除鼓室各壁未上皮化之黏膜及咽鼓管口黏膜,并用颞肌或筋膜填塞封闭咽鼓管鼓室口。上鼓室前隐窝常有胆脂瘤侵犯,须注意将此隐窝外侧壁充分磨开,以利于彻底清除病灶且通畅引流。

7. 探查听骨链及听力重建 紧贴外耳道骨壁分离近鼓膜处的外耳道后壁及下壁皮肤至鼓沟,将纤维鼓环从鼓沟中分出,连同鼓膜后部一起,形成外耳道皮肤-鼓膜瓣,并将此瓣向前方翻转,暴露中鼓室,充分暴露砧镫关节、镫骨、锥隆起、蜗窗龛及锤骨柄。仔细检查鼓室中的病变,小心清除病变组织,包括听骨表面的鳞状上皮、胆脂瘤包囊、肉芽以及可以清除的粘连组织和硬化灶等。清理镫骨及其周围病变时,需用左手执器械固定好镫骨,以免引起镫骨足板脱位,甚至骨片脱落于前庭池内。此外,还要避免损伤裸露的面神经及正常的鼓室黏膜。在彻底清除鼓室病灶的基础上,经评估条件具备时(镫骨足板活动度好且中耳黏膜完好、能重建含气鼓室腔),可行听骨链重建术及鼓膜修补术,完成改良乳突根治术。将做切口时取下的大块外耳道后壁软组织修剪成厚薄、大小合适的筋膜片,或在切口上方分离暴露并切取合适大小颞肌筋膜。将鼓膜移植材料置于残余鼓膜深面,用明胶海绵或可降解耳鼻止血绵填塞中鼓室固定移植物,并用软骨碎块垫高上鼓室,取合适类型及长度的人工听骨重建听骨链,然后复位移植鼓膜瓣封闭中鼓室。听骨选择及听力重建技巧详见第一章。

8. 处理外耳道皮瓣 将外耳道皮瓣从 12 点处剪断,做成蒂在下方的皮瓣,修剪去其皮下组织,切除外耳道软骨,然后向后下方翻转,铺盖于乳突腔内及外耳道底壁。耳后切口者,需再做外耳道口半环形切口,并从 12 点处向耳轮脚与耳屏间延长 1.0~1.5cm。然后如上法处理。

9. 耳甲腔成形 为了使乳突腔得到充分引流,除乳突为硬化型、鼓窦甚小者外,均需行耳甲腔成形术。具体从耳内切口的外耳道弧形切口处,用小剪刀将耳甲腔软骨与其两面的软骨膜进行分离,切除一块半月形软骨,半月形软骨的后端约至术腔后部的中心,上方常超越耳轮脚后缘。可将耳甲腔皮肤游离缘做 1~2 条横行切口,形成两个小皮瓣,向内与皮下组织缝合或贴于乳突腔内。另可用更为简单安全的方法,即以 3-0 尼龙或 Prolene 带针线自耳郭后沟中点进针,将耳道口后壁皮缘缝合,再向后自耳郭后沟进针点上 3mm 出针,拉紧缝合,打结处皮肤表面垫一小纱条卷保护,此法可方便地扩大外耳道口,并防止因软骨切除暴露而导致的术后耳软骨膜炎。

10. 乳突腔缩窄 如乳突腔较大,可用预留的自体乳突皮质骨粉、耳甲腔软骨、切口处软组织、颞肌筋膜填塞缩小乳突腔。应注意的是,骨粉应被自体筋膜或外耳道皮瓣覆盖。人工皮覆盖乳突腔各壁可加速术腔上皮化。

11. 术腔填塞切口缝合 以明胶海绵或可降解耳鼻止血绵覆盖修复的鼓膜、乳突腔的筋膜或人工皮,再以3cm长的碘仿纱条填塞压迫术腔以固定皮瓣,术腔填塞直达外耳道口。缝合耳前切迹切口,以"前多后少"的方式错位缝合以进一步扩大外耳道口。最后,在外耳道口以1~2条碘仿纱条将外耳道口后壁皮瓣向内压,避免此处皮肤外翻影响愈合和美观。

注意事项

1. 断"桥"时忌用力过快过猛,以防损伤锤砧关节、砧骨长脚及面神经。

2. 磨低面神经嵴时以外半规管凸及砧骨窝作为标志,不低于此两标志,以免损伤面神经磨骨方向始终和面神经垂直段走行方向一致,由外而内,层层磨去骨质,每一层磨骨后均需观察有无骨壁颜色变化,若有发红或鞘膜上小血痕迹透射、小血管出血,需特别注意其下的面神经。切忌与面神经走行方向垂直操作,忌施暴力,且要保证足够量冲水,以免骨折及电钻产热损伤面神经。在不暴露面神经鞘膜的前提下,面神经嵴尽可能磨低,以有利于术后引流、换药及观察。

3. 清理胆脂瘤病变时需注意以下情况:①包囊与已暴露的硬脑膜或乙状窦壁粘连,强行刮除有损伤硬脑膜或乙状窦的危险,此时可用双极电凝烧灼,多可彻底剥离;②迷路瘘管上覆盖的少许包囊通常保留到手术快结束时处理,如术中误剥离致使迷路暴露,应立即以地塞米松棉片或明胶海绵覆盖瘘管,避免以吸引器直接吸引瘘管处,待手术结束时以软骨、颞肌筋膜等修补迷路瘘管;③覆盖于面神经鞘膜上的胆脂瘤包囊需小心剥离,如面神经暴露在术腔应用带蒂皮瓣覆盖;④胆脂瘤侵犯前庭窗、镫骨,或镫骨足板被胆脂瘤包囊覆盖,需仔细谨慎地切除病变,避免掀起镫骨足板引致感音神经性听力损失及迷路炎。在未确认镫骨位置和状态前,前庭窗区的肉芽不宜盲目刮除。

4. 搔刮咽鼓管口的病变时,应注意其与颈内动脉管之间解剖关系,刮匙施力的方向应朝向前外方,而勿向后(内)下方用力,以免损伤颈内动脉引起严重大出血。

5. 处理匙突、剪断鼓膜张肌时,注意勿向后向内用力,以免损伤紧靠匙突后内方的面神经管。

6. 清除面神经管处的肉芽时,需警惕该骨管可被损毁或有先天性缺损而致面神经暴露,应特别小心。可在面神经监测下操作,确认为肉芽时,方可顺面神经走行方向小心剥离或分块剔除,切勿强行撕拉。

7. 刮除下鼓室肉芽时,注意鼓室下壁与颈静脉球之间仅隔一层薄骨板,如有颈静脉球异常高位或鼓室下壁骨质先天缺失或骨质损毁时,颈静脉球易受损而致静脉性出血。

并发症

1. **出血** 除损伤乙状窦或乳突导血管引起出血外,也有因颈内动脉或颈静脉球受损而引起的出血,但后者罕见。一旦发生颈内动脉出血将是致命的,术中须尽最大努力避免[3-4]。

2. **面瘫** 多发生于面神经解剖结构变异或术者对面神经解剖不熟悉时。也有在耳郭后沟做耳大神经麻醉时,面神经受麻醉药浸润而发生一过性面瘫的可能,这种情况1~2h后可自行缓解。

3. **脑脊液漏** 术中如硬脑膜撕裂,可出现脑脊液漏,用颞肌筋膜及乳突骨皮质修补之。术后注意加强抗生素的应用,预防颅内感染。

4. **耳化脓性软骨膜炎** 多因软骨受损且软骨膜受铜绿假单胞菌感染所致。一旦出现,需蘸取分泌物送细菌培养及药物敏感试验,并使用敏感抗生素足量、足疗程对症治疗。抗生素治疗效果欠佳者,需要清创引流。

5. **迷路炎** 磨骨时误伤半规管,清除病灶时不慎撕脱镫骨足板,或扰动迷路瘘管等,可引起浆液性或化脓性迷路炎。一旦发生化脓性迷路炎,则可导致严重的蜗性聋。

6. 术后不干耳 多因术中未将乳突腔彻底轮廓化,残留过多气房且其内有病灶残存。常见的不干耳可发生于以下情况:鼓室窦、面隐窝未充分暴露、上鼓室前隐窝未充分开放造成病变残留、面神经嵴过高、耳甲腔未成形妨碍乳突腔引流、咽鼓管鼓室口未彻底封闭。乳突腔过大未行缩窄者术后不干耳概率亦增加。此外,术后上鼓室及鼓窦入口处发生粘连而封闭,可导致上鼓室、鼓窦甚至乳突腔引流不畅,亦可造成不干耳甚至胆脂瘤复发。

第一节　经典乳突根治术
Classic Radical Mastoidectomy

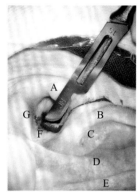

A. 耳屏
B. 耳轮脚
C. 耳甲艇
D. 对耳轮
E. 耳轮
F. 耳甲腔
G. 对耳屏

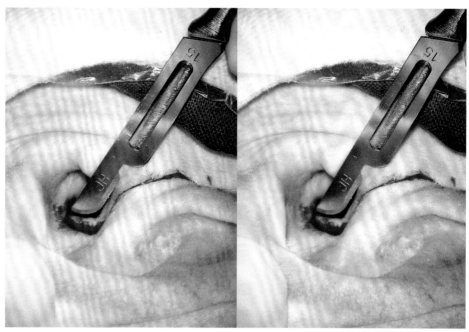

耳内切口（左）

沿耳内做切口，从外耳道口6点向后向上至12点处，在外耳道软骨部外缘与耳甲腔软骨交界处做弧形第一切口，深达骨膜下，注意刀片尽可能与乳突皮质平行向后切开，切开的大块皮下组织和乳突骨膜附着于外耳道后壁皮瓣。第二切口从第一切口上端开始、经耳前切迹，沿耳轮脚前缘向上延长1.0~1.5cm，切口达颞肌筋膜，但不切开颞肌筋膜。避免切断颞浅动脉和静脉的耳前支。手术刀（15号手术刀片）。

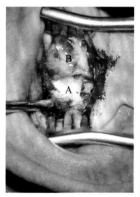

A. 乳突皮质
B. 乳突表面皮瓣

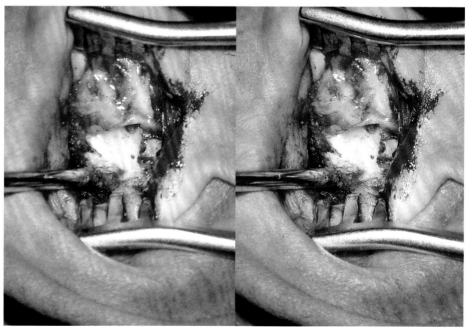

分离乳突表面皮瓣，暴露乳突骨质

向前、向下分离耳后上壁软组织，暴露乳突骨皮质。
鼻剥离子。

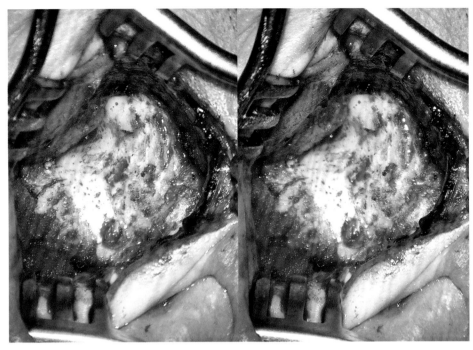
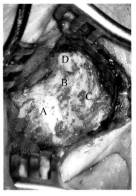

A. 乳突皮质
B. 筛区
C. 颞线
D. 颧弓根

充分暴露上鼓室外侧和乳突皮质

切除附着于外耳道后壁的软组织,暴露筛区、乳突、上鼓室外侧壁及颧弓根骨质,并尽量暴露鼓鳞裂,使术区前端能抵达外耳道前壁。

电刀、鼻剥离子。

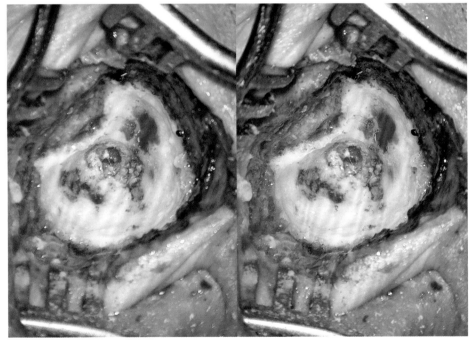
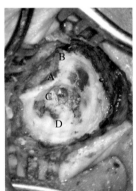

A. 外耳道后壁
B. 颧弓根
C. 鼓窦内的肉芽组织
D. 硬化的乳突骨质

切开乳突皮质

以大号切削钻自筛区碟形切除骨质,开放鼓窦,继续沿颞线、骨性外耳道后壁磨除乳突浅层骨质。可见乳突呈硬化型,鼓窦腔内可见病变肉芽组织。

大号切削钻。

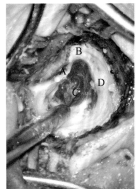

A. 外耳道后壁
B. 颧弓根
C. Korner 隔及炎性肉芽
D. 乳突盖

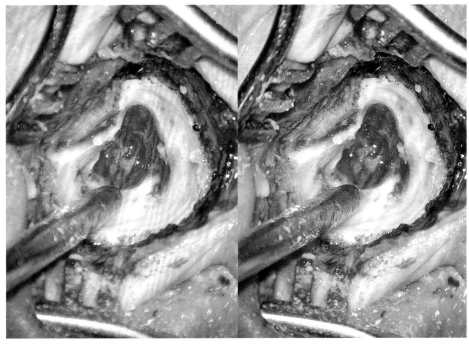

乳突轮廓化

自鼓窦向各个方向扩大开放术腔,钻头工作方向始终保持与骨性外耳道后壁平行。由浅而深,逐步磨除骨质,形成外大内小的碟形术腔,不可在某一狭窄区内盲目深入。

大号切削钻。

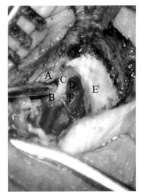

A. 外耳道皮瓣
B. 面神经嵴
C. 骨桥
D. 上鼓室肉芽组织
E. 乳突盖
F. 外半规管凸

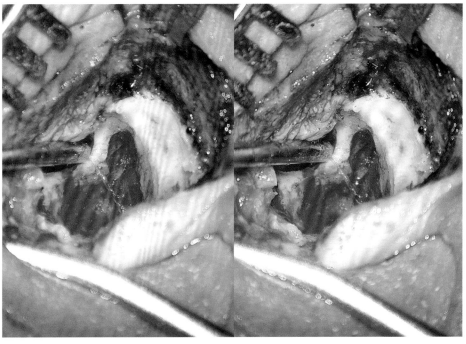

切除外耳道后壁及上鼓室外侧壁

用小号切削钻在探针指引下由后向前逐步磨去上鼓室外侧壁骨质,直至接近或抵达与外耳道前壁平齐的上鼓室前壁为止。用合适钻头由外向内逐步磨除外耳道后壁和上壁,最终形成一条窄而细、横跨于鼓切迹上方的"骨桥"。图中上鼓室可见较多炎性肉芽组织,未见明显砧骨结构。

小号切削钻、中号磨光钻、钩针。

71

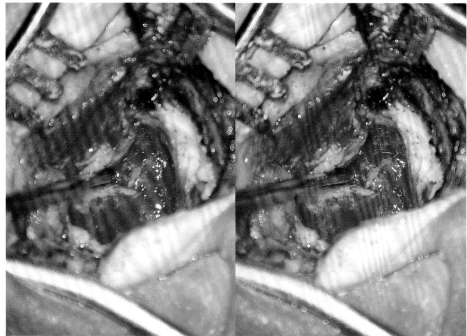

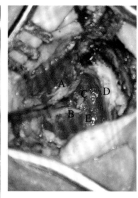

A. 外耳道皮瓣
B. 面神经嵴
C. 残余听骨和肉芽组织
D. 乳突盖
E. 外半规管凸

磨断骨桥

断"桥"时不可过快过猛,以防伤及面神经。磨断骨桥后,可见锤骨、砧骨大部分被破坏,炎性肉芽组织充满上鼓室及中、后鼓室。

小号磨光钻、钩针。

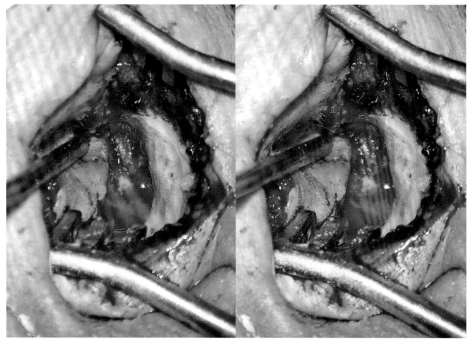

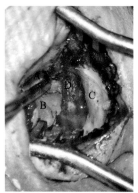

A. 外耳道前壁皮肤
B. 外耳道后壁皮瓣
C. 乳突盖
D. 残余听骨及肉芽组织

剪开外耳道皮肤-鼓膜瓣

将外耳道皮肤-鼓膜瓣皮瓣从上方剪断,做成蒂在下方的后壁皮瓣,修剪其皮下组织,然后向后下方翻转,铺盖于乳突腔内。

眼科剪、剥离子。

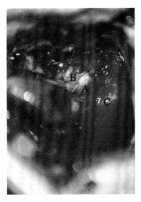

A. 面神经水平段
B. 前庭窗
C. 外半规管凸

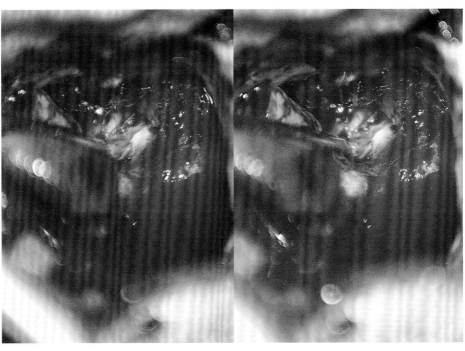

探查、清除中、后鼓室病变

清除鼓室内病变,鼓室条件差,不具备重建条件,前庭窗区未见镫骨结构,彻底刮除咽鼓管鼓室口周围病变,注意刮匙勿向内下方向用力,以免损伤颈内动脉。

中耳剥离子、钩针、刮匙。

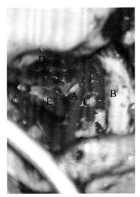

A. 面神经水平段
B. 乳突盖
C. 外半规管凸
D. 外耳道前壁皮肤
E. 外耳道后壁皮瓣

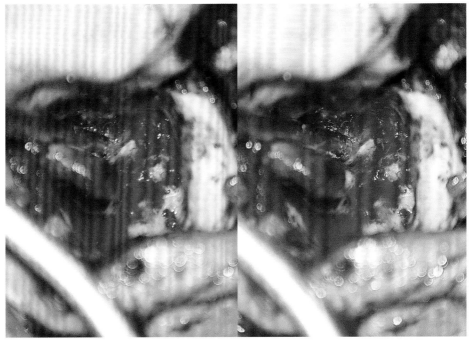

探查、清除中、后鼓室病变(全景)

反复冲洗术腔,外耳道皮肤-鼓膜瓣覆盖于乳突腔。

中耳剥离子、钩针。

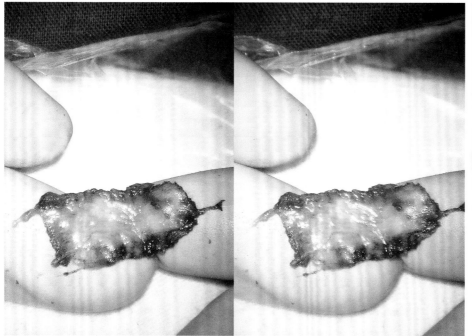

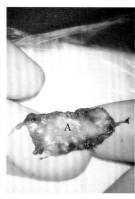

A. 修剪形成的筋膜

利用外耳道后壁皮下组织制作鼓膜移植物

利用做耳内切口时取下的大块外耳道后壁皮下组织和骨膜,小心修薄,压平。

中耳剥离子、眼科剪、手术刀(15 号手术刀片)。

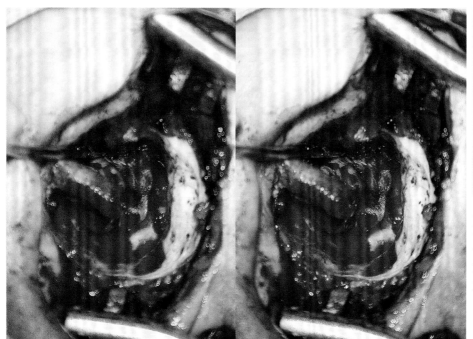

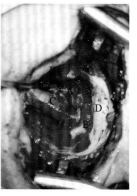

A. 筋膜
B. 外耳道前壁皮肤
C. 外耳道后壁皮瓣
D. 乳突盖
E. 窦脑膜角

植入筋膜覆盖鼓室内侧壁

植入修剪过的筋膜,使之紧贴鼓室内侧壁,外耳道皮肤-鼓膜瓣复位至乳突腔。

手术刀(15 号手术刀片)。

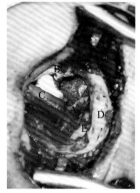

A. 筋膜

B. 外耳道前壁皮肤

C. 外耳道后壁皮瓣

D. 乳突盖

E. 窦脑膜角

F. 可降解耳鼻止血绵

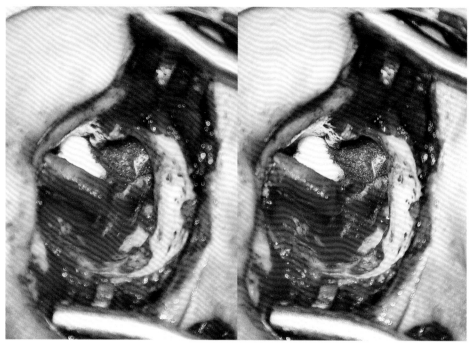

可降解耳鼻止血绵填塞乳突腔

可降解耳鼻止血绵或明胶海绵填塞术腔,使外耳道皮肤-鼓膜瓣、颞肌筋膜及人工皮贴于术腔骨壁。

中耳剥离子、耳尖平镊。

第二节　常规改良乳突根治术
Routine Canal Wall Down Mastoidectomy

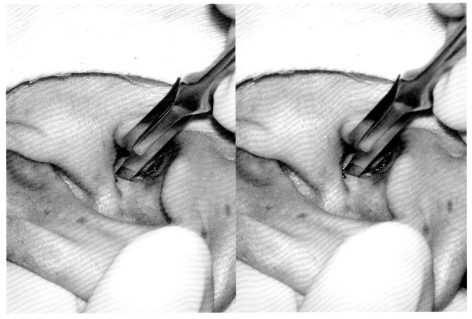

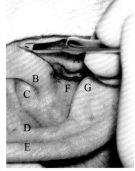

A. 耳屏

B. 耳轮脚

C. 耳甲艇

D. 对耳轮

E. 耳轮

F. 耳甲腔

G. 对耳屏

耳内切口——第一切口（右）

从外耳道口 6 点向后向上至 12 点处，在外耳道软骨部外缘与耳甲腔软骨交界处做弧形第一切口，深达骨膜下，注意刀片尽可能与乳突皮质平行向后方切开，切开的大块皮下组织和乳突骨膜附着于外耳道后壁皮瓣。

手术刀（15 号手术刀片）。

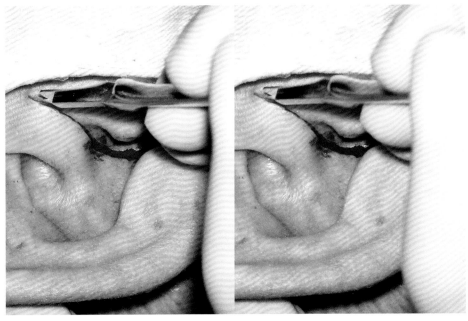

A. 耳屏

B. 耳轮脚

C. 耳甲艇

D. 对耳轮

E. 耳轮

F. 耳甲腔

G. 对耳屏

第二切口

第二切口从第一切口上端开始、经耳前切迹，沿耳轮脚前缘向上延长 1.0~1.5cm，切口达颞肌筋膜，但不切开颞肌筋膜。避免切断颞浅动脉和静脉的耳前支。

手术刀（15 号手术刀片）。

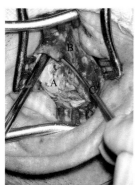

A. 乳突皮质
B. 乳突表面皮瓣
C. 鼻剥离子

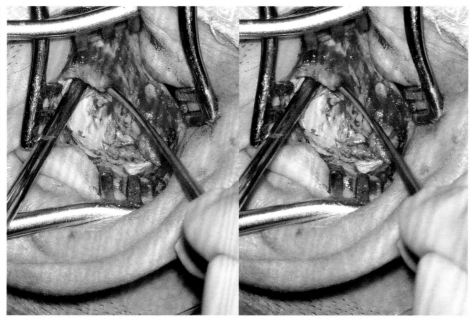

分离乳突表面皮瓣，暴露乳突骨质

向前、向下分离耳后上壁软组织，暴露乳突骨皮质。

鼻剥离子。

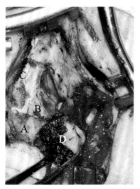

A. 乳突皮质
B. 筛区
C. 颞线
D. 切取的乳突表面软组织

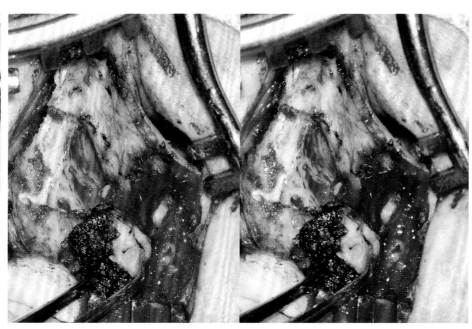

暴露颞线及外耳道后壁

用电刀切开上鼓室外侧壁外侧软组织和部分肌肉，暴露颞线、乳突前缘及外耳道后壁。辨认外耳道后上棘、筛区、颧弓根以及鼓乳裂、鼓鳞裂。切取的乳突表面及外耳道皮下软组织修剪后可做鼓膜修复材料或填塞术腔。

电刀、鼻剥离子、眼科剪、组织镊。

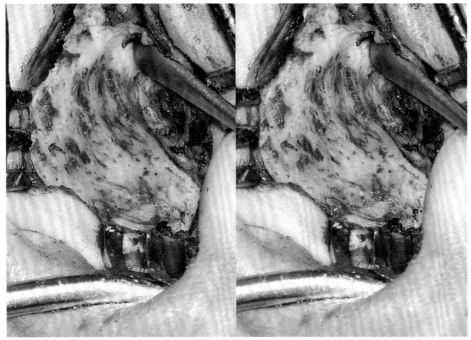

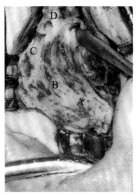

A. 乳突皮质
B. 筛区
C. 颞线
D. 颧弓根

充分暴露上鼓室外侧和乳突皮质

切除附着于外耳道后壁皮瓣的软组织,暴露筛区、乳突、上鼓室外侧壁及颧弓根骨质,并尽量暴露鼓鳞裂,使术区前端能抵达外耳道前壁。

电刀、鼻剥离子。

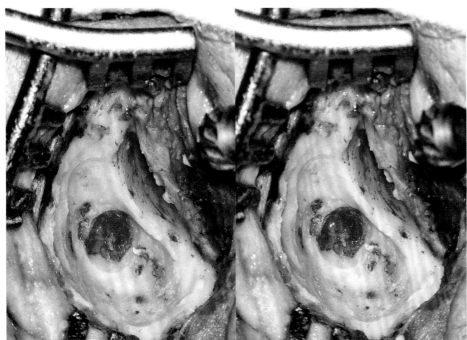

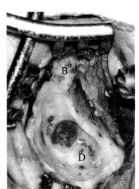

A. 外耳道后壁
B. 颧弓根
C. 鼓窦内的肉芽组织
D. 硬化的乳突骨质

切开乳突皮质

以大号切削钻自筛区碟形切除骨质,开放鼓窦,继续沿颞线、骨性外耳道后壁磨除乳突浅层骨质。图中可见乳突呈硬化型,鼓窦腔内可见病变肉芽组织。

大号切削钻。

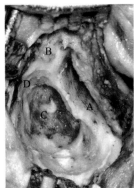

A. 外耳道后壁
B. 颧弓根
C. Korner 隔
D. 乳突盖

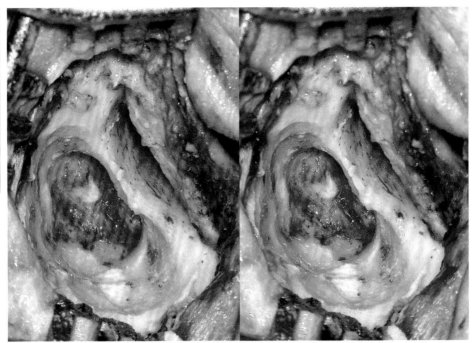

乳突轮廓化

自鼓窦向各个方向扩大开放术腔,钻头工作方向始终保持与骨性外耳道后壁平行。由浅而深,逐步磨除骨质,形成外大内小的碟形术腔,不可在某一狭窄区内盲目深入。

大号切削钻。

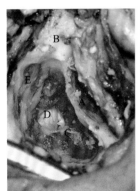

A. 外耳道后壁
B. 颧弓根
C. Korner 隔
D. 胆脂瘤
E. 乳突盖

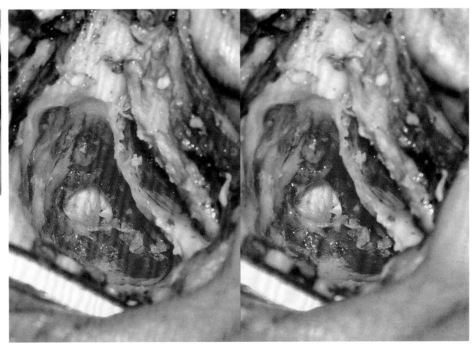

显露鼓窦之胆脂瘤病灶

显露鼓窦、上鼓室的胆脂瘤病灶。以探针伸入腔内探查,了解其深度,周围有无潜在腔隙。磨骨过程中须实时注意颜色及声音变化:若向上磨骨过多,有误伤乳突盖甚至硬脑膜的可能;若乙状窦前置或磨骨方向过于偏后,可能损伤乙状窦。

大号切削钻、钩针。

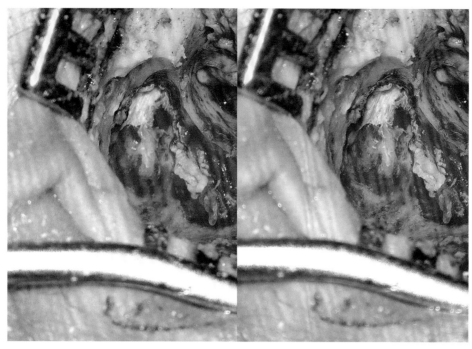

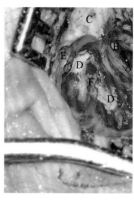

A. 外耳道后壁

B. 松弛部胆脂瘤

C. 颧弓根

D. 胆脂瘤

E. 乳突盖

F. 外半规管凸

显露乳突和上鼓室之胆脂瘤

完全开放鼓窦,可见外半规管及其上方的胆脂瘤,前上鼓室内各壁亦可见胆脂瘤上皮。乳突腔内也见胆脂瘤。自外耳道后壁、上壁向内分离皮瓣,暴露松弛部的胆脂瘤病灶。

中号切削钻、钩针。

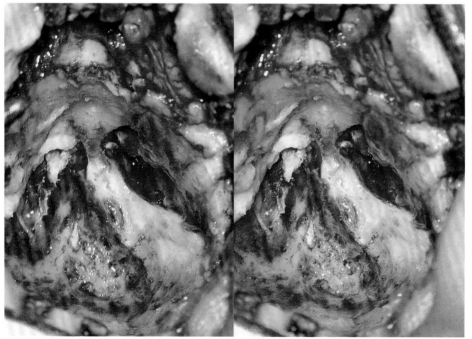

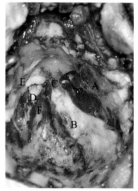

A. 外耳道皮瓣

B. 面神经嵴

C. 骨桥

D. 上鼓室胆脂瘤

E. 乳突盖

F. 外半规管凸

切除外耳道后壁及上鼓室外侧壁

用小号切削钻在探针指引下由后向前逐步磨去上鼓室外侧壁骨质,直至接近或抵达与外耳道前壁平齐的上鼓室前壁为止。用合适钻头由外向内逐步磨除外耳道后壁和上壁,最终形成一条窄而细、横跨于鼓切迹上方的"骨桥"。

小号切削钻、中号磨光钻、钩针。

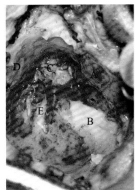

A. 外耳道皮瓣
B. 面神经嵴
C. 残余听骨和胆脂瘤
D. 乳突盖
E. 外半规管凸

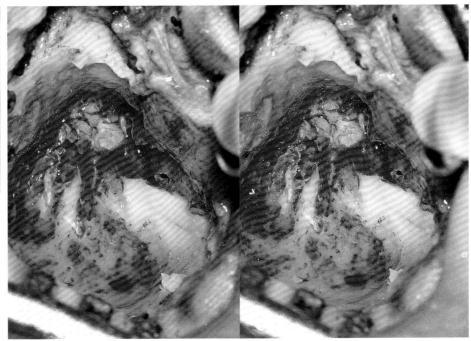

磨断骨桥

断"桥"时不可过快过猛,以防伤及听小骨及面神经。磨断骨桥后,上鼓室和蒲氏间隙胆脂瘤得以充分暴露。此时可见锤骨、残缺的砧骨和其间的胆脂瘤。

小号磨光钻、钩针。

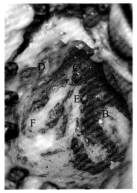

A. 外耳道皮瓣
B. 面神经嵴
C. 上鼓室
D. 乳突盖
E. 外半规管凸
F. 窦脑膜角

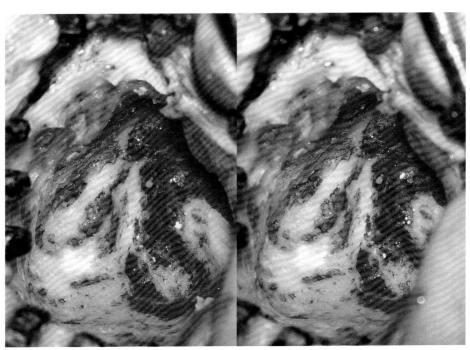

清除上鼓室病变,磨低面神经嵴

断桥后,保留的骨性外耳道后壁称为"面神经嵴"。用磨光钻沿面神经垂直段走行的方向逐层磨低面神经嵴,至其内侧端略高于外半规管凸平面,外端近外耳道底平面。取出砧骨和锤骨小头。打开窦脑膜角,仔细清除窦脑膜角、上鼓室、乳突之胆脂瘤及其他病变。

小号磨光钻、中耳剥离子、钩针。

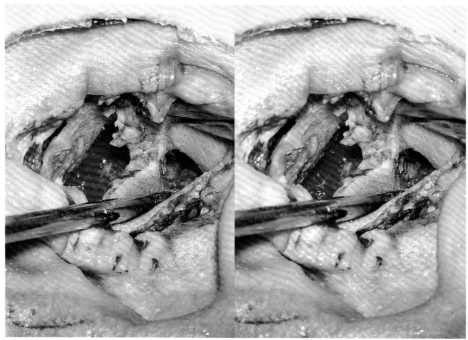

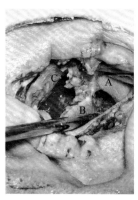

A. 外耳道前壁皮肤

B. 外耳道后壁皮肤

C. 乳突盖

剪开外耳道皮瓣

将外耳道皮瓣从上方剪断,做成蒂在下方的后壁皮瓣,修剪其皮下组织,然后向后下方翻转,铺盖于乳突腔内。

眼科剪、剥离子。

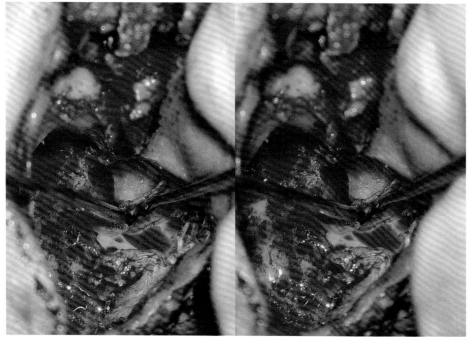

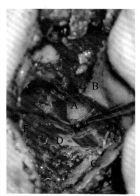

A. 鼓膜紧张部

B. 外耳道前壁皮肤

C. 外耳道后壁皮瓣

D. 面神经嵴

E. 外半规管凸

掀开鼓膜

紧贴外耳道骨壁分离近鼓膜处的外耳道后壁及下壁皮肤至鼓沟,将纤维鼓环从鼓沟中分出,连同鼓膜后部一起,形成外耳道皮肤-鼓膜瓣,并将此瓣向前方翻转,暴露中鼓室。

中耳剥离子。

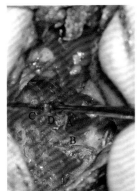

A. 鼓索及胆脂瘤
B. 面神经嵴
C. 面神经水平段
D. 镫骨

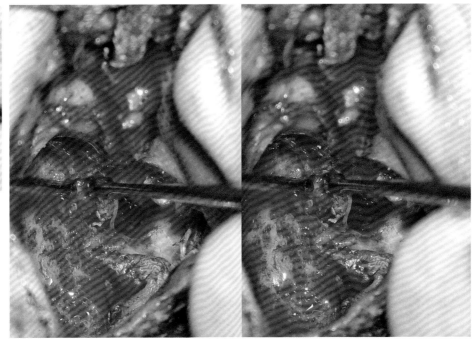

探查中鼓室、后鼓室

探查中、后鼓室,鼓索内侧存在胆脂瘤病灶,镫骨基本完整、活动,其上方的面神经水平段显露。
中耳剥离子、钩针。

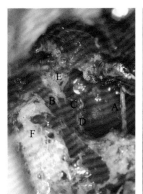

A. 鼓索
B. 面神经水平段
C. 镫骨
D. 镫骨肌腱
E. 匙突
F. 外半规管凸

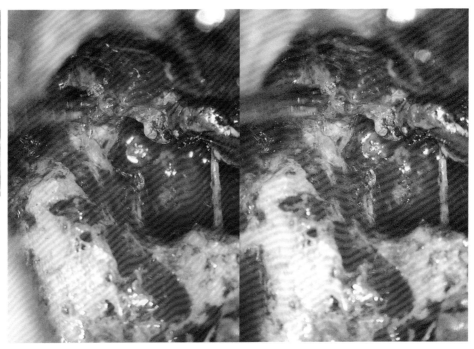

探查、清除鼓室和镫骨周围病变

将鼓膜向前下方向推,清除鼓室内病变,探查镫骨上结构。镫骨被病变包绕,左手执器械将其
固定,右手执钩针轻轻分离其周围的肉芽或胆脂瘤,暴露镫骨,并逐步切除前庭窗周围的病灶。
中耳剥离子、钩针。

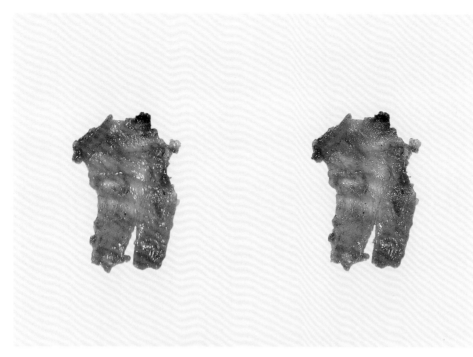

A. 修剪后鼓膜移植物

利用外耳道后壁皮下组织制作鼓膜移植物

利用做耳内切口时取下的大块外耳道后壁皮下组织和骨膜，小心修薄、压平，其上方剪一小口。

中耳剥离子、眼科剪、手术刀（15号手术刀片）。

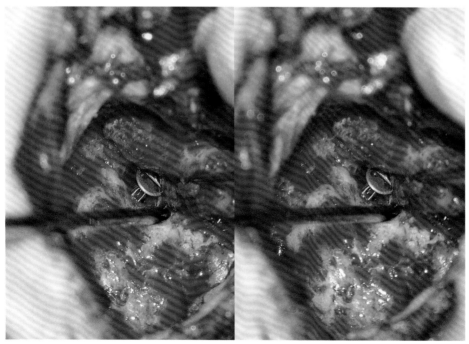

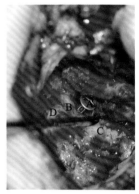

A. PORP
B. 面神经水平段
C. 面神经嵴
D. 外半规管凸

放置人工听骨（PORP）

将准备好的筋膜自残余鼓膜与鼓室内壁间插入鼓室作为鼓膜修复物，翻起筋膜和鼓膜，用钩针将人工听骨（PORP）放置于镫骨小头上，使其位于镫骨小头和鼓膜之间，并仔细确认人工听骨是否稳固。

钩针、小号吸引器。

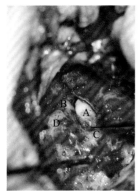

A. 修剪过的软骨
B. 面神经水平段
C. 面神经嵴
D. 外半规管凸

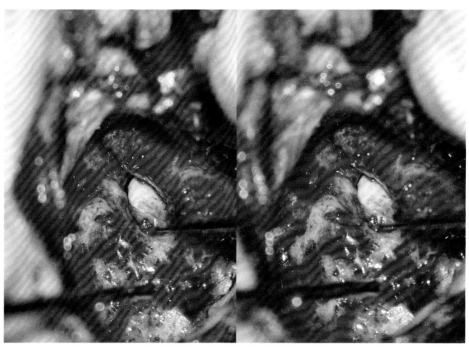

修剪软骨置于人工听骨上

将自耳甲腔或外耳道底切取的软骨修剪成略大于人工听骨圆盘的大小,置于人工听骨和鼓膜之间。

耳尖平镊、钩针。

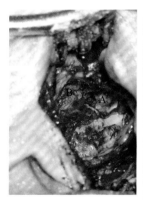

A. 鼓膜
B. 修复鼓膜的筋膜

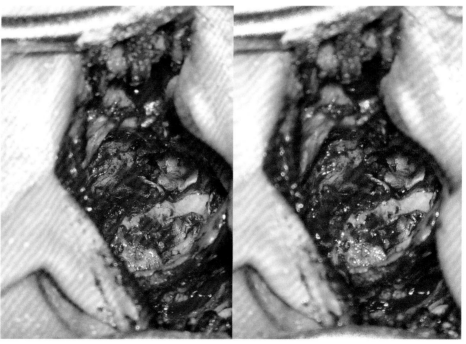

复位鼓膜,缩小乳突腔

复位鼓膜,取切口处留取的软组织及颞肌筋膜填塞缩小乳突腔。

中耳剥离子、耳尖平镊。

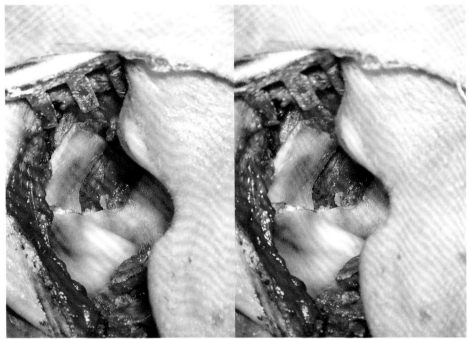
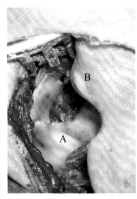

A. 人工皮

B. 耳屏

人工皮覆盖乳突腔

取人工皮,将人工皮修剪成合适大小,覆盖于乳突腔的骨面上。

中耳剥离子、耳尖平镊。

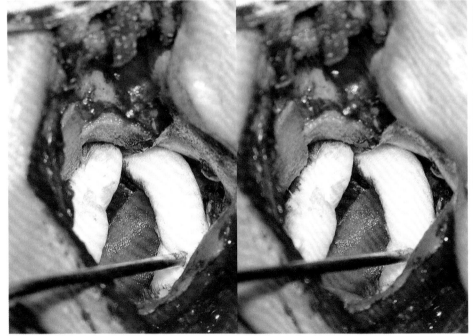

A. 人工皮

B. 可降解耳鼻止血绵

C. 耳屏

可降解耳鼻止血绵填塞乳突腔

可降解耳鼻止血绵或明胶海绵填塞术腔,使外耳道皮瓣、颞肌筋膜及人工皮贴于术腔骨壁。

中耳剥离子、耳尖平镊。

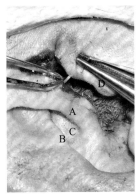

A. 耳轮脚
B. 对耳轮
C. 耳甲艇
D. 耳屏

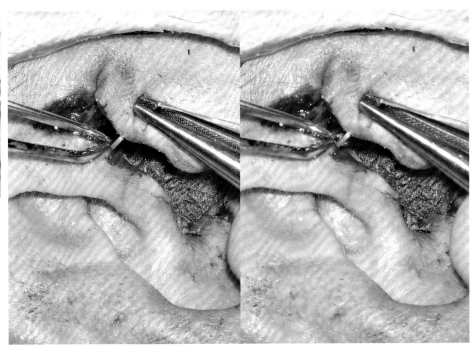

碘仿纱条填塞、缝合切口

继续用 3cm 长的碘仿纱条填塞乳突腔,固定皮瓣,直至接近外耳道口,取较粗带针线,自耳郭后沟进针缝于后方外耳道口皮肤,向后自耳郭后沟平行穿出并固定,使此处皮肤向后牵拉,错位缝合耳前切迹处切口,保证外耳道口宽敞。

耳尖平镊、持针器、组织镊、4-0 缝线。

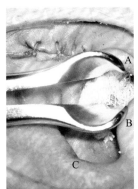

A. 耳屏
B. 对耳屏
C. 对耳轮

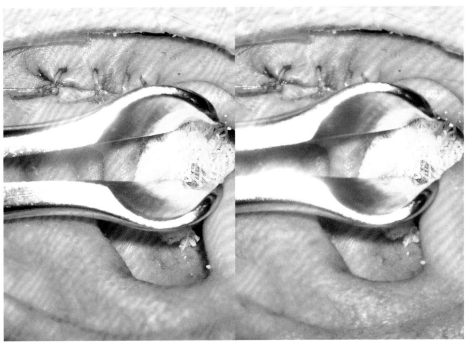

继续填塞碘仿纱条至外耳道口

继续填塞碘仿纱条直至外耳道口,注意将外耳道口后壁皮缘向内压,切忌外耳道内填塞物将外耳道口皮缘向外顶至上皮外翻影响愈合。

耳尖平镊、前鼻镜。

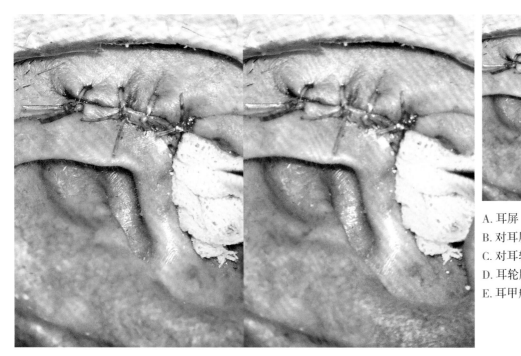
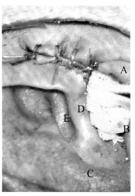

A. 耳屏
B. 对耳屏
C. 对耳轮
D. 耳轮脚
E. 耳甲艇

手术结束

填塞缝合结束后检查耳部情况,确认外耳道口较为宽敞,碘仿纱条位置合适可靠。
耳尖平镊。

第三节 板障型乳突改良乳突根治术
Canal Wall Down Mastoidectomy for Diploetic Mastoid

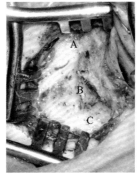

A. 颧弓根
B. 筛区
C. 乳突皮质

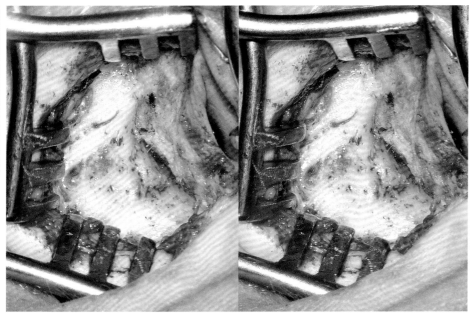

完成耳内切口后充分暴露乳突（右）

完成耳内切口后，切除附着于外耳道后上壁皮瓣的大块软组织和骨膜，尽量修薄外耳道后壁皮瓣，充分暴露乳突骨皮质，辨认外耳道后上棘、筛区、颧弓根以及鼓乳裂、鼓鳞裂。

鼻剥离子。

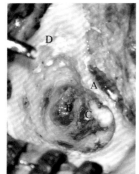

A. 外耳道后壁
B. 鼓窦入口
C. 胆脂瘤病灶
D. 颧弓根

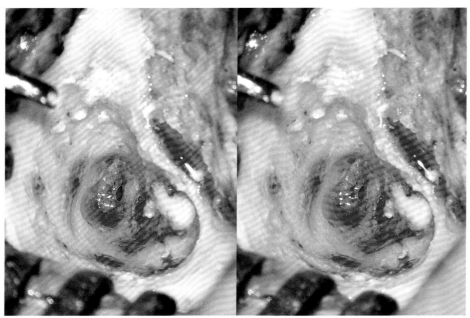

暴露鼓窦

乳突轮廓化区域大致呈三角形：前界为骨性外耳道前壁，上界为颞线，后界为乳突尖至顶切迹连线，下界为乳突尖。以大号切削钻沿颞线及骨性外耳道后壁磨除乳突浅层骨质。在暴露乳突主房和胆脂瘤病灶前，留取干净的乳突皮质骨骨粉备用。可见乳突腔内的胆脂瘤病灶。

大号切削钻。

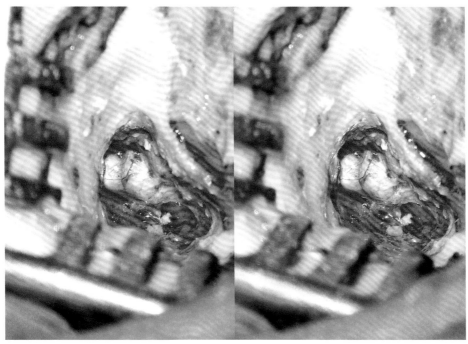

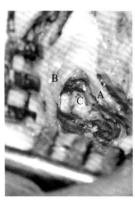

A. 外耳道后壁

B. 乳突盖

C. 鼓窦及上鼓室胆脂瘤
   病灶

继续开放上鼓室

鼓窦及乳突气房开放后可见胆脂瘤。用小号切削钻在探针指引下由后向前小心磨去鼓窦入口及上鼓室外侧壁的骨质,此时避免电钻伤及听骨链。

小号切削钻、中号磨光钻、钩针。

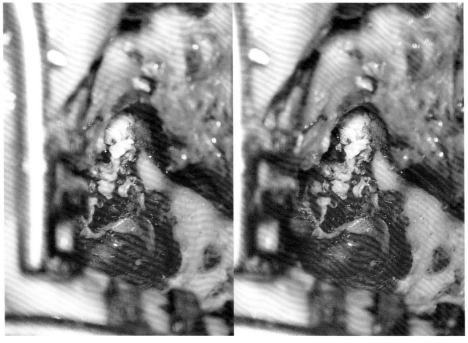

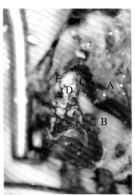

A. 外耳道皮瓣

B. 面神经嵴

C. 骨桥

D. 上鼓室胆脂瘤

E. 乳突盖

磨低外耳道后壁及上鼓室外侧壁

因鼓室盖低垂至上鼓室致使空间狭窄,上鼓室暴露困难,故先行磨低外耳道上壁和后壁,最终形成一条窄而细、横跨于鼓切迹上方的"骨桥"。此时见上鼓室内胆脂瘤病灶包绕砧骨体。

小号切削钻、中号磨光钻、钩针。

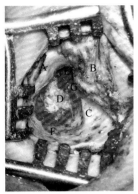

A. 乳突盖
B. 外耳道皮瓣
C. 面神经嵴
D. 胆脂瘤病灶
E. 锤砧关节
F. 乙状窦表面骨壁
G. 后拱柱

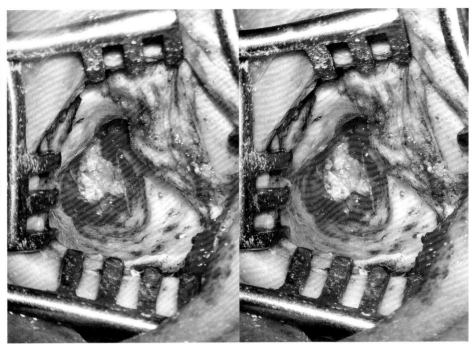

磨断骨桥

小心逐步磨断骨桥,断桥后,此角度可见后下方连接外耳道后壁的断端,又称"后拱柱"或"鹰嘴"。上鼓室内侧壁贴附胆脂瘤包囊的上皮。

小号磨光钻、钩针。

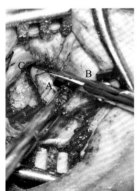

A. 外耳道后壁皮肤
B. 外耳道前壁皮肤
C. 乳突盖

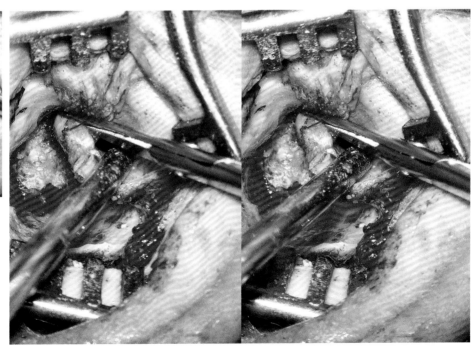

处理外耳道皮瓣

将外耳道皮瓣从上方剪断,做成蒂在下方的皮瓣,切除后壁皮瓣外侧底部的外耳道的软骨,然后向后下方翻转,观察其覆盖乳突腔的范围。

眼科剪、剥离子。

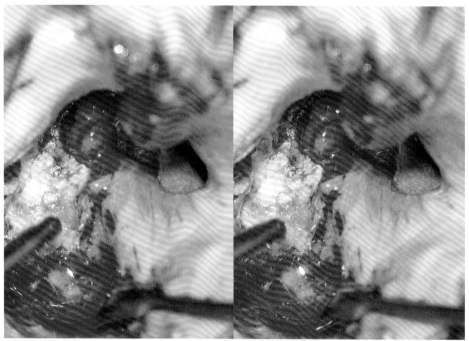

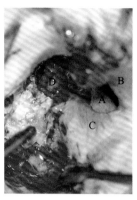

A. 鼓膜紧张部下半部
B. 外耳道前壁皮肤
C. 外耳道后壁皮瓣
D. 残存的锤砧骨

观察鼓膜紧张部和上方的胆脂瘤病灶

剪开外耳道皮瓣后,可以较好地观察鼓膜全景。鼓膜紧张部下半部分完整,上半部分穿孔、上皮内陷,并可见肉芽包绕的听骨。

中耳剥离子。

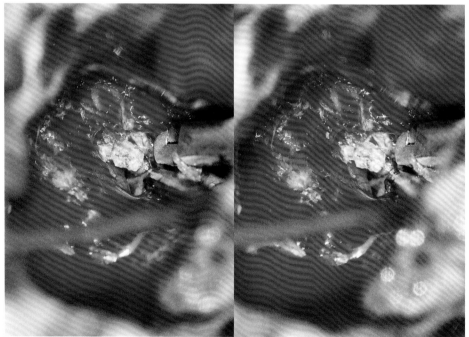

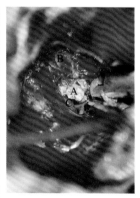

A. 胆脂瘤
B. 锤骨小头
C. 面神经水平段

去除砧骨及锤骨小头

自外耳道后壁分起皮瓣和纤维鼓环,确认砧骨长脚未与镫骨连接后,切除残存的砧骨,此时可见锤骨颈内侧和后方的胆脂瘤。以锤骨剪自锤骨颈匙突附着上方剪断锤骨,取出锤骨小头。

中耳剥离子、钩针、锤骨剪。

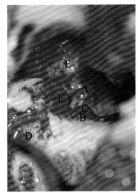

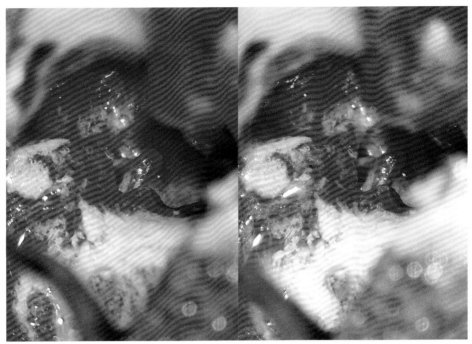

A. 镫骨小头
B. 面神经嵴
C. 锥隆起
D. 外半规管凸
E. 匙突
F. 面神经水平段

探查并清除镫骨周围病变

暴露镫骨,仔细探查镫骨上结构,此病例镫骨活动好,进一步探查鼓岬和前庭窗区域。

中耳剥离子、直针。

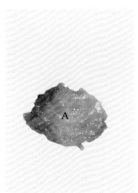

A. 修剪后的鼓膜修复材料

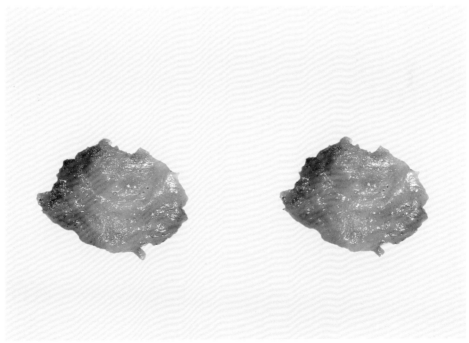

用耳后壁皮瓣组织修剪成鼓膜修复材料

用眼科剪将做切口时取下的软组织块修薄形成修复鼓膜的筋膜。

中耳剥离子、眼科剪、手术刀(15 号手术刀片)。

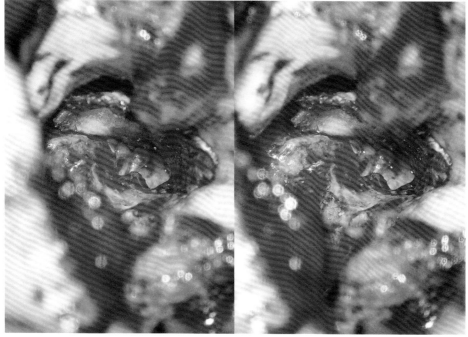
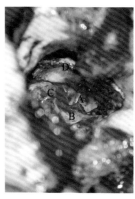

A. 镫骨
B. 面神经嵴
C. 外半规管凸
D. 筋膜

移植物修复鼓膜

将准备好的移植物自鼓膜紧张部内侧插入鼓室前下部,鼓室前下方填塞明胶海绵碎块使筋膜和鼓膜紧张部紧贴。将筋膜和鼓膜紧张部推向外耳道前壁,显露镫骨准备行听骨链重建。

中耳剥离子、钩针。

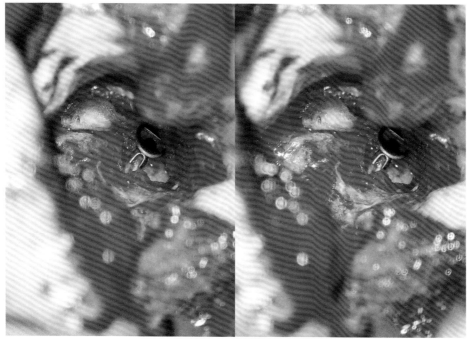
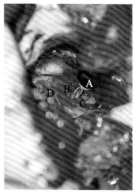

A. PORP
B. 面神经水平段
C. 面神经嵴
D. 外半规管凸

放置人工听骨

用钩针将人工听骨(PORP)放置于镫骨小头上,使其位于镫骨小头和鼓膜之间,并确认人工听骨稳定。

钩针。

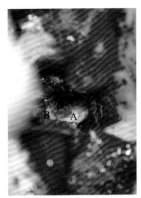

A. 修剪过的软骨
B. 面神经水平段

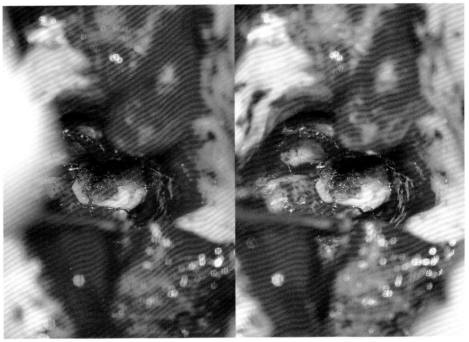

软骨置于人工听骨与鼓膜之间

将切取的软骨修剪成略大于人工听骨圆盘的大小,置于人工听骨和鼓膜之间,防止术后继发鼓膜穿孔、人工听骨脱出。

钩针。

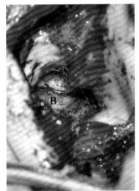

A. 鼓膜
B. 颞肌筋膜

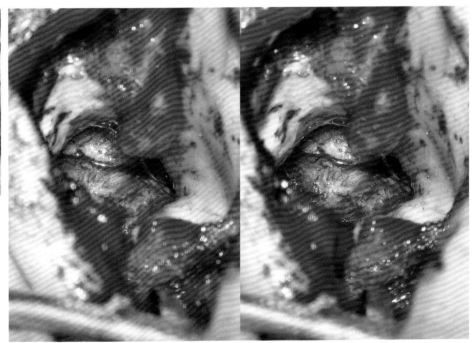

复位移植鼓膜及外耳道皮瓣

复位移植鼓膜和外耳道皮瓣,使筋膜、外耳道皮瓣与鼓膜紧密贴合。

中耳剥离子、耳尖平镊。

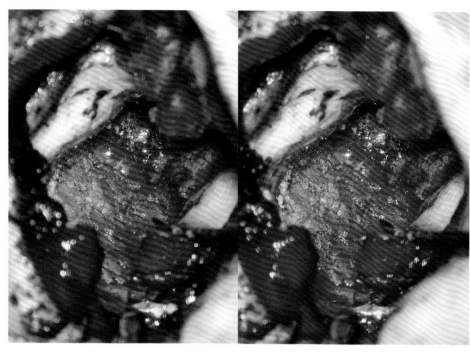
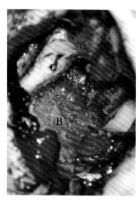

A. 修复的鼓膜

B. 骨粉

C. 低垂的乳突盖

自体骨粉填塞窦脑膜角

取之前制备的自体骨粉填塞窦脑膜角及乳突腔。

中耳剥离子、耳尖平镊。

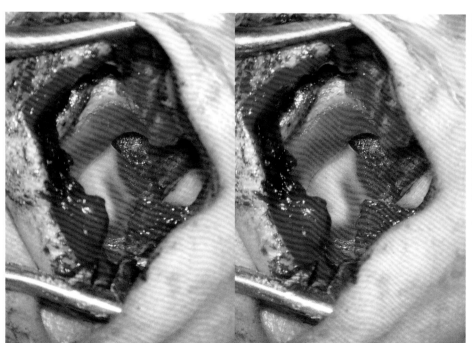
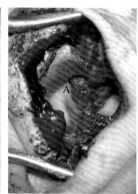

A. 人工皮

人工皮覆盖乳突术腔

将修剪的适宜大小的人工皮平铺于乳突盖及填塞骨粉的乳突腔。

中耳剥离子。

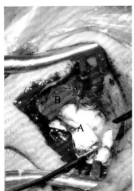

A. 可降解耳鼻止血绵
B. 人工皮

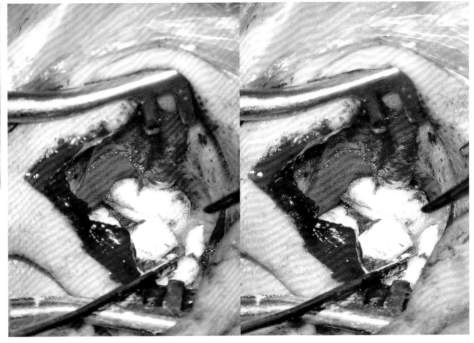

可降解耳鼻止血绵填塞术腔

可降解耳鼻止血绵填塞乳突腔,使外耳道皮瓣、颞肌筋膜及人工皮完全紧贴乳突腔骨壁。
中耳剥离子、耳尖平镊。

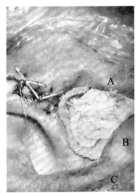

A. 耳屏
B. 对耳屏
C. 耳轮

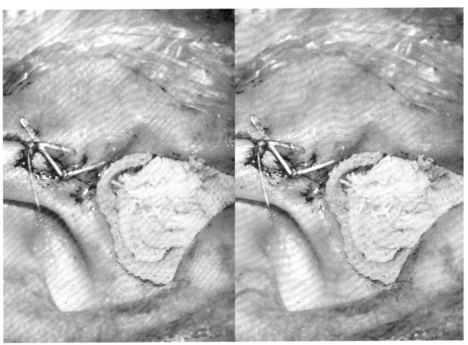

碘仿纱条填塞术腔

耳甲腔成形、对位缝合切口,填塞碘仿纱条,直至外耳道口。
耳尖平镊、前鼻镜。

第四节 硬脑膜低垂型改良乳突根治术
Canal Wall Down Mastoidectomy for Dura Ptosis

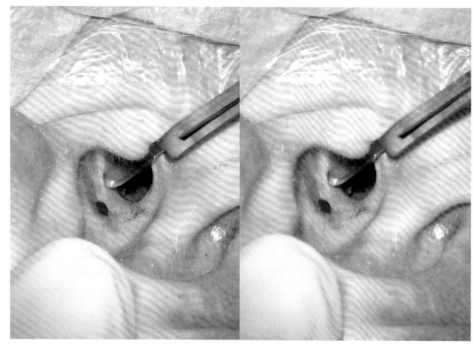

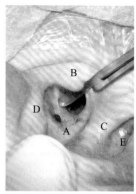

A. 耳甲腔
B. 耳屏
C. 耳轮脚
D. 对耳屏
E. 耳甲艇
F. 外耳道

做耳内切口（左）

以生理盐水 10mL 加 1 : 1 000 肾上腺素 10 滴于耳轮脚前及外耳道四壁行皮下浸润注射。行耳内切口切开皮肤及皮下组织。

手术刀（15 号刀片）。

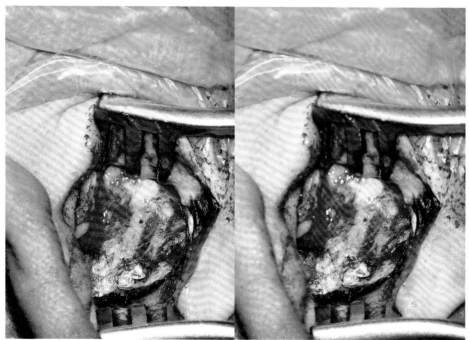

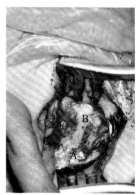

A. 乳突皮质骨膜
B. 外耳道皮瓣及皮下组织
C. 对耳屏

暴露乳突

乳突骨膜切口尽量靠后，以最大化暴露乳突骨皮质。分离耳后皮瓣及其下软组织，充分止血。

鼻剥离子。

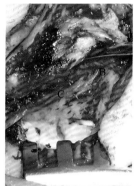

A. 外耳道皮瓣
B. 外耳道上壁
C. 外耳道后壁

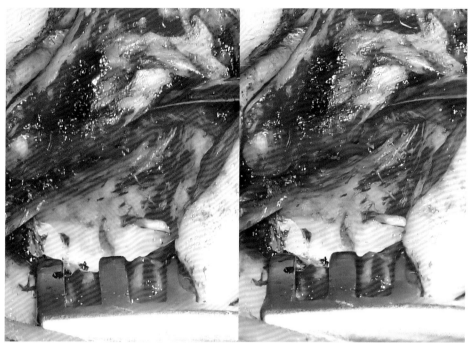

暴露外耳道后壁

将外耳道皮瓣推向前方,暴露外耳道后壁及上壁。

剥离子。

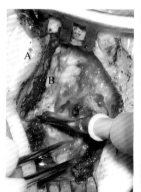

A. 耳屏
B. 外耳道皮瓣

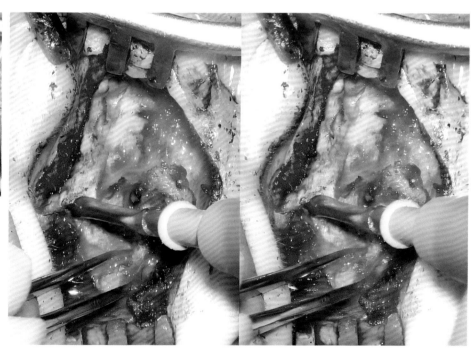

削薄外耳道皮瓣

用剥离子及电刀分离切除外耳道后壁皮瓣附着的软组织和骨膜,注意尽可能修剪皮瓣至最薄,同时保持皮瓣完整。

剥离子、单极电刀。

99

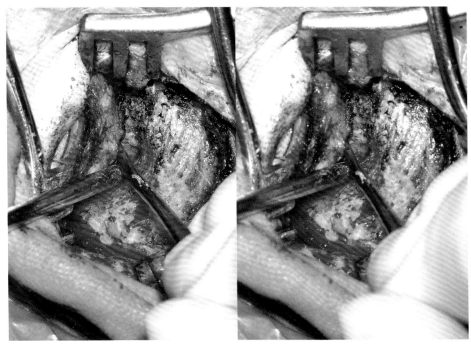
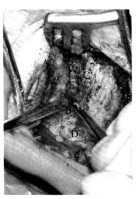

A. 耳屏
B. 外耳道后壁
C. 外耳道上壁
D. 乳突皮质
E. 外耳道上棘

暴露乳突皮质和外耳道上棘

向前方分离皮瓣,暴露乳突皮质、筛区、上鼓室外侧壁及颧弓根,此时见外耳道上棘,说明外耳道前壁已经暴露。

剥离子。

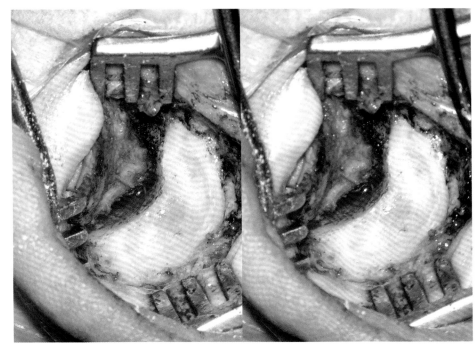
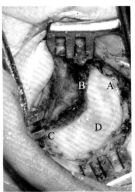

A. 颞线
B. 外耳道上棘
C. 乳突尖
D. 乳突皮质碟形磨骨区域

开放乳突

乳突开放前界为骨性外耳道前壁,上界为颞线,后界为乳突尖至顶切迹的连线,下界为乳突尖。以大号切削钻磨去乳突表面的骨皮质,碟形暴露乳突浅层骨质。

大号切削钻。

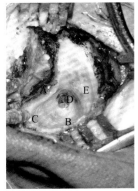

A. 外耳道后壁
B. 乳突后缘
C. 乳突尖
D. 鼓窦入口
E. 乳突盖

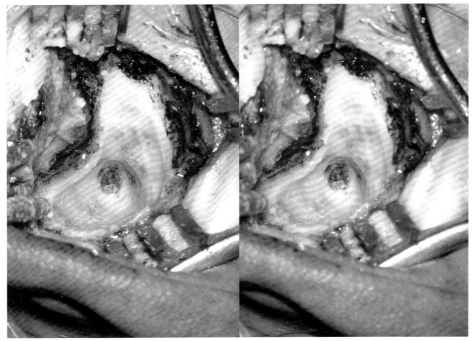

暴露低垂的脑膜及鼓窦入口

寻找并开放鼓窦。磨骨过程中，应实时观察骨质颜色变化，图中可见颅中窝底硬脑膜低垂。大号切削钻。

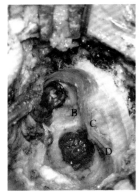

A. 上鼓室
B. 上鼓室外侧壁中间部分
C. 鼓窦盖
D. 乳突盖

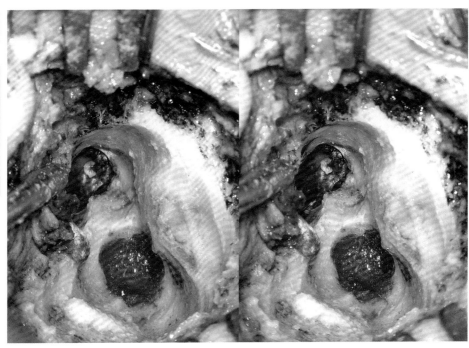

断"桥"、开放上鼓室

因硬脑膜明显低垂，开放上鼓室较为困难。可以自上鼓室外侧壁下缘内侧先行磨骨，断"桥"，暴露 Prussak 间隙内胆脂瘤囊袋。

中号切削钻、钩针。

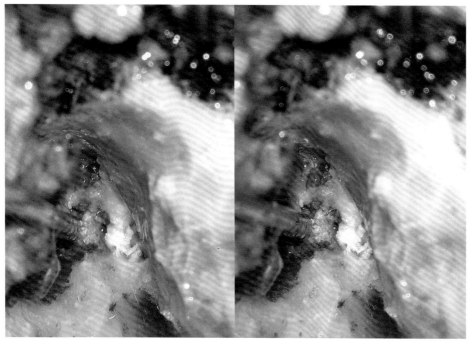

A. 砧骨
B. 胆脂瘤
C. 鼓室盖
D. 乳突盖
E. 外半规管凸

暴露上鼓室内的胆脂瘤

磨去上鼓室外侧壁骨质，开放上鼓室，拟清除其中的胆脂瘤病变。

中号切削钻、钩针、中耳剥离子。

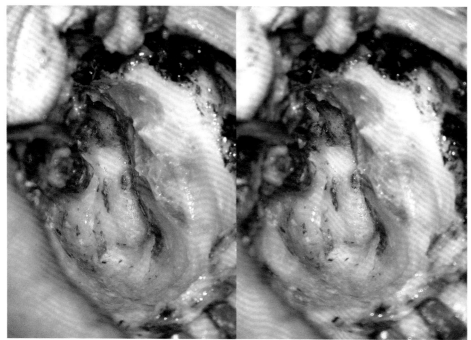

A. 上鼓室
B. 鼓室盖
C. 外半规管凸
D. 乳突盖
E. 窦脑膜角

清除病灶后的上鼓室和鼓窦

清理上鼓室、鼓窦的胆脂瘤病变，显露上鼓室空间、鼓窦内侧壁，向后暴露窦脑膜角。

中号切削钻、钩针、中耳剥离子。

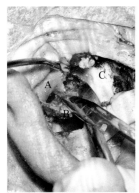

A. 外耳道前壁皮肤
B. 外耳道后壁皮瓣
C. 颞线

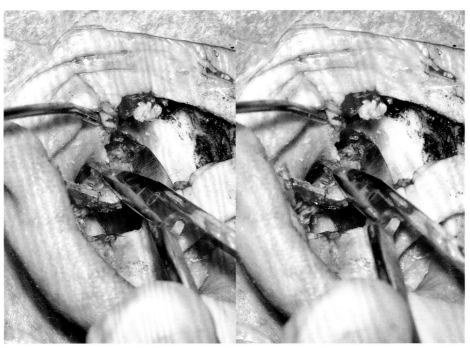

剪开外耳道皮瓣

将外耳道皮瓣从 12 点处剪断，做成蒂在下方的皮瓣，切除皮瓣下方的外耳道软骨，然后向后下方翻转，观察覆盖乳突腔的范围。

眼科剪、剥离子。

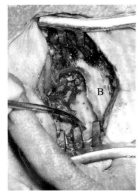

A. 外耳道皮瓣
B. 乳突盖
C. 锤骨小头

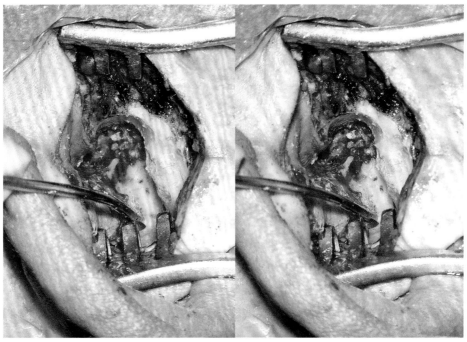

外耳道后壁皮瓣铺于乳突腔

将外耳道后壁皮瓣压向乳突腔，尽量使皮瓣与乳突骨质贴合，使乳突腔下部和外耳道底壁平齐。此时可以充分地暴露鼓膜紧张部。

剥离子。

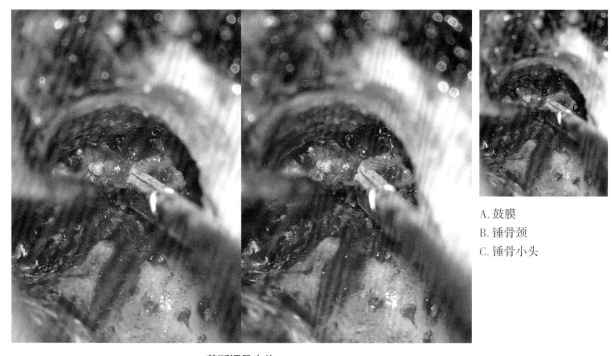

A. 鼓膜
B. 锤骨颈
C. 锤骨小头

剪断锤骨小头

以锤骨剪自锤骨颈匙突附着处上方剪断锤骨小头。

锤骨剪。

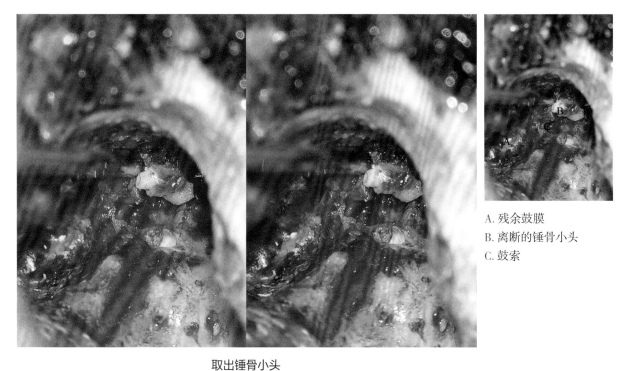

A. 残余鼓膜
B. 离断的锤骨小头
C. 鼓索

取出锤骨小头

取出剪断的锤骨小头，调整显微镜，暴露位于锤骨颈内侧的鼓索。

钩针、麦粒钳。

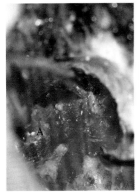

A. 残余鼓膜
B. 上鼓室前隐窝

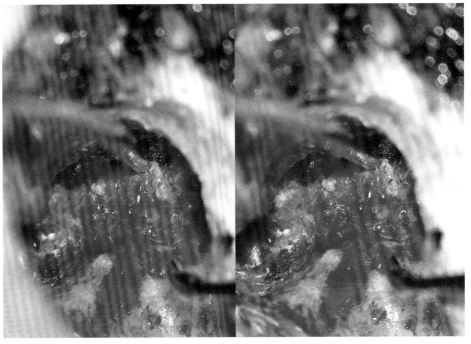

显露上鼓室前部

取出锤骨小头后显露上鼓室前部,开放上鼓室前隐窝,并清除病变。

小号电钻、钩针。

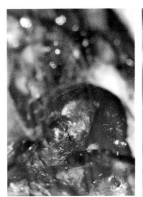

A. 残余鼓膜

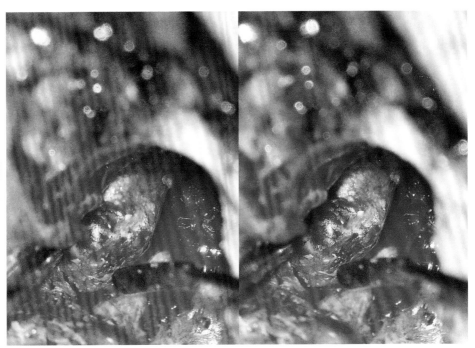

翻起外耳道后壁皮瓣

翻起外耳道后壁皮瓣,自鼓沟后方掀起鼓膜进入鼓室,探查中鼓室。

中耳剥离子。

105

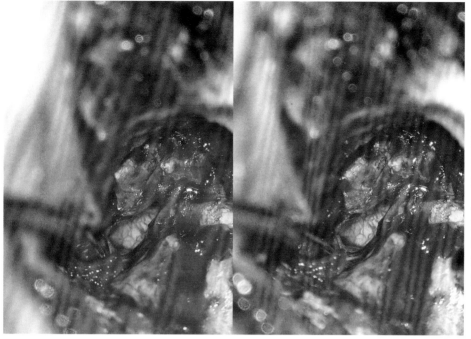
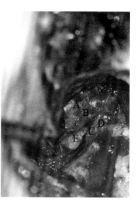

A. 残余鼓膜
B. 锤骨柄
C. 鼓索
D. 镫骨
E. 鼓岬

掀起鼓膜进入鼓室

探查中、后鼓室，显露中鼓室内结构，包括残余鼓膜、锤骨柄、鼓索及镫骨上的胆脂瘤、鼓岬等。
中耳剥离子、钩针。

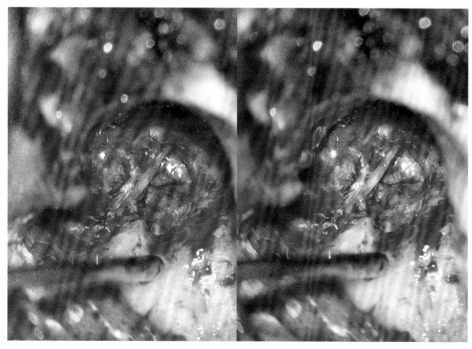
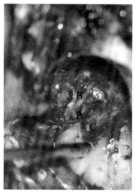

A. 镫骨小头
B. 鼓索
C. 镫骨肌腱

镫骨上结构及镫骨肌腱

术中观察镫骨及前庭窗周围结构。如镫骨上结构已破坏，镫骨足板上的胆脂瘤及其包囊可在
清理其周围病变时一并取出；如包囊粘连甚紧，则不可强取，可留待二期鼓室成形术中清理。
避免因不慎取出镫骨足板而导致内耳感染发生感音神经性听力损失。
钩针、麦粒钳、中耳剥离子。

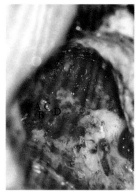

A. 鼓索
B. 镫骨
C. 镫骨前间隙
D. 面神经管水平段

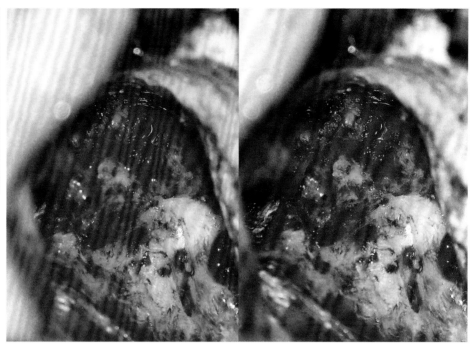

检查清除病灶后的术野

彻底清除中鼓室内病灶,仔细确认有无病灶残留,尤其注意前上鼓室及后鼓室。

钩针、麦粒钳、中耳剥离子。

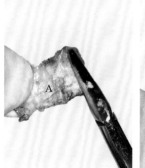

A. 修剪过的筋膜

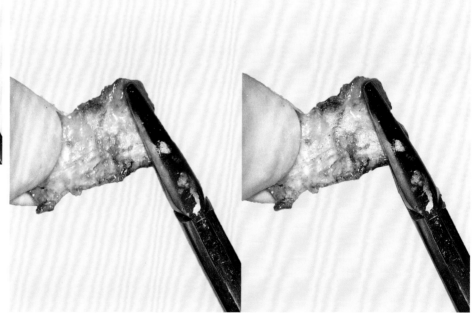

修剪筋膜

将耳内切口处皮瓣的筋膜骨膜组织修薄至合适大小,以备修复鼓膜并铺于乳突腔。

中耳剥离子、眼科剪、手术刀(15 号手术刀片)。

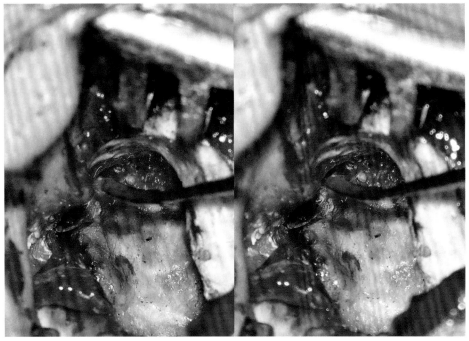

A. 鼓膜紧张部

B. 锤骨短突

C. 乳突盖

D. 修薄的筋膜

筋膜修复鼓膜

将修薄的筋膜自后上部插入鼓膜紧张部下方,形成移植床,并覆盖上鼓室鼓窦内侧壁。

正中掀开器、中耳剥离子。

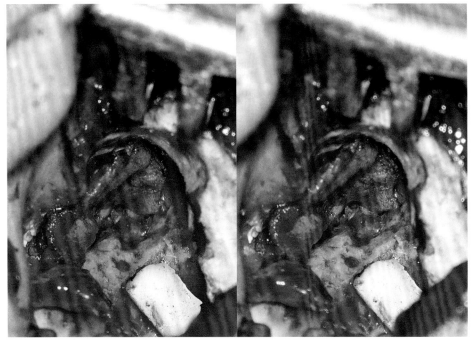

A. 鼓室盖

B. 镫骨

C. 面神经管水平段

D. 移植鼓膜(筋膜瓣)

E. 面神经嵴

F. 软骨

翻起鼓膜暴露镫骨

向前掀起鼓膜,显露镫骨上结构,探查镫骨活动度,准备植入听骨。

中耳剥离子。

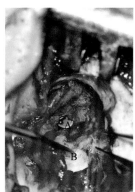

A. PORP
B. 修剪过的软骨

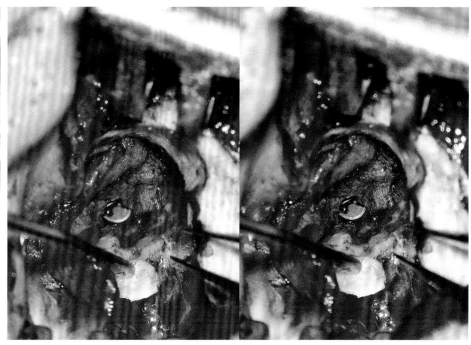

植入人工听骨

用钩针将人工听骨（PORP）放置于镫骨小头上,使其位于镫骨小头和鼓膜之间,并确认听骨是否稳定。

钩针、耳尖平镊。

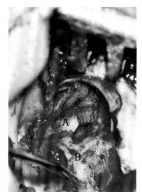

A. 软骨
B. 面神经嵴

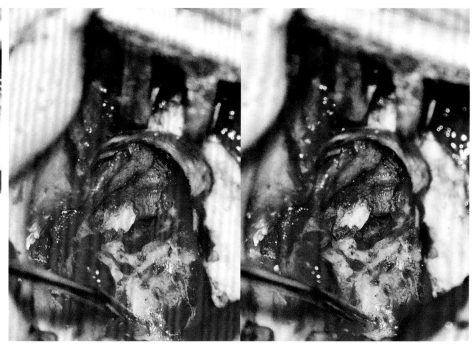

人工听骨表面垫软骨

将切取的软骨修剪成略大于人工听骨圆盘,置于人工听骨和鼓膜之间,以防止术后继发鼓膜穿孔、人工听骨脱出。

钩针。

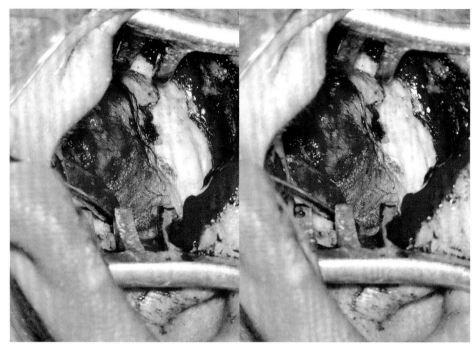

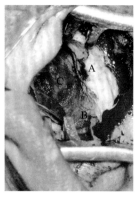

A. 乳突盖
B. 骨粉
C. 筋膜瓣

缩窄乳突术腔

乳突术腔填塞自体乳突皮质骨屑以缩窄乳突腔,窦脑膜角、乳突尖等部位需要填平以利术后干耳。复位颞肌筋膜瓣。

中耳剥离子。

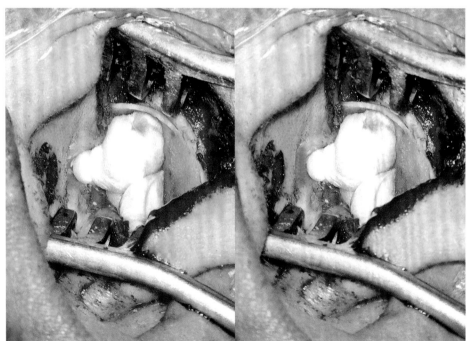

A. 人工皮
B. 可降解耳鼻止血绵

人工皮覆盖乳突腔

将修剪的大小适宜的人工皮铺平于乳突腔内,可降解耳鼻止血绵填塞术腔。

人工皮、可降解耳鼻止血绵。

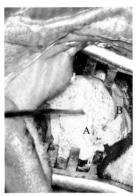

A. 碘仿纱条
B. 人工皮

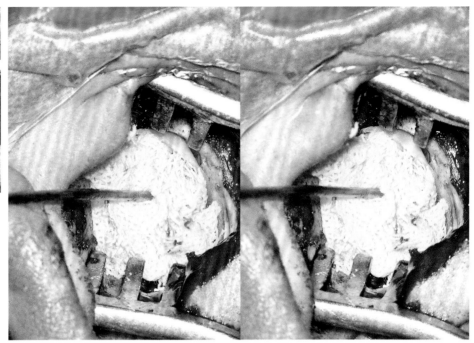

碘仿纱条填塞术腔

继续填塞碘仿纱条,直至外耳道口。

耳尖平镊、前鼻镜。

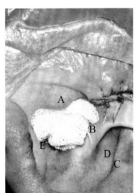

A. 耳屏
B. 耳轮脚
C. 对耳轮
D. 耳甲艇
E. 对耳屏

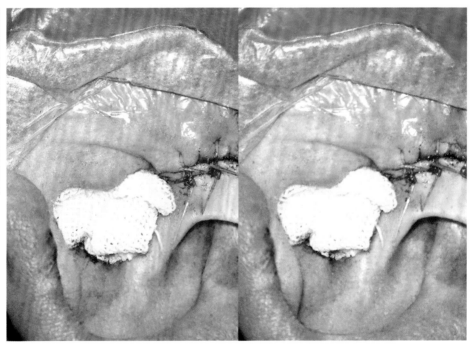

缝合切口

以前多后少的方式缝合耳前切迹切口,碘仿纱条填塞至外耳道口后,将其压实,结束手术。

耳尖平镊、前鼻镜。

（高　博　袁永一）

参考文献

1. 布莱克曼,谢尔顿,阿里亚加 . 耳外科学:第 3 版[M].孙建军,译.北京:北京大学医学出版社,2013.

2. 黄选兆,汪吉宝,孔维佳.实用耳鼻咽喉头颈外科学[M].2 版.北京:人民卫生出版社,2008.

3. KENNEDY K L,LIN J W. Mastoidectomy [M]. Treasure Island(FL):StatPearls Publishing,2022.

4. 中华医学会耳鼻咽喉科学分会,中华耳鼻咽喉头颈外科杂志编辑委员会.中耳炎的分类和分型(2004 年,西安)[J].中华耳鼻咽喉头颈外科杂志,2005,40(1):5.

5. 孙建军,刘阳.中耳炎临床分类和手术分型指南(2012)解读[J].中华耳鼻咽喉头颈外科杂志,2013,48(1):6-10.

第三章

完壁式乳突手术

Canal Wall Up Mastoidectomy

概述

完壁式乳突手术通常指完壁式乳突根治术,也称"闭合式技术"或"联合进路手术",2012 年我国的中耳炎临床分类和手术分型指南将其命名为完壁式乳突切开+鼓室成形术[1]。手术基本方式为在保留外耳道后壁及上鼓室外侧壁的基础上,切开乳突、鼓窦和上鼓室,于砧骨窝下方开放面隐窝、清理后鼓室病变。此术式适用于乳突气化较好的中耳病变。相较于去除外耳道后壁的开放式手术而言,因其保留外耳道结构,避免遗留较大术腔,在减少术后换药、保持外观及提高生活质量等方面具有优势,但在处理中耳胆脂瘤时,由于咽鼓管鼓室口或鼓前/后峡时有引流不畅,该术式的胆脂瘤复发比例较高,故需谨慎把握适应证。

适应证

1. 经保守治疗无效的化脓性中耳炎,当乳突气化良好时,可以通过完壁式乳突手术切除乳突气房,建立鼓室与乳突的引流通道。

2. 先天或后天性中耳胆脂瘤、胆固醇肉芽肿,符合以下条件者:乳突气化良好、上鼓室破坏较轻、术中能将病灶完全去除。

3. 儿童中耳胆脂瘤。由于儿童外耳道和颞骨正在发育中,且儿童术后换药困难,应尽量考虑该术式,但随诊困难者除外。

4. 人工耳蜗植入术。

5. 面神经减压术。

6. 某些病变较局限的中耳肿瘤,如颈静脉球瘤 B 级。

禁忌证

1. 病灶侵犯外耳道后壁(乳突前壁)并造成骨质广泛破坏。

2. 病灶侵犯咽鼓管、迷路内侧间隙。

3. 严重的乳突盖低位以及乙状窦前移所致的缩窄型乳突,因妨碍手术视野及病变切除而不能保留外耳道后壁。

4. 坏死性骨炎及不可逆性病灶。

5. 咽鼓管功能障碍(相对禁忌证)。

6. 患者全身情况差,不能耐受手术。

手术步骤

1. **切口**　采用耳后切口,距耳郭后缘 0.5~1.0cm,从耳郭附着处上端至乳突尖部做弧形切口,切开皮肤和皮下组织,肌骨膜切开与皮肤切口错位进行,暴露乳突骨皮质。

2. **分离外耳道皮肤及鼓膜瓣**　沿外耳道后壁向内继续分离外耳道皮肤,达鼓环水平时从鼓沟中分起纤维鼓环,进入鼓室,将外耳道皮肤及鼓膜瓣一同翻向前方以更好地暴露上、中鼓室。此步骤要注意勿损伤鼓索。亦可在外耳道后壁保持完整的情况下,自外耳道中段切开上、后、下壁的皮瓣进入外耳道,而后继续向内分离皮瓣至鼓环,此步骤将获得更为直接的中鼓室暴露。

注:对于不需要经外耳道暴露病变的病例,此步骤可省略。

3. **开放鼓窦**　经乳突筛区进路,用切削钻沿骨性外耳道后壁和颞线开始磨除乳突骨质并暴露鼓窦。注意开放乳突的操作要遵循外宽内窄的原则,即乳突"碟形化",避免在一个狭窄曲折的术野中操作。

4. **乳突轮廓化**　沿鼓窦盖水平向前磨除鼓窦入口外侧骨质,此时可显露砧骨短脚及外半规管,在砧骨平面外侧逐步向后、向下切除乳突至乙状窦前壁和乳突尖,行乳突轮廓化,显露乙状窦及颅中窝板障、二腹肌嵴、外半规管及砧骨短脚。

5. **磨薄外耳道后壁**　逐步由后向前,由外向内磨薄外耳道后壁,为面隐窝解剖做准备。最后仅保留纸样菲薄骨壁,以拓宽从面隐窝观察后鼓室的视野。

6. **开放上鼓室**　沿颞线向颧弓根方向逐步磨除上鼓室外侧壁,注意保留外耳道上壁的完整性。暴露锤砧关节,根据病变情况,决定是否取出砧骨。而后开放鼓前峡和鼓后峡,打开上、中鼓室的通道,并清除该部位的病变。

7. **开放后鼓室**　为避免面神经损伤,辨认面神经尤为重要,在充分冲洗和持续吸引下,使用中号切削钻平行于面神经垂直段走行方向逐层磨除骨质,待骨质较薄时改用 2.0~3.0mm 直径的磨钻头,将面神经轮廓化并确认鼓索。沿砧骨窝、鼓索及面神经垂直段之间的面隐窝,用小号磨钻磨除骨质进入后鼓室,显露鼓岬、蜗窗、锥隆起及镫骨。为避免电钻接触砧骨造成声损伤,在处理听骨链之前要保留后拱柱[2]。

注:后鼓室开放的大小要根据后鼓室的病变类型和累及的范围决定。在人工耳蜗植入术中要注意保护鼓索,后鼓室开放后应能够观察到锥隆起、镫骨肌腱、镫骨和蜗窗龛。如果病变为胆脂瘤、中耳肿瘤或颈静脉球瘤 B 级等,根据病变范围可位移或牺牲鼓索以获得足够大的手术空间。

8. **清除病灶**　对乳突腔内病变,应采用由后向前的方式清除。为保证无胆脂瘤上皮遗留,在清理上鼓室胆脂瘤,特别是清理锤、砧骨周围胆脂瘤时,应分离砧镫关节、取出砧骨并剪断锤骨颈、取出锤骨小头。对于后鼓室病变的清理可采用经外耳道和面隐窝的联合径路。如果病变侵犯下鼓室气房,应该用磨钻小心磨除颈静脉球和颈内动脉间的气房。

注:对于先天性中耳胆脂瘤病灶的清除,可沿乳突气房追踪胆脂瘤,根据胆脂瘤的范围确定切除范围,要注意迷路周围气房和上鼓室前隐窝等处,避免病灶残留。

9. **鼓室成形**　根据听骨链及鼓膜穿孔的情况行鼓室成形术,包括听骨链重建,如人工听骨植入术(PORP、TORP)及鼓膜修补等。

10. **关闭术腔**　复位缝合肌骨膜瓣及皮肤切口,鼓膜表面覆盖可降解耳鼻止血绵或明胶海绵,最后行外耳道填塞。

注意事项

1. 乳突切除时要做成碟形术腔,充分暴露窦脑膜角,切除术腔边缘悬垂的骨质。碟形化的术腔可以为术者提供良好的视野,有助于预防损伤深部重要结构。

2. 在砧骨周围操作时,防止钻头接触砧骨而产生剧烈振动损伤内耳。如果存在损伤听骨链的风险,应先分离砧镫关节。

3. 如果外耳道后上壁特别是上壁的骨质缺损较多,宜采用骨片或软骨进行修复,否则易导致术后鼓膜松弛部内陷或粘连而再次形成胆脂瘤囊袋[3]。

4. 在轮廓化面神经和鼓索时,为避免热灼伤,应用磨钻进行操作并用较多常温生理盐水持续冲洗,同时钻头方向应总是平行于面神经走行方向。面神经水平段常有先天性裸露或被病变破坏后裸露,术中清理病变时要防止过度牵拉或钩针损伤面神经。另外,在整个乳突开放过程中都要坚持逐层磨骨,每一层磨骨后均要观察,切忌从某一点突进,遇到任何未知软组织都要解剖其四周毗邻关系,确认为非重要结构后方可处理。

5. 术中磨至外半规管时,一方面要注意勿损伤砧骨短脚,另一方面要注意该部位面神经管骨壁较薄,神经位置较浅,注意勿损伤面神经。在清理外半规管表面的胆脂瘤时,要用水冲洗,直到确定外半规管是完整的。如术前怀疑存在迷路瘘管,应在临近手术结束时再处理半规管表面的胆脂瘤。

6. 开放后鼓室时避免过于向前磨骨而损伤鼓索及鼓环。磨骨时钻头轻触骨面、逐层磨除,切忌用力下压,以免钻头滑入后鼓室而损伤镫骨。

并发症

1. **周围性面瘫**　由面神经损伤所致,如为面神经鞘膜损伤可引起面神经膨出,继发面神经水肿,处理时需将面神经暴露处近心端和远心端的骨管开放 5.0~6.0mm,必要时切开鞘膜减压。如有面神经纤维损伤,应尽可能使神经纤维断端紧密对合。如果神经已被完全或大部切断,应根据神经缺损大小采用端-端吻合或神经移植术。

2. **眩晕**　多数由半规管损伤所致,在对受病变侵蚀较重或硬化的乳突操作时,有可能发生半规管损伤,此时要立即用骨蜡或小块筋膜封闭瘘口,然后用大块颞肌筋膜覆盖并以耳脑胶固定。处理镫骨和前庭窗周围病灶时,若镫骨足板环韧带破裂或者足板位移,亦可引起术后眩晕甚至感音神经性听力损失。

3. **感音神经性听力损失、耳鸣**　可由半规管损伤、镫骨足板损伤或磨骨时钻头触动听骨链损伤内耳导致。

4. **胆脂瘤残留和复发**　常由上鼓室、后鼓室开放不足遗留病变所致;或由于咽鼓管功能不良,再次形成上皮内陷袋。

5. **出血**　出血原因如下:①乙状窦损伤出血,乙状窦被磨破后应立即止血,小的点状出血可以考虑用低功率双极电凝止血,如果继续出血可将可吸收止血纱布放置于血管破裂处,并用棉片压住出血处数分钟止血,然后移除棉片以双极电凝烧灼可吸收止血纱布止血[4];②颈静脉球出血,术中出血可能来自覆盖颈静脉球的气房和骨髓,可用骨蜡封住气房和骨髓止血。如果颈静脉球高位出血较多,可用可吸收止血纱布及骨蜡填塞压迫止血,此时注意防止小块填塞物脱落至颈静脉球血管内。

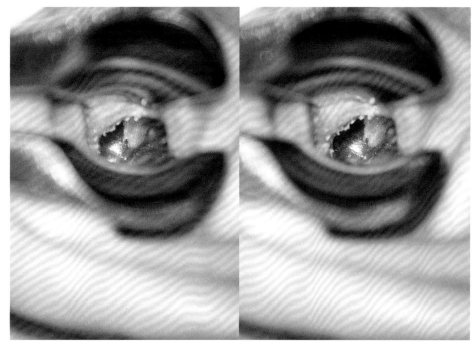
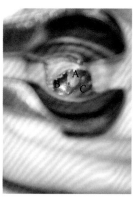

A. 胆脂瘤鼓膜投影
B. 光锥
C. 锤骨柄

中耳胆脂瘤的鼓膜投影(左)

擦拭消毒液、清除外耳道耵聍,以前鼻镜扩张外耳道口。手术显微镜下暴露鼓膜,可见锤骨柄前方的鼓膜紧张部映出白色胆脂瘤投影,鼓膜后上象限表面微血管扩张,此病例诊断为先天性中耳胆脂瘤。

前鼻镜。

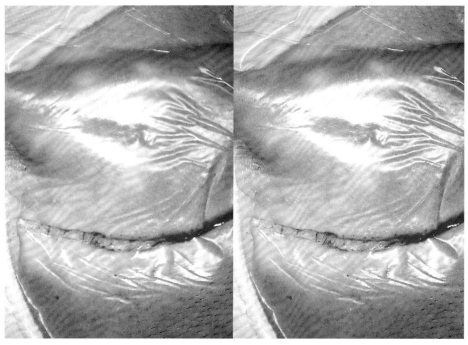

A. 耳后切口
B. 耳郭附着部
C. 耳郭背面

做耳后切口

做耳后皮肤切口。距耳郭附着部(耳郭后沟)0.8cm处弧形切开,切开皮肤及皮下组织。注意:不要切透外耳道皮肤,不要一次性切开乳突表面骨膜。

15号手术刀片。

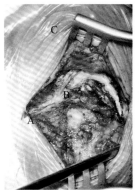

A. 乳突尖
B. 骨膜切口
C. 耳郭背面

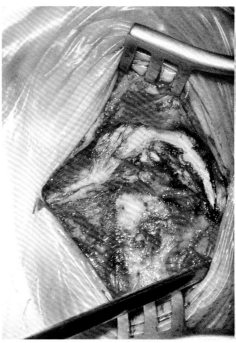

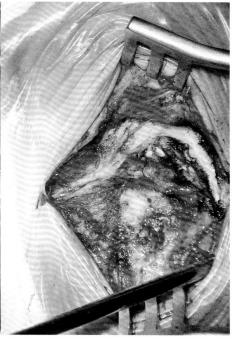

做乳突骨膜切口

将耳郭推向前方,置乳突牵开器暴露乳突骨膜,沿乳突前缘错位切开骨膜。骨膜切口上方平颞线,向下至乳突尖。

电刀、双极电凝、乳突牵开器。

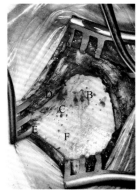

A. 外耳道顶壁
B. 颞线
C. 筛区
D. 耳后皮瓣
E. 乳突尖
F. 乳突皮质骨

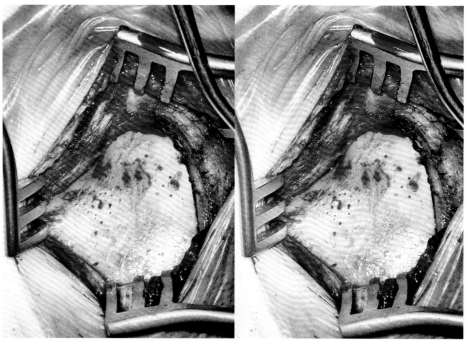

暴露乳突皮质骨

骨膜剥离子沿骨面向前分离骨膜至骨性外耳道后缘,向后分离至顶切迹。以筛区为中心暴露乳突皮质骨,后上平颞线,前上至外耳道顶壁,向下至乳突尖。

骨膜剥离子。

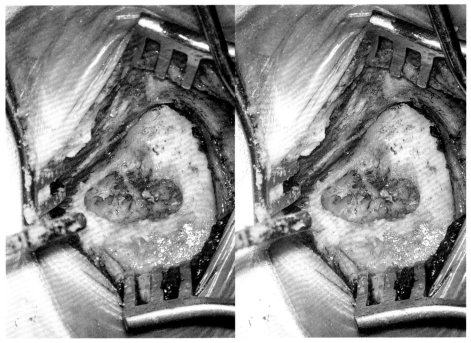
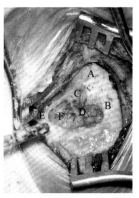

A. 颧弓根
B. 颞线
C. 筛区
D. 胆脂瘤
E. 乳突尖
F. 乳突气房

暴露乳突气房

筛区入路打开乳突气房,见乳突气化好,浅气房即可见胆脂瘤。乳突轮廓化区域呈三角形,前界为骨性外耳道后壁,上界为乳突盖,后界为乙状窦表面骨板。

大号切削钻。

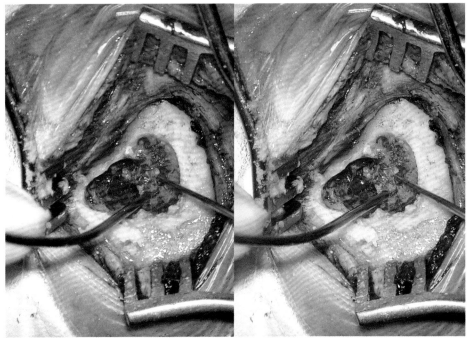
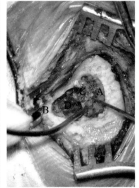

A. 乳突盖
B. 乳突尖
C. 鼓窦胆脂瘤
D. 乳突气房

显露鼓窦胆脂瘤

"碟形化"磨除乳突皮质骨及气房,继续向深面探查乳突气房,寻找并开放鼓窦,于鼓窦及其邻近气房见胆脂瘤。

大、中号切削钻。

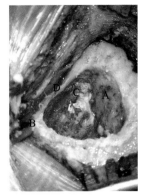

A. 乳突盖
B. 乳突尖
C. 鼓窦胆脂瘤
D. 外耳道后壁

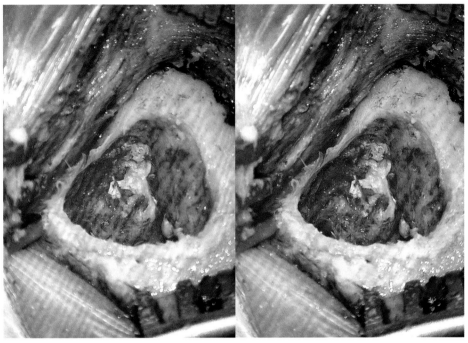

暴露上鼓室胆脂瘤

进一步去除乳突气房,轮廓化乳突盖,削薄外耳道后壁,暴露鼓窦,同时沿鼓窦向前探查上鼓室,可见大量胆脂瘤。

大号切削钻、磨钻。

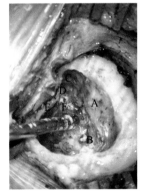

A. 乳突盖
B. 窦脑膜角
C. 上鼓室
D. 砧骨短脚
E. 外耳道后壁
F. 外半规管

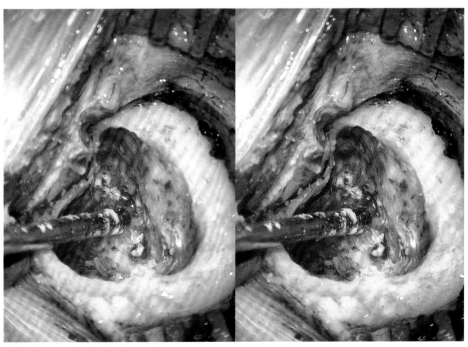

显露砧骨短脚及窦脑膜角

循乳突盖向前开放上鼓室、向后显露窦脑膜角。去除鼓窦及上鼓室胆脂瘤后见砧骨短脚。注意:开放上鼓室时,应尽可能削薄外耳道后上壁。

中号磨钻。

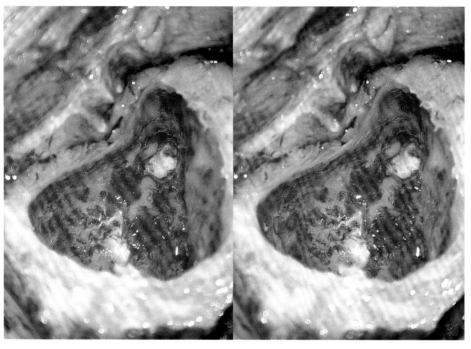

A. 乳突盖
B. 窦脑膜角
C. 上鼓室
D. 乳突尖
E. 砧骨短脚
F. 外半规管
G. 胆脂瘤

暴露上鼓室听骨内侧胆脂瘤

进一步轮廓化乳突,以砧骨短脚为标志,探查上鼓室后部,暴露并切除上鼓室胆脂瘤。注意:清理上鼓室病变时,应避免磨钻头误伤到听骨。

大、中、小号磨钻。

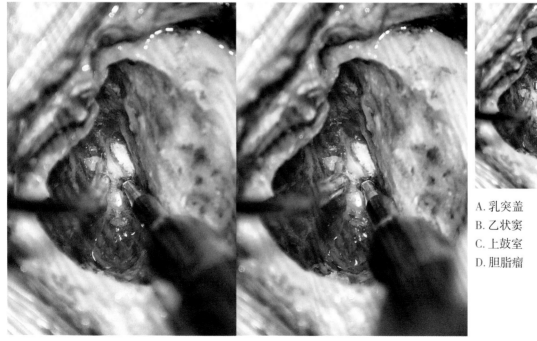

A. 乳突盖
B. 乙状窦
C. 上鼓室
D. 胆脂瘤

暴露深部乳突盖处胆脂瘤

继续打开深部乳突气房,在气房与乳突盖交角处见胆脂瘤。

中、小号切削钻。

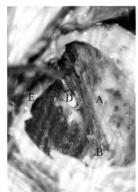

A. 乳突盖
B. 窦脑膜角
C. 上鼓室
D. 胆脂瘤
E. 外耳道后壁

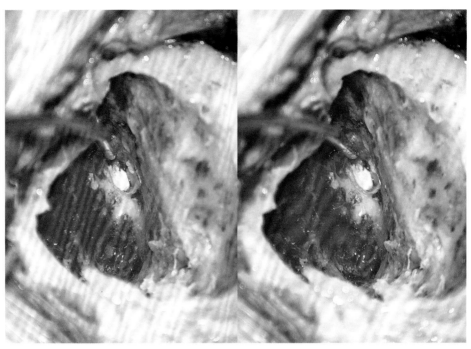

清除乳突盖深部胆脂瘤

进一步循胆脂瘤打开残余乳突气房,切除胆脂瘤。注意:为方便清理病变组织,可继续磨薄此处乳突盖,为防硬脑膜损伤导致脑脊液漏,应及时更换合适大小的磨钻。

小号切削钻、磨钻。

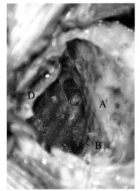

A. 乳突盖
B. 窦脑膜角
C. 上鼓室
D. 外耳道后壁

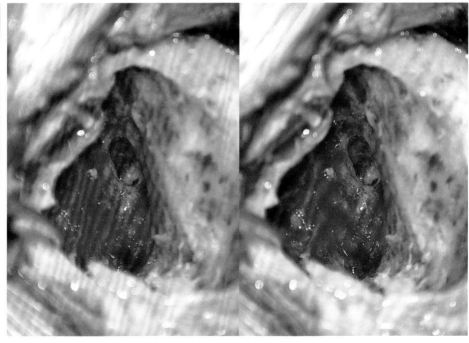

乳突盖处胆脂瘤清除后

调整显微镜角度,仔细检查迷路前上气房,彻底清除病灶,此时未见胆脂瘤及可疑病变组织残存。

小号磨钻。

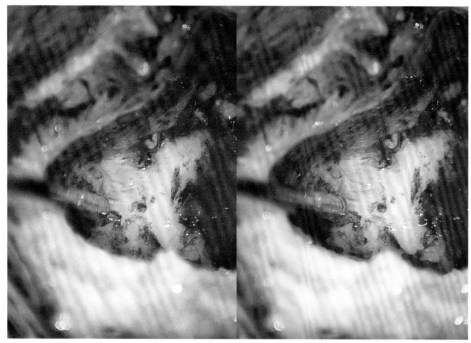

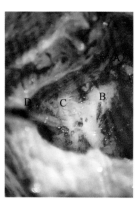

A. 砧骨短脚
B. 外半规管
C. 面神经垂直段
D. 乳突尖

轮廓化面神经垂直段

以砧骨短脚附着处、外半规管为标志确认面神经隐窝及面神经垂直段走行方向。平行于面神经垂直段磨薄其表面骨质,显露面神经垂直段轮廓。此步骤为精准开放面神经隐窝做准备。
中号磨钻。

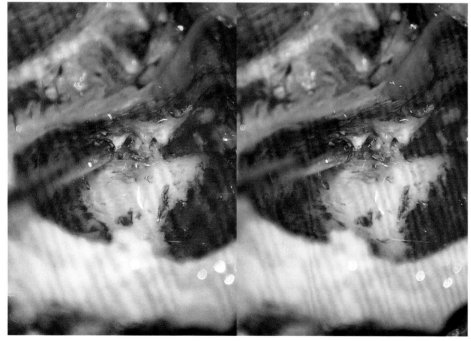

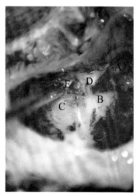

A. 砧骨短脚
B. 外半规管
C. 面神经垂直段
D. 后拱柱
E. 面神经隐窝及其内胆脂瘤病变

开放面神经隐窝

以外半规管、砧骨短脚附着部及面神经垂直段为标志开放面神经隐窝(上界为后拱柱,前界为外耳道后壁内端及鼓索,后界为面神经垂直段)。探查面神经隐窝,可见面神经隐窝气房内的胆脂瘤病变。
小号磨钻。

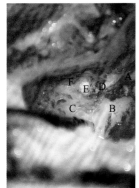

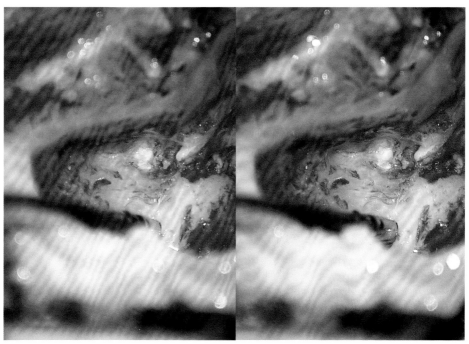

A. 砧骨短脚
B. 外半规管
C. 面神经垂直段
D. 后拱柱
E. 面神经隐窝
F. 鼓索

扩大面神经隐窝

在鼓索及面神经垂直段之间扩大面神经隐窝。注意：磨骨过程中需保持持续冲水，密切观察骨面颜色变化，及时辨别出现的任何软组织，以明确是否显露了面神经鞘膜。如遇面神经隐窝极度狭窄，可游离、前移甚至牺牲鼓索。

小号磨钻。

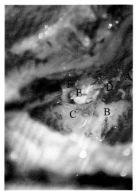

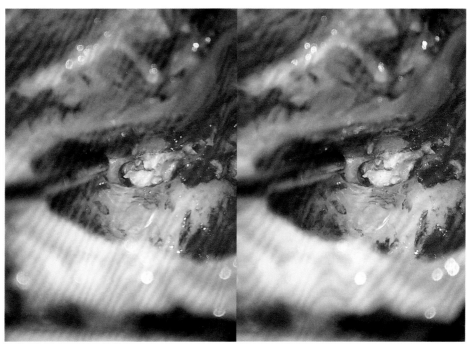

A. 砧骨短脚
B. 外半规管
C. 面神经垂直段
D. 后拱柱
E. 后鼓室胆脂瘤
F. 鼓索

暴露后鼓室胆脂瘤

充分开放面神经隐窝，显露后鼓室，探查见后鼓室充满胆脂瘤，予以清除。注意：通常情况下，后鼓室黏膜为后鼓室的最后一道屏障，切开黏膜即可开放后鼓室，此时应以钩针仔细探查，不可用钻头贸然钻磨，以免伤及听骨链、面神经或内耳。

小号磨钻、钩针。

123

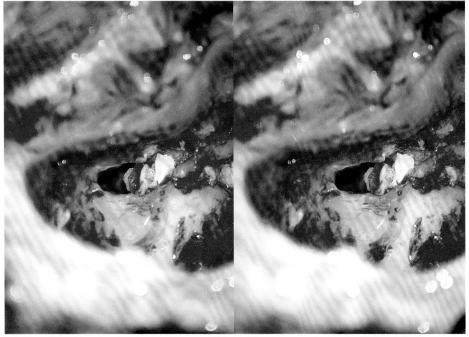
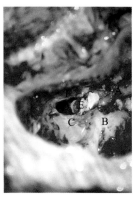

A. 砧骨短脚
B. 外半规管
C. 面神经垂直段
D. 鼓岬
E. 后鼓室胆脂瘤
F. 鼓索

砧骨和胆脂瘤

磨除后拱柱,显露完整的砧骨短脚,进一步暴露后鼓室胆脂瘤。此时在胆脂瘤深面,蜗窗龛已部分显露,但砧镫关节被胆脂瘤病灶包绕未能窥及。

小号磨钻、钩针。

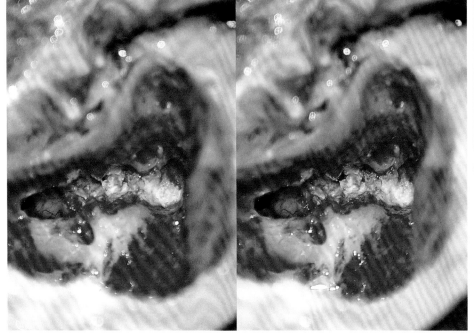
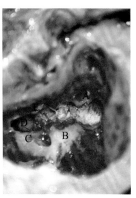

A. 锤骨小头
B. 外半规管
C. 面神经垂直段
D. 鼓岬
E. 鼓索

取出砧骨

取出砧骨,充分暴露后鼓室及砧骨内侧胆脂瘤。上鼓室可见锤骨小头显露,锤骨内侧、鼓室前上部见胆脂瘤存在。

小号磨钻、钩针。

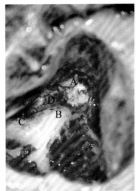

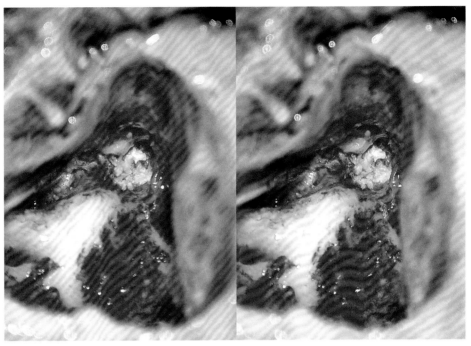

A. 锤骨小头
B. 外半规管
C. 面神经垂直段
D. 面神经水平段

暴露面神经水平段

切除后鼓室胆脂瘤,暴露面神经水平段,见面神经管水平段完整。注意:部分患者面神经水平段管不完整,面神经直接裸露于鼓室腔,清除面神经水平段表面的病变时,应探查面神经管是否完整,小心剥离病变,避免盲目撕拉。

小号磨钻、中耳剥离子、钩针或探针。

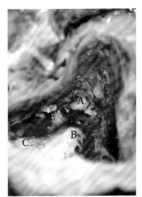

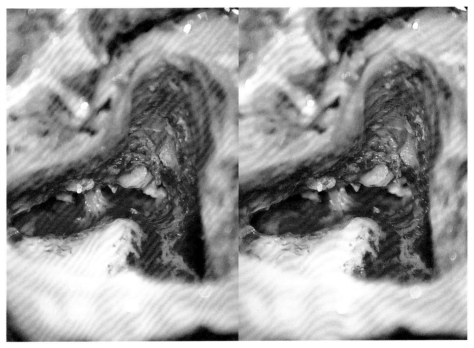

A. 锤骨小头
B. 外半规管
C. 面神经垂直段
D. 面神经水平段
E. 匙突(鼓膜张肌肌腱附着处)

暴露锤骨小头

切除锤骨内侧的胆脂瘤,继续向前开放上鼓室,充分暴露锤骨小头。锤骨小头上、外侧有肉芽组织包裹。鼓膜张肌肌腱已显露,镫骨上结构缺如。

小号磨钻。

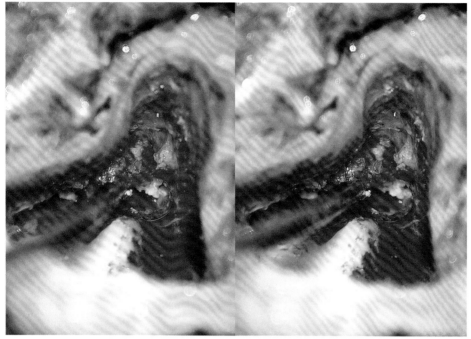

A. 乳突盖
B. 外半规管
C. 上鼓室
D. 外耳道后壁
E. 胆脂瘤

切除锤骨小头

切除锤骨小头,可见包裹锤骨小头的胆脂瘤及肉芽组织。

小号磨钻、锤骨头剪。

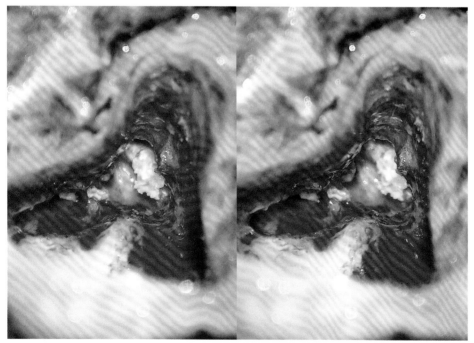

A. 上鼓室前隐窝及其中
　胆脂瘤
B. 外半规管
C. 面神经垂直段
D. 面神经水平段
E. 匙突
F. 鼓岬

开放上鼓室前隐窝

开放上鼓室前隐窝,探查中鼓室。上鼓室及中鼓室前上见胆脂瘤。注意:开放上鼓室要充分,向前应完全显露上鼓室前壁、上壁,不留死角。

小号磨钻、钩针。

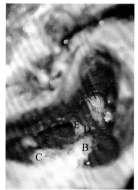

A. 上鼓室前隐窝

B. 外半规管

C. 面神经垂直段

D. 面神经水平段

E. 匙突

F. 鼓岬

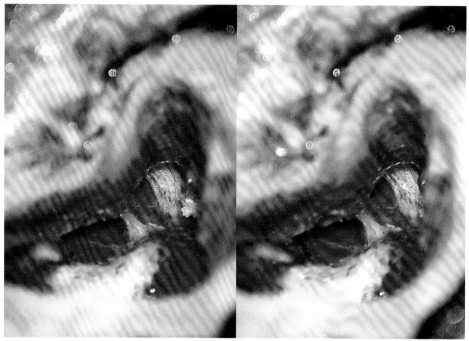

切除中鼓室前上及上鼓室前隐窝胆脂瘤

调整显微镜角度暴露上鼓室前隐窝,切除中鼓室前上及上鼓室前隐窝的胆脂瘤。注意:此时上鼓室前隐窝后上壁鼓室盖处仍有胆脂瘤附着。

小号磨钻、钩针。

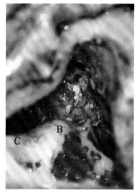

A. 胆脂瘤

B. 外半规管

C. 面神经垂直段

D. 面神经水平段

E. 匙突

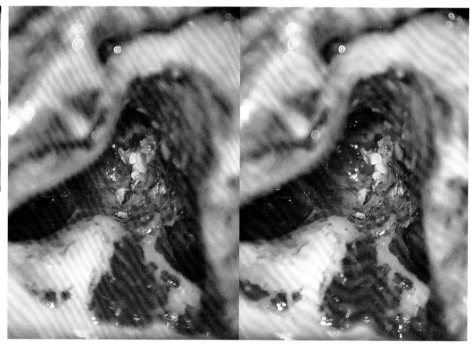

鼓室盖处胆脂瘤

继续探查上鼓室气房,在鼓室盖交角处见胆脂瘤上皮。

小号磨钻。

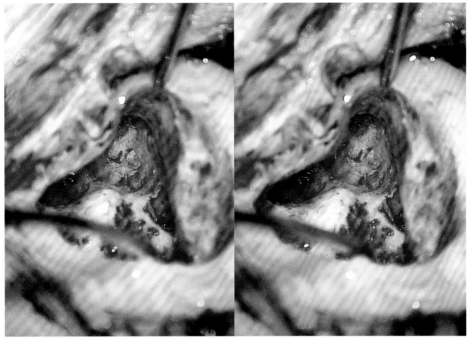

A. 上鼓室前隐窝
B. 外半规管
C. 面神经垂直段
D. 面神经水平段
E. 匙突
F. 前半规管

磨光鼓室盖

切除鼓室盖处胆脂瘤，并用磨钻磨平鼓室盖。

小号磨钻、钩针。

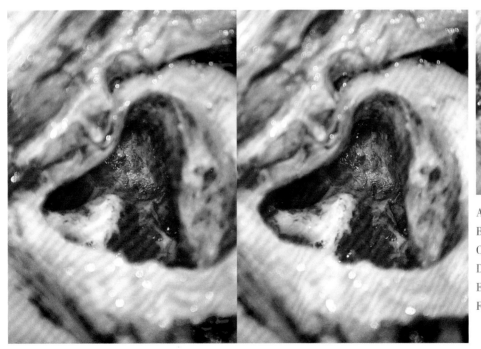

A. 上鼓室前隐窝
B. 外半规管
C. 面神经垂直段
D. 面神经水平段
E. 前半规管
F. 乳突盖

打开鼓室盖内侧的气房

继续向深面打开上鼓室隐窝后方与鼓室盖连接处的气房，未见胆脂瘤残留，此气房与面神经膝神经节、迷路段关系密切。

小号磨钻。

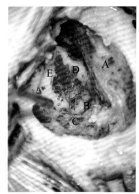

A. 乳突盖
B. 窦脑膜角
C. 乙状窦骨板
D. 前半规管
E. 外半规管

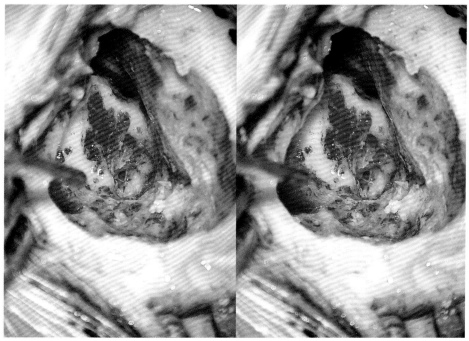

充分暴露窦脑膜角

继续轮廓化乳突盖和乙状窦骨板,充分暴露窦脑膜角,此处未见胆脂瘤。窦脑膜角深面为岩上窦。乙状窦、岩上窦及后半规管之间的区域为陶特曼三角(Trautman triangle)。
中号磨钻。

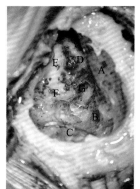

A. 乳突盖
B. 窦脑膜角
C. 乙状窦骨板
D. 前半规管
E. 外半规管
F. 后半规管
G. 迷路气房

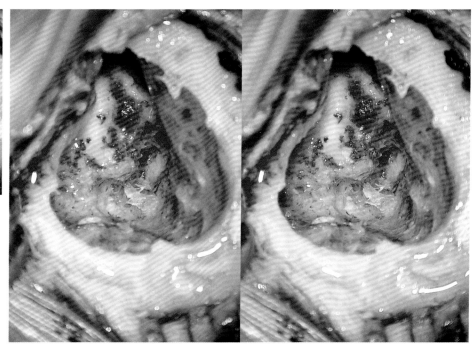

轮廓化乙状窦和迷路周围气房

轮廓化乙状窦,磨除迷路周围气房,显露三个半规管。未见迷路骨质被胆脂瘤侵犯。
小号磨钻。

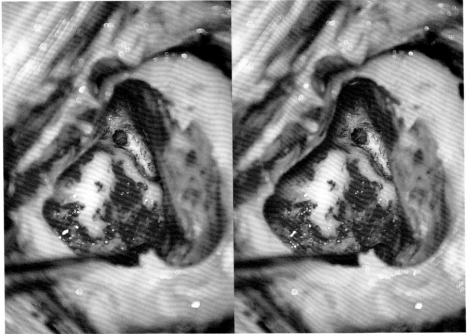

A. 外半规管
B. 前半规管
C. 后半规管
D. 鼓室盖连接气房

开放鼓室盖连接气房

向上开放鼓室盖连接气房，未发现有胆脂瘤残留。

小号磨钻。

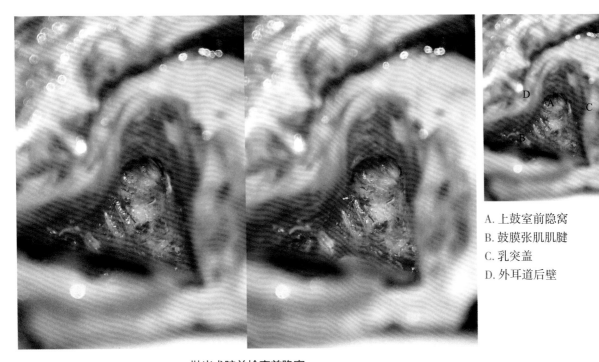

A. 上鼓室前隐窝
B. 鼓膜张肌肌腱
C. 乳突盖
D. 外耳道后壁

抛光术腔并检查前隐窝

循天盖气房向前，扩大并抛光术腔各壁，在高倍镜下检查上鼓室前隐窝。

小号磨钻。

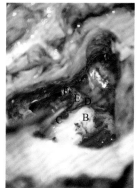

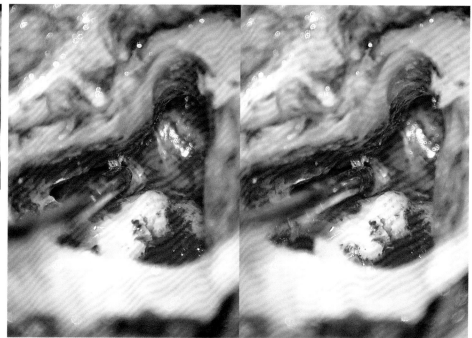

A. 上鼓室前隐窝

B. 外半规管

C. 面神经锥曲段

D. 面神经水平段

E. 匙突

F. 鼓膜内侧面

清理鼓膜内侧面胆脂瘤上皮

调整显微镜视野及角度以方便清理鼓膜内侧的胆脂瘤上皮。

吸引器、钩针。

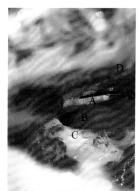

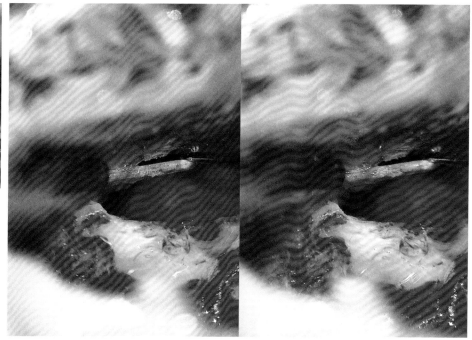

A. 鼓索

B. 鼓岬

C. 面神经垂直段

D. 外耳道后壁

游离鼓索

局部放大面神经隐窝,游离鼓索,确认鼓索与外耳道后壁间无胆脂瘤残留。

探针。

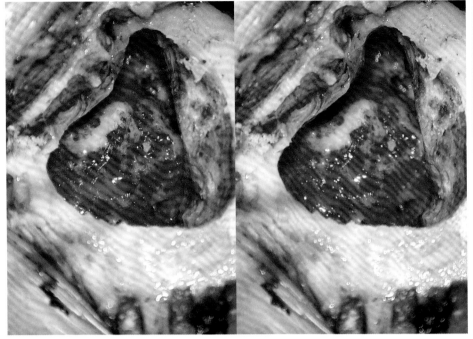
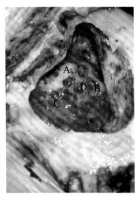

A. 外半规管
B. 前半规管
C. 后半规管
D. 前半规管穹隆中的胆
   脂瘤

前半规管穹隆中的胆脂瘤

探查半规管,发现前半规管穹隆中残留胆脂瘤。注意:磨钻雕琢半规管时,不可磨骨过深,以免损伤半规管造成术后眩晕和感音神经性听力损失。

小号磨钻。

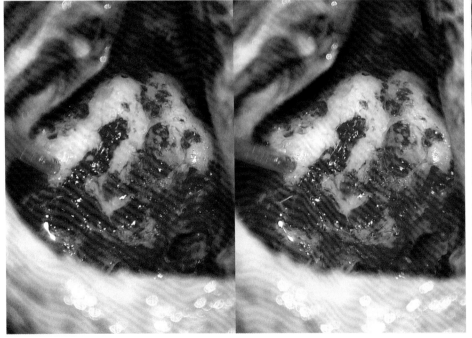
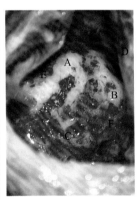

A. 外半规管
B. 前半规管
C. 后半规管
D. 鼓室-乳突盖
E. 面神经锥曲段
F. 迷路后上气房

前半规管穹隆中的胆脂瘤被清除后

切除前半规管穹隆中间的胆脂瘤后(注意保护前半规管穹隆深面的弓下动脉或妥善止血),检查三个半规管结构清晰,迷路后上仍有气房待开放。

小号磨钻。

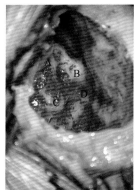

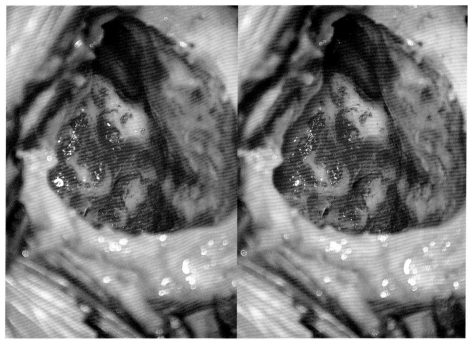

A. 外半规管
B. 前半规管
C. 后半规管
D. 迷路后上气房

开放迷路后上的气房

调整显微镜角度暴露迷路与颅中窝板障之间的气房,小号磨钻清理迷路后上残余气房,检查无胆脂瘤残留。

小号磨钻。

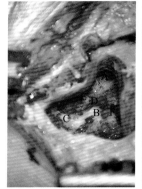

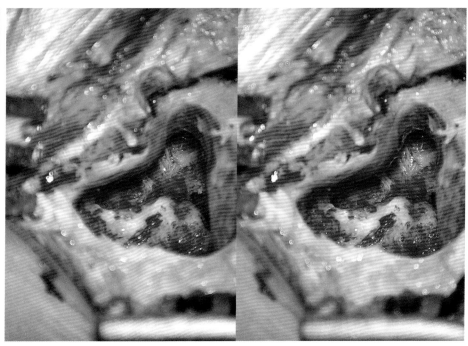

A. 上鼓室前隐窝
B. 外半规管
C. 面神经垂直段
D. 面神经水平段
E. 匙突
F. 前半规管

清除所有病灶后的术腔全景

调整显微镜观察中、上、后鼓室、上鼓室前隐窝及乳突腔,确认以上各部位均未见胆脂瘤残存。

探针。

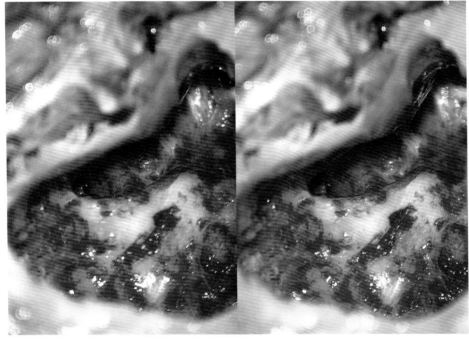
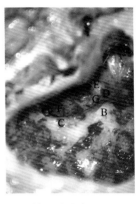

A. 上鼓室前隐窝
B. 外半规管
C. 面神经垂直段
D. 面神经水平段
E. 匙突
F. 蜗窗龛
G. 镫骨足板前缘

高倍镜下的后鼓室和中鼓室

局部放大后鼓室及中鼓室,蜗窗龛清晰可见,并可窥见小部分蜗窗膜。图中可见镫骨足板存在,镫骨上结构缺如。

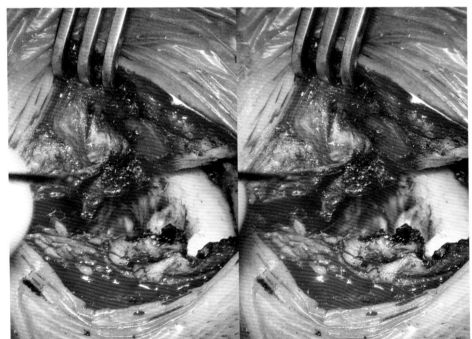
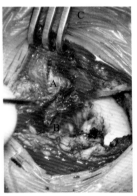

A. 耳郭背面软骨
B. 乳突腔
C. 耳郭背面

取耳郭背面软骨

取耳郭背面软骨,注意:取软骨时不要穿透至耳郭前面皮肤,取出软骨后缝合切开的软组织以封闭耳郭软骨创面。

眼科剪。

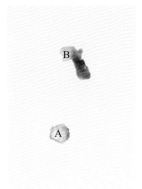

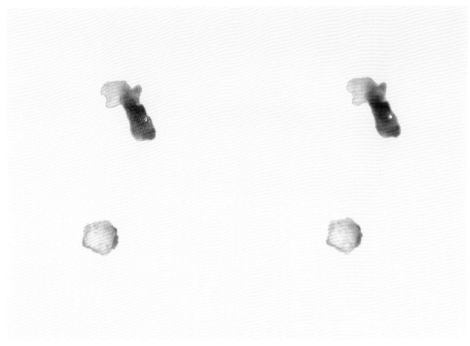

A. 软骨一
B. 软骨二(带筋膜)

修剪的软骨

将软骨修剪至合适大小,备用。
15 号手术刀片。

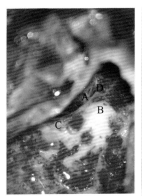

A. 镫骨足板
B. 外半规管
C. 面神经垂直段
D. 面神经水平段

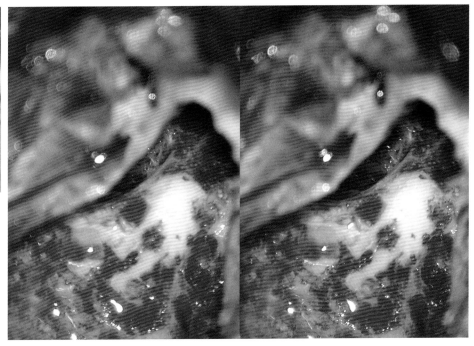

暴露并探查镫骨足板

调整显微镜角度并放大,可以看到镫骨足板,探查足板活动度可(此区域暴露困难,有时需要切除部分外耳道骨壁才能获得一部分前庭窗的暴露)。
探针。

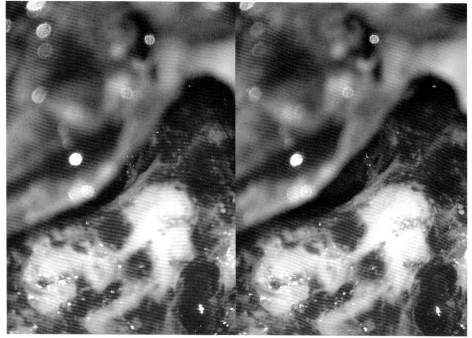

A. 镫骨足板
B. 外半规管
C. 面神经垂直段
D. 面神经水平段

高倍镜下的镫骨足板前下角

暴露镫骨足板前下角，探查其活动度可。因镫骨上结构完全消失，拟选用 TORP（全植入式人工听骨）重建听骨链。

探针。

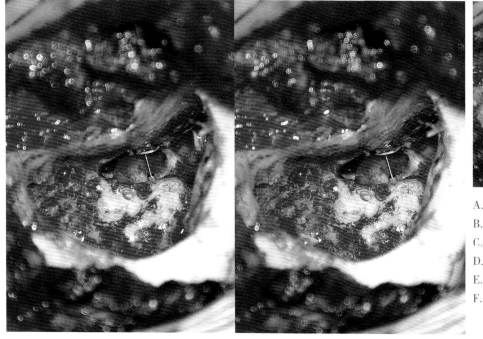

A. TORP
B. 外半规管
C. 面神经垂直段
D. 匙突
E. 鼓岬
F. 软骨

植入 TORP

使用 TORP 连接镫骨足板和鼓膜，将前面修剪好的软骨放于鼓膜与听骨圆盘之间，并与锤骨柄相连接。必要时可用鼓索加固人工听骨。

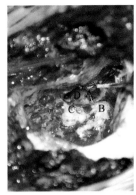

A. TORP
B. 外半规管
C. 面神经垂直段
D. 鼓岬

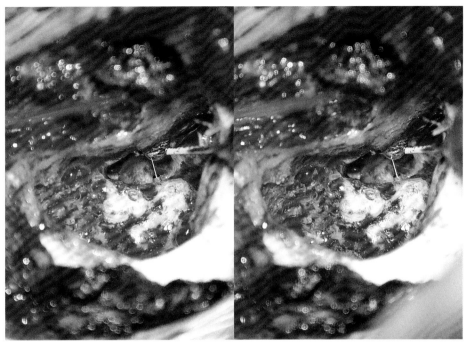

耳脑胶固定 TORP

少量耳脑胶滴于听骨圆盘和软骨衔接处,固定人工听骨。

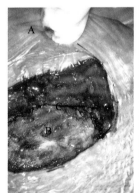

A. 耳郭背面
B. 乳突
C. 缝合的骨膜

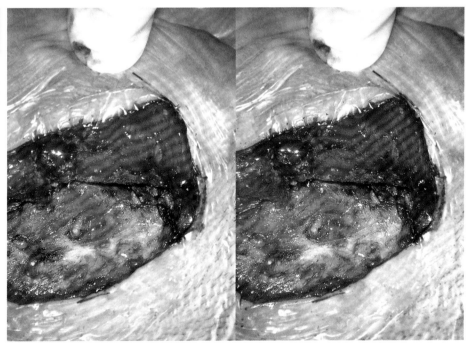

缝合骨膜

分层关闭切口,首先缝合骨膜,关闭乳突腔。

4-0 可吸收缝线。

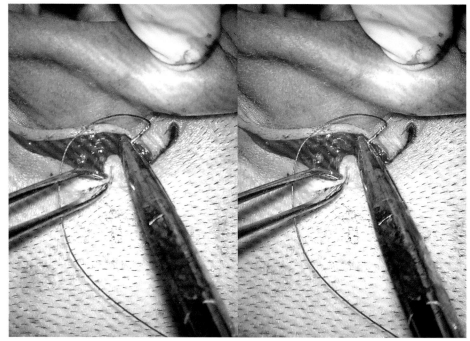

A. 耳郭背面
B. 耳后切口
C. 乳突表面皮肤

缝合皮下组织

水平褥式缝合皮下组织。
4-0 可吸收缝线。

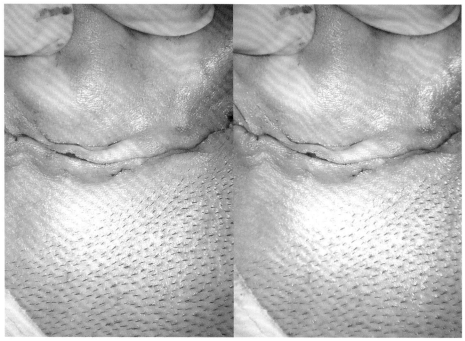

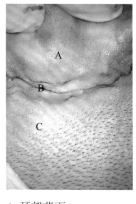

A. 耳郭背面
B. 耳后切口
C. 乳突表面皮肤

缝合后的切口

皮内连续缝合,完成切口关闭。

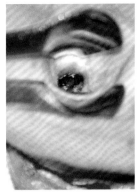
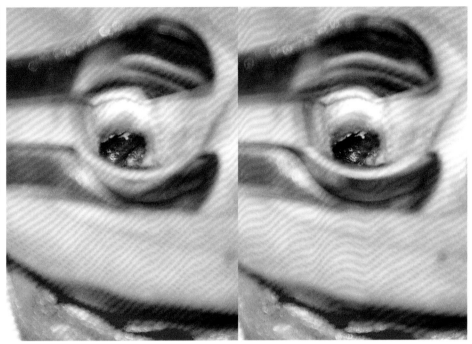

A. 光锥
B. 锤骨柄

再次检查鼓膜

再次以前鼻镜扩张外耳道,手术显微镜下暴露鼓膜,锤骨柄前方之鼓膜紧张部白色胆脂瘤投影消失,鼓室见积血征。

前鼻镜。

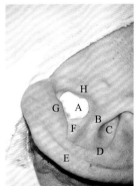
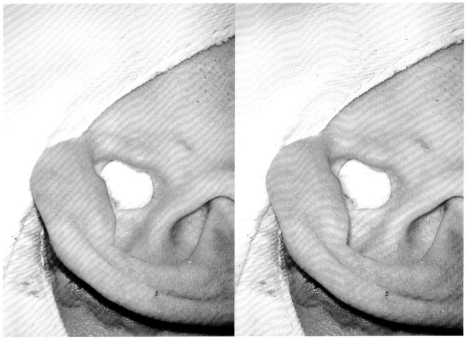

A. 外耳道可降解耳鼻止血绵
B. 耳轮角
C. 耳甲艇
D. 对耳轮
E. 耳轮
F. 耳甲腔
G. 对耳屏
H. 耳屏

外耳道填塞可降解耳鼻止血绵

外耳道填塞可降解耳鼻止血绵,敷料、绷带包扎耳部,结束手术。

（张德军 杨和强 袁永一）

参考文献

1. 孙建军,刘阳.中耳炎临床分类和手术分型指南(2012)解读[J].中华耳鼻咽喉头颈外科杂志,2013,48(1):6-10.

2. 戴朴,宋跃帅.耳外科立体解剖图谱[M].北京:人民卫生出版社,2016.

3. 布莱克曼,谢尔顿,阿里亚加.耳外科学:第3版[M].孙建军,译.北京:北京大学医学出版社,2013.

4. 桑娜,桑诺斯,马奇尼,等.中耳乳突显微外科学:第2版[M].李永新,龚树生,译.北京:北京大学医学出版社,2013.

第四章

耳硬化症手术
Surgery of Otosclerosis

概述

耳硬化症是一种原因不明的、原发于内耳骨迷路的、病理性骨重塑的进行性疾病。在活动期,骨迷路包囊内形成一个或数个局限性、富于血管的海绵状新骨,从而代替原有的正常骨质。此后,新骨可骨化变硬。如病灶仅局限于骨迷路骨壁内而未引起临床症状者,称为"组织学耳硬化症";如病变扩展侵及环韧带导致镫骨活动受限或固定(最好发于前庭窗前方的窗前裂)而出现进行性传导性听力损失,称为"镫骨性耳硬化症";如病变累及耳蜗或外耳道,引起耳蜗或听神经受累而致感音神经性听力损失,则称为"耳蜗性耳硬化症"。后两者可并存且同时发生而呈现混合性听力损失,也可因一种病灶向另一种扩展而表现为首发为传导性听力损失或感音神经性听力损失,但逐渐演变为混合性听力损失。本病在白种人中最常见,而黄种人的发病率较低。耳硬化症病因仍不明确,其发生发展可能与病毒感染、激素变化、遗传、自体免疫等多种因素相关,发病年龄集中在 20~40 岁,女性多见,儿童罕见。临床上多表现为同时或先后发生的双侧缓慢进行性的传导性听力损失或混合性听力损失,程度可相同或不对称,可伴有耳鸣、眩晕及 Willis 误听现象。不同的病变程度和部位表现出不同的听力曲线。早期因镫骨环韧带劲度增加,以低频气导听阈下降为主,呈上升型听力曲线;发展至镫骨完全固定但未累及耳蜗时,呈平坦型听力曲线,气导听阈升至 60dB HL,半数患者骨导曲线可在 2kHz 处下降,呈现卡哈切迹。如病变累及耳蜗,则表现为混合性听力损失,气导听力继续下降可超 60dB HL,骨导以高频听力损失为主,曲线变为下降型。部分患者在颞骨高分辨率 CT 及内耳 MRI 上可显示骨迷路包囊或内耳道骨壁上的局灶性密度改变。术前准确评估听力曲线的气-骨导差及影像学上镫骨足板和面神经走行等特征,有助于评估手术难易程度及制定手术预案。

耳硬化症目前尚无针对病因的有效治疗方法,唯一行之有效的治疗方法是通过手术恢复镫骨足板的活动度,或开放前庭窗,并应用人工镫骨重建听骨链的传音功能,使声波传导至外淋巴及基底膜,以恢复或改善因镫骨固定而造成的传导性听力损失。早、中期患者的手术效果良好,晚期多因伴有明显中高频感音神经性听力损失,效果较差。不宜手术或不愿接受手术者可试配助听器。镫骨足板打孔活塞术,因其对内耳损伤小、术后人工镫骨移位风险低并能显著提高高频听力等优势,已取代镫骨足板部分或全部切除术成为主要手术方式。而激光技术,如 KTP、CO_2、半导体、Diode 等激光在镫骨手术中的应用,使手术变得更为快捷且安全,避免了在未完全固定足板上用三棱针或微型钻打孔可能出现的足板浮动,甚至部分脱落至前庭池的情况,也极大减少了对内耳的扰动,有助于降低感音神经性听力损失、耳鸣、眩晕等并发症的风险。

适应证

1. 镫骨性耳硬化症气导听阈为 30dB HL 以上，气-骨导差 15dB 以上，言语识别率大于 60% 者（良好的言语识别率证实耳蜗功能尚好）；对于年龄较大者（超过 55 岁），应充分告知患者手术风险将增高[1]。

2. 双侧耳硬化症且骨导相等时选气导听阈较差侧先行手术；双耳气导听阈相似时选择骨导听阈较好耳手术；双侧气、骨导听阈均相等，则选择耳鸣较重、半规管功能低下侧先行手术；若患者位、听功能均相等，则选惯用耳的对侧手术。第一耳术后听力明显改善，观察半年以上无听力下降者，可考虑对侧耳手术。

禁忌证

1. 活动期外耳道炎及中耳炎，鼓膜穿孔，鼻腔、鼻窦急性化脓性炎症以及咽鼓管功能不良者，暂不宜手术。

2. 病情进展迅速，已显示为重度感音神经性听力损失，气-骨导差在 15~20dB 以内者[1]。

3. 全身性疾病，如心血管疾病、结核、肝炎、糖尿病等，应待病情好转或治愈后再行手术。

4. 术侧为唯一听力耳[2]或既往手术致锤砧骨缺失者。

5. 妇女月经期前 3 天或妊娠期。

6. 所从事职业要求头位急速转动（如运动员、飞行员等）或高空作业者，如术后无法变更职业则不宜行镫骨手术。

手术步骤

1. 麻醉及切口　常采用全麻，也可采用局麻。行外耳道切口，第一切口与第一章第一节鼓室成形术相同，第二切口（以右耳为例）自 5~6 点处向 12 点处，距离鼓环 6.0mm 略向外斜行切开皮肤及骨膜，与第一切口相接，注意应使第二切口后上缘距骨性鼓环 6.0~8.0mm，以免术中因上鼓室外侧壁凿骨较多时外耳道皮瓣无法覆盖骨性缺损，但注意皮瓣过宽也会遮挡术野。在分离时应保持外耳道皮肤完整，自鼓切迹掀开 12 点至 6 点范围的鼓膜及鼓环，向前翻转外耳道皮肤-鼓膜瓣暴露鼓室。

2. 暴露镫骨全貌　应用电钻、圆凿或刮匙等去除盾板后下部的部分骨质，充分暴露蜗窗区域，包括砧骨长脚大部、砧镫关节、镫骨肌腱、镫骨前后脚、镫骨足板、面神经管水平段下缘。

3. 探查听骨链　探查三个听骨外形及活动度，用直针轻触镫骨上结构及足板，以证实足板活动明显受限或固定。

4. 去除镫骨上结构　在近锥隆起处剪断镫骨肌腱。用钩针插入砧镫关节分离之，此时进一步观察镫骨足板活动状况。用镫骨足弓剪或激光离断镫骨后脚；镫骨前脚不易暴露，但较细易断，可将其向鼓岬方向折断，此时如有镫骨足板脱位浮动，可用激光将镫骨前脚后缘部分气化后再行折断。用钩针取出镫骨上结构。

5. 测量镫骨高度　测量镫骨足板中心至砧骨长脚中下 1/3 交界处外侧面的间距。将镫骨测量器内芯露出并调节至适当长度（4.0~4.5mm），使其末端抵于镫骨足板表面，测量足板至砧骨长脚外侧面的距离。

6. 截取人工镫骨　截短后的人工镫骨全长应为镫骨足板中央至砧骨长脚外侧面距离再加上 0.5mm 的长度，后者即为活塞进入前庭池的深度。如镫骨足板较厚，可再增加相应长度。

7. 镫骨足板打孔　应选择在足板中心偏后位置打孔,此处距离球囊与椭圆囊较远(>1.0mm)[3]。足板孔径以较活塞直径稍大为宜。可使用微型钻、激光、三棱针打孔。微型钻适合于足板完全固定且增厚明显者;三棱针适合于足板较薄,或已用微型钻、激光开窗后,再用三棱针进一步扩大孔径;激光则适合于各种情况下的镫骨足板打孔,对于足板松动、镫骨动脉存在时尤显优势,亦可用来离断镫骨上结构。激光分为非接触式和接触式,后者在精准和安全方面更具有优势。

8. 植入人工镫骨　以耳尖平镊夹持人工镫骨挂钩,挂于砧骨长脚中下 1/3 交界处,使人工镫骨活塞末端置于足板开孔内,并深入前庭池 0.5mm 左右(过短易脱位,过长易损伤内耳结构)。用镫骨固定器小心将挂钩固定于砧骨长脚。安装完毕后,直针轻触砧骨长脚检查人工镫骨是否与周围足板无接触,以及是否在开孔内活动自如。

9. 封闭前庭窗　将之前自切口取出的皮下脂肪小颗粒修剪成两小块,围绕在人工镫骨活塞周围,将人工镫骨稳定于开孔的中心,并封闭开窗间隙以防止外淋巴漏。再次检查听骨链联动情况。

10. 复位外耳道皮肤-鼓膜瓣　清理鼓室,检查无棉片残留后,将外耳道皮肤-鼓膜瓣复位,用小块可降解耳鼻止血绵填塞外耳道,保证皮瓣切缘压平对合,避免移位内卷。如有鼓膜穿孔,用小块筋膜或脂肪颗粒衬于鼓膜深面予以修补。

11. 缝合切口及包扎　对位缝合切口,以可降解耳鼻止血绵或者碘仿纱条继续填塞至外耳道口,用无菌敷料包扎耳部。

注意事项

1. 在切开前以副肾盐水在切口处浸润注射可有效控制切口或外耳道骨壁渗血,术中生理盐水灌洗可清洁术野和减少出血,副肾棉片压迫也有助于止血。足板开窗后禁用副肾棉片止血。

2. 开放上鼓室时,为避免损伤皮瓣,通常用圆凿或锐利刮匙去除骨质。如使用电钻,应用铝箔纸覆盖保护好外耳道皮瓣,用 2.0mm 磨光钻低转速磨除骨质。为避免其触碰听骨,也可将外耳道后上鼓沟外侧骨质充分磨薄后换用骨凿或刮匙进一步去除骨质。

3. 分离砧镫关节时应一手持吸引器固定镫骨颈,另一手以钩针自相对方向插入砧镫关节分离,以免镫骨足板浮动或脱出。因镫骨脚可能在操作过程中折断,需以直针轻触镫骨足板而非镫骨上结构,来证实足板是否固定。

4. 前庭窗暴露应充分,以保证在直视下安全植入人工镫骨。应暴露的鼓室结构包括:鼓索、蜗窗、锤骨短突、锤骨颈、锤骨柄、砧骨长脚大部、砧镫关节、锥隆起、镫骨肌腱、镫骨前后脚、镫骨足板、面神经管水平段腹侧。

5. 足板开窗应位于中心略偏后位置,即足板中后 1/3 交界处,此处距离球囊与椭圆囊较远,植入体不易损伤后者。

6. 应在镫骨足板开窗前完成足板测量、人工镫骨截短及准备脂肪颗粒等操作,以减少内耳暴露时间。

7. 激光开窗可避免足板浮动或下沉坠入前庭,已发生足板浮动者仍可尝试用激光进行开窗。如无激光,可设法用小钩将其固定,用另一小弯钩钩出足板。如确实无法取出,可在前庭窗下缘钻小孔后钩出部分足板,植入人工镫骨并在周围环绕脂肪覆盖钻孔及暴露的前庭窗。

8. 足板打孔前应确认足板表面无镫骨动脉或面神经分支存在。

9. 在应用激光足板打孔时,应准确设置相应激光参数,避免能量过大或次数过多造成内耳淋巴枯竭或内耳、面神经热损伤。应采用一次性打孔技术(one-shot),尽可能避免二次打孔。如开孔直径过小,可用三棱针适当扩孔。

10. 当面神经管水平段局部缺失，面神经膨出低垂遮窗时，可一手用剥离子将面神经轻轻压回，如此时能暴露大部分前庭窗，则用另一手在足板下部或紧贴窗缘处开窗。人工镫骨应适当弯折以避免压迫面神经。如前庭窗暴露不佳，操作实有困难，果断终止手术。

并发症

1. 听力损失 如为感音神经性听力损失，多因迷路损伤所致。可于术后数小时内出现，如术中经过顺利、CT 未见明显异常且听力损伤程度不重者，可按突发性聋治疗。对术后突发的严重蜗性听力损失，如考虑为人工镫骨植入不当、外淋巴漏等所致，应予以急诊手术探查，以期恢复听力[1]。听力损失也有在术后数周、数月甚至数年出现，呈波动性或突发性，原因可能为人工镫骨过长损伤内耳结构、足板开窗处形成肉芽进入前庭、前庭纤维化、外淋巴漏及迷路感染等。若为传导性听力损失，原因可能为人工镫骨松脱、砧骨长脚坏死、鼓室粘连、前庭骨性封闭等，可手术探查。

2. 眩晕 术后轻度眩晕，通常可于 1 周内自愈，此时应小心行走，勿跌倒。若持续眩晕，伴有听力下降、耳鸣时，可行颞骨 CT 了解人工镫骨的位置，必要时手术探查。

3. 面瘫 术中直接损伤或牵拉鼓索间接损伤面神经，根据具体情况使用激素等药物治疗或手术探查行面神经减压。

4. 外淋巴漏 前庭窗封闭不严、人工镫骨脱出或因年老体弱而创口愈合差等原因，导致外淋巴自足板开窗处溢出而形成外淋巴漏。术后立即或一段时间后出现波动性听力下降、眼震和眩晕是外淋巴漏最常见的临床症状[4]，颞骨高分辨率 CT 可观察到前庭池有细小气泡或镫骨位置异常，如治疗不能及时有效，可导致感音神经性听力损失。选择合适长度的人工镫骨、术中刮除开孔处周边黏膜后再填塞覆盖脂肪粒可减少外淋巴漏的发生概率。如积极对症治疗仍不能改善症状，应及时手术探查。

5. 味觉改变或丧失 因术中牵拉鼓索所致，常在数月后恢复。

6. 迷路炎 中耳感染或炎症经足板开窗累及内耳，术中应妥善封闭前庭窗，当中耳乳突有感染时应分期再行镫骨手术。

第一节　激光镫骨足板开窗术(手术1)

Stapes Footplate Fenestration with Diode Laser (Operation 1)

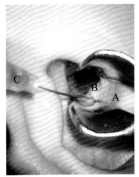

A. 外耳道顶壁软骨部
B. 骨-软骨交界处
C. 5 号球后注射针头

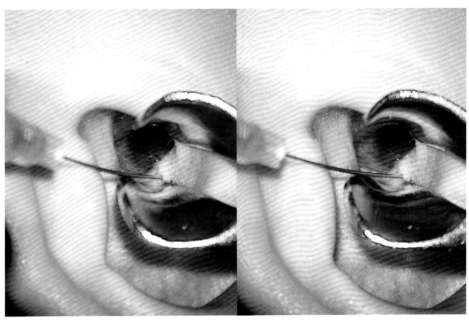

外耳道壁浸润注射肾上腺素溶液(左)

前鼻镜辅助扩张、固定外耳道口,针尖斜面朝向骨面,于外耳道四壁骨-软骨交界处外侧有毛区进针,直抵骨面缓慢推注,推注时应有一定阻力,但勿使皮肤隆起或穿破。边推注边观察外耳道皮肤颜色由外向内逐渐浸润发白。耳轮脚前、外耳道口上方约 1.0cm 做皮下注射。

球后注射针头、前鼻镜。

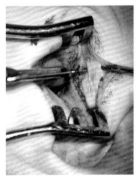

A. 第一切口

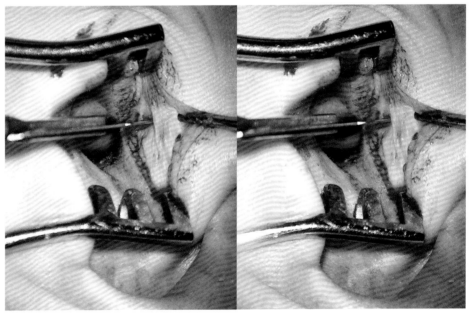

做第一切口

于外耳道顶壁 12 点方向自骨-软骨交界处由内向外作纵形切口,逐层切开,避免切开软骨或颞肌筋膜,但也应避免多次切口参差不齐。切口外端经耳前切迹平行于耳轮脚前缘向上延伸约 1.0cm。

乳突牵开器、15 号手术刀片、12 号吸引器。

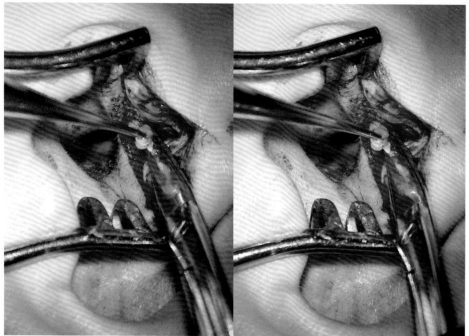
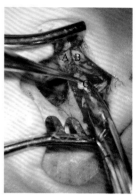

A. 第一切口
B. 皮下脂肪层
C. 脂肪颗粒

取切口处脂肪备用

自切口皮下脂肪层取脂肪颗粒置于生理盐水中，备用作人工镫骨植入后前庭窗的封闭材料。
耳尖平镊、眼科剪。

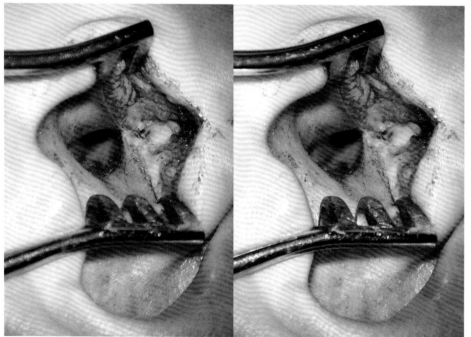

A. 第一切口皮肤层
B. 皮下脂肪层
C. 颞肌筋膜层
D. 外耳道后壁

第一切口完成

第一切口外端可暴露但不切开颞肌筋膜，内端可向内延伸至骨性外耳道前上棘水平。切口及
皮下以双极电凝仔细止血。
双极电凝。

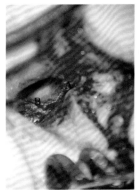

A.第一切口
B.第二切口

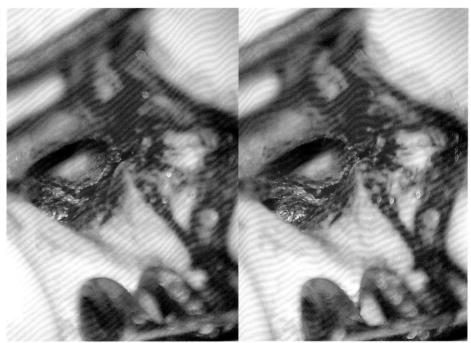

做第二切口

第二切口内端自外耳道 6 点距鼓膜 0.6~0.8cm 处起刀,切开皮肤直达骨面,斜向外与第一切口内端相连。

鼻用 D 型黏膜刀、12 号吸引器。

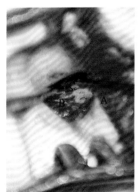

A.第一切口
B.第二切口
C.外耳道皮瓣

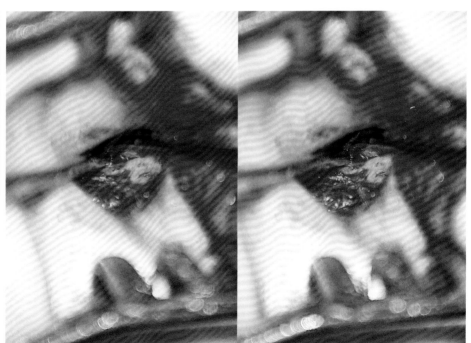

分起外耳道皮瓣

自第二切口内侧切缘开始分离外耳道皮瓣及骨面,剥离子应始终紧贴骨面,由外向内逐步"平行"推进,切忌在一个点过多推进。吸引器勿对准皮瓣直接吸引,应置于剥离子外侧跟随剥离子向内侧推进,边分离边吸净血液使术野清晰。

12 号吸引器、中耳剥离子

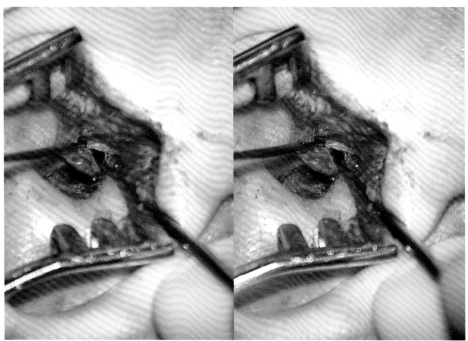

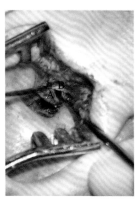

A. 外耳道前壁皮瓣

B. 外耳道前上棘

分离外耳道前上棘皮瓣

分离外耳道前壁皮瓣至完整暴露前上棘。分离原则为:刀刃紧贴骨面并沿骨壁弧形方向顺势
分离皮瓣;如遇皮瓣与不光滑骨面紧密粘连,可紧贴骨面锐性切断皮瓣下软组织;同步分离外
耳道前上棘内侧面皮瓣,以减少皮瓣张力,避免撕裂皮瓣。

12 号吸引器、鼻用 D 型黏膜刀或 15 号手术刀片。

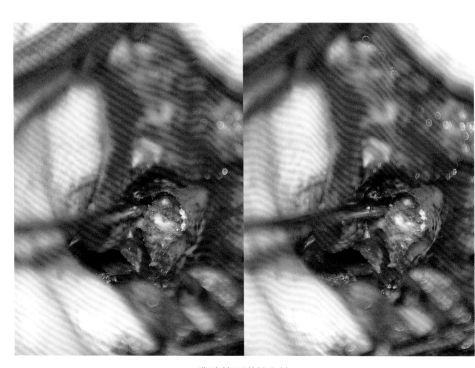

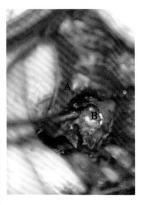

A. 外耳道前壁皮瓣

B. 游离的外耳道前上棘

凿除外耳道前上棘

凿除外耳道前上棘以扩大外耳道明视鼓环,拇、示、中指以执笔姿势持凿,环指、小指借周围软
组织为支点,圆凿弧面朝向前上棘。前上棘不显著者以凿刃直抵前上棘基底部予以凿除;前
上棘肥厚、基底较宽者,应逐层逐量凿骨减小体积后,再于基底部凿除。

圆凿、骨锤。

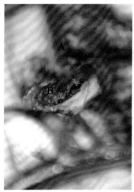

A. 第一切口
B. 肾上腺素棉片
C. 中鼓室

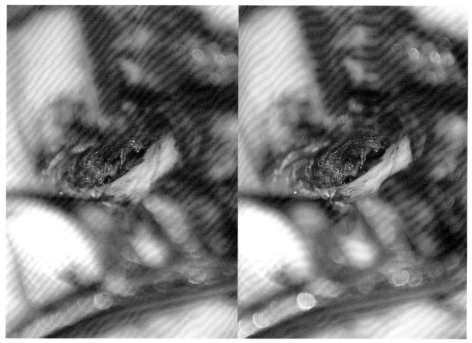

掀起纤维鼓环进入鼓室

凿除前上棘后继续紧贴外耳道骨壁分离皮瓣至鼓环,到达鼓沟时,将纤维鼓环从鼓沟中分出,自后上鼓切迹至外耳道 6 点松脱纤维鼓环。分离纤维鼓环时注意辨认鼓索,避免将鼓索误认为纤维鼓环而被过度牵拉。

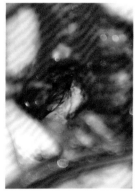

A. 锤骨柄
B. 外耳道皮肤-鼓膜瓣

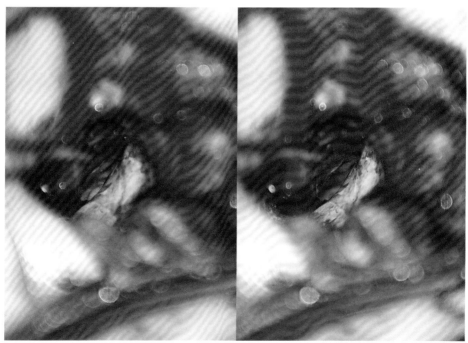

暴露锤骨柄

向前掀起外耳道皮肤-鼓膜瓣后可见锤骨短突、锤骨柄,探查其活动度;中耳腔后部亦可显露,通常可见蜗窗龛,有时可见砧镫关节。外耳道狭窄、骨性外耳道内端骨坎较深、骨质较厚时,需去除部分外耳道后上骨质后方能显露蜗窗及砧镫关节。

12 号吸引器、中耳剥离子。

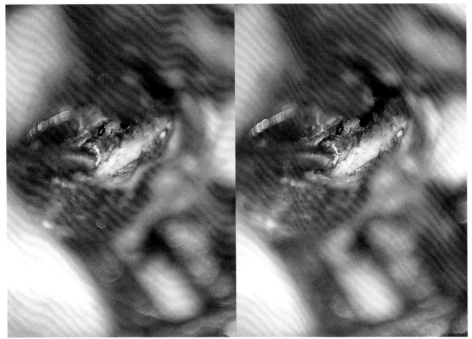

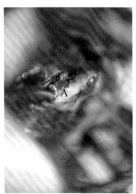

A. 鼓索

磨除外耳道后上骨质暴露鼓索

鼓索与鼓沟位置关系多变,若隐匿在鼓沟后方有待暴露,可先用小号磨光钻逐层磨除部分外耳道后壁骨质以暴露鼓索。外耳道狭窄者亦可磨薄外耳道后壁扩大外耳道。

小号磨光钻。

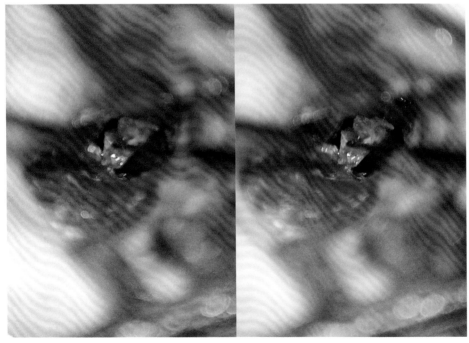

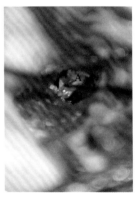

A. 自外耳道后上凿裂的
　碎骨
B. 鼓室

凿除外耳道后上骨质

进一步凿除部分盾板及外耳道后壁骨质以完整暴露镫骨。持凿时必须有支点,避免滑凿损伤鼓室内结构;单次凿骨量不宜太多,以免造成大块骨裂;多次逐量凿骨,避免凿骨过多导致锤砧关节脱位或砧骨韧带松脱。

圆凿、骨锤。

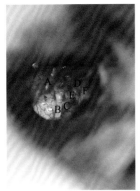

A. 鼓索

B. 镫骨肌腱

C. 镫骨后脚

D. 镫骨前脚

E. 镫骨足板

F. 面神经水平段腹侧下缘

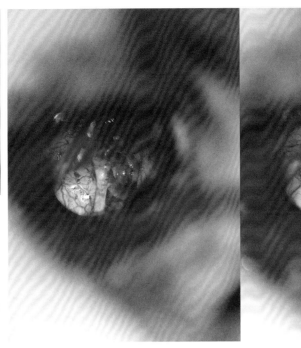

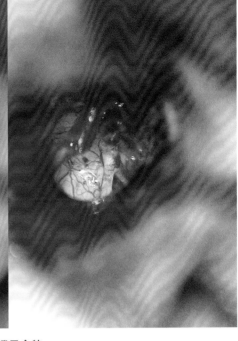

暴露镫骨全貌

鼓室内结构暴露范围应包括锤骨短突、鼓索、蜗窗、锥隆起、镫骨肌腱、砧镫关节、镫骨后脚、镫骨足板、镫骨前脚、面神经管水平段下缘。探查锤砧骨、砧镫关节、镫骨足板的形态及活动度，观察面神经是否裸露、低位、遮窗。

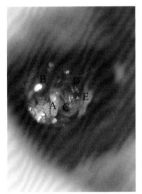

A. 离断的镫骨肌腱

B. 鼓索

C. 镫骨后脚

D. 镫骨前脚

E. 面神经水平段腹侧下缘

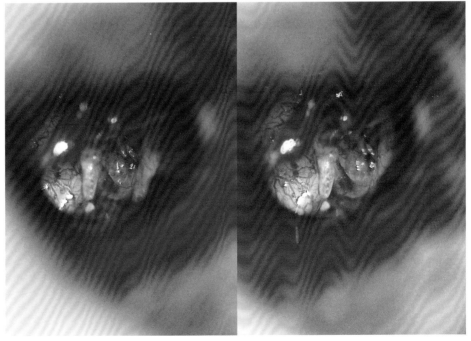

剪断镫骨肌腱

确定锤砧骨活动好、镫骨足板固定后，准备切除镫骨上结构。以中耳显微剪在近锥隆起处剪断镫骨肌腱，钩针沿砧骨关节面插入分离砧镫关节。

中耳显微剪、钩针。

151

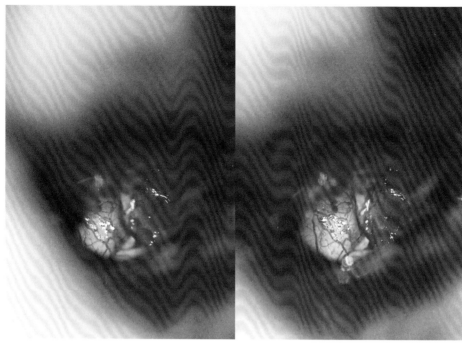

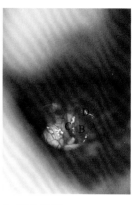

A. 激光光纤

B. 镫骨后脚

C. 离断的镫骨肌腱

D. 镫骨足板

激光切断镫骨后脚

镫骨后脚相对粗大,可用镫骨足弓剪断或激光切断或电钻磨断。本病例应用 Diode 可接触式激光光纤接触镫骨后脚连接足板处使其气化断离,光纤直径为 0.6mm,输出模式为厂家预设镫骨手术模式,输出功率为 40W。

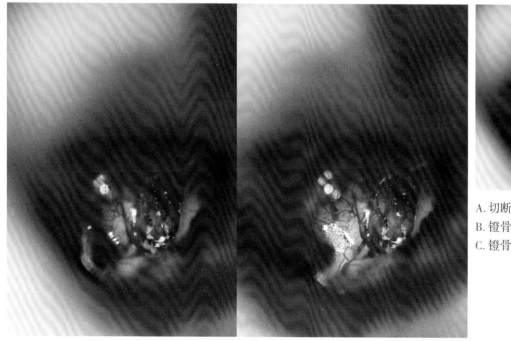

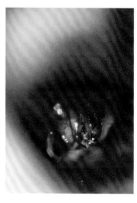

A. 切断的镫骨后脚

B. 镫骨足板

C. 镫骨前脚

切断的镫骨后脚

激光切断镫骨后脚,可见断端及鼓岬黏膜炭化,激光具有良好的凝固止血效果。

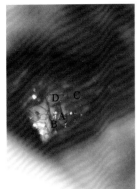

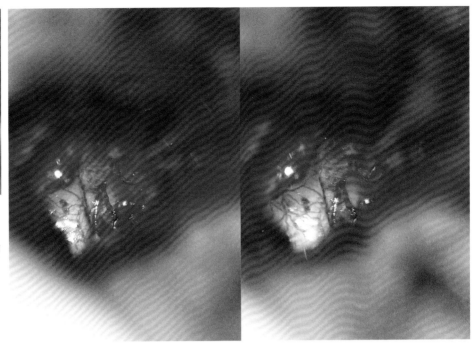

A. 切断的镫骨后脚
B. 离断的镫骨肌腱
C. 激光光纤接触镫骨前脚
D. 镫骨小头

激光切断镫骨前脚

镫骨前脚相对纤细,可用激光使其气化断离,亦可于镫骨前脚后面将其向鼓岬方向骨折折断。

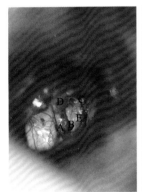

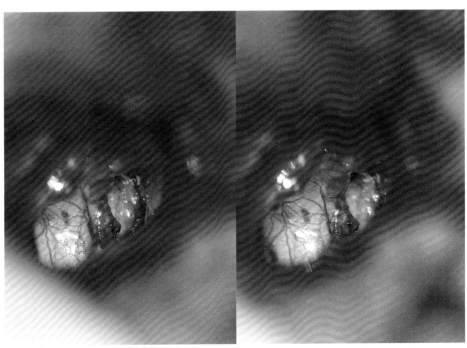

A. 离断的镫骨肌腱
B. 切断的镫骨后脚
C. 部分切断的镫骨前脚
D. 砧镫关节
E. 镫骨足板

镫骨前脚部分气化

面神经水平段腹侧与镫骨脚之间通常有约 1.0mm 间隙,可用激光气化断离镫骨前脚。若面神经水平段低位,与镫骨脚之间的间隙十分狭小甚至接触时,可直接将镫骨前脚向鼓岬方向骨折折断。

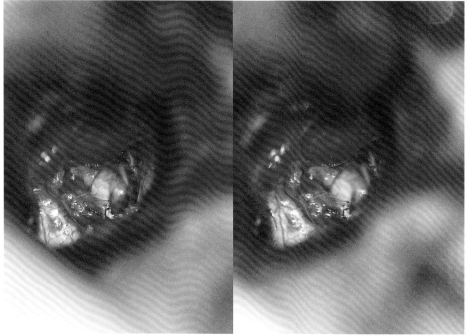

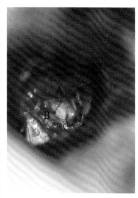

A. 砧骨长脚
B. 离断的足板上结构

镫骨折断

镫骨前脚折断后,足板上结构已完全离断,用钩针或麦粒钳将其取出。此时若有鼓岬黏膜出血,可用钩针将前庭窗周围黏膜刮除后用肾上腺素棉片止血。注意:开窗后禁用肾上腺素棉片。

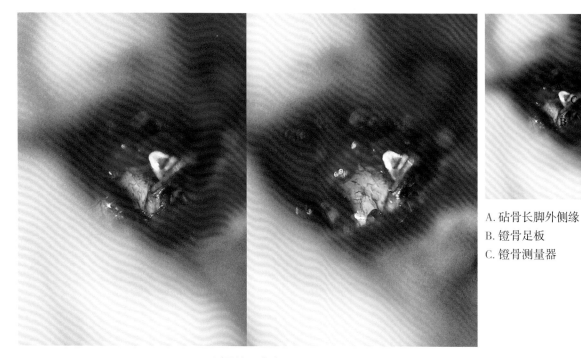

A. 砧骨长脚外侧缘
B. 镫骨足板
C. 镫骨测量器

测量镫骨高度

测量镫骨足板至砧骨长脚中下 1/3 交界处外侧缘的间距:镫骨测量器的杆芯调节至适当长度(4.0~4.5mm),使其芯端抵于镫骨足板,微调横臂使其恰能接触砧骨长脚中下 1/3 交界处外侧缘,横臂至芯端的长度即为所测长度。镫骨足板开窗前完成测量及人工镫骨截取,减少内耳暴露时间。

镫骨测量器。

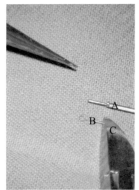

A. 镫骨测量器
B. Piston
C. 镫骨截短器

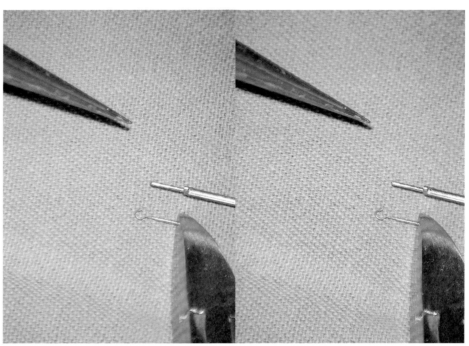

按照测量长度截取 Piston

以测量后测量器杆芯的长度为参照,该长度与截取 Piston 圆柱体的长度+挂钩与圆柱体连接颈部之间的长度等长。挂钩圆环的高度相当于 Piston 通过镫骨足板的开窗处伸入前庭部分的长度。

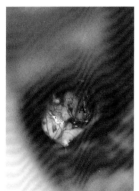

A. 镫骨足板

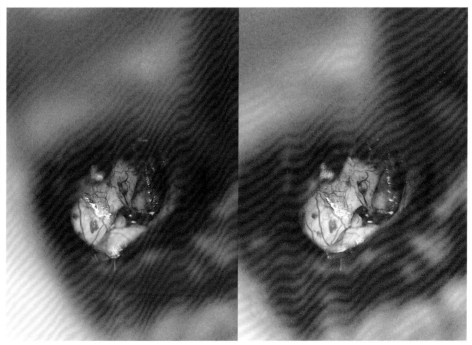

镫骨足板全貌

完成测量及人工镫骨截取后,再行镫骨足板开窗。开窗前根据足板颜色预估足板厚度,足板颜色发白提示足板较厚,可能需要多次激光输出以完成足板打孔。

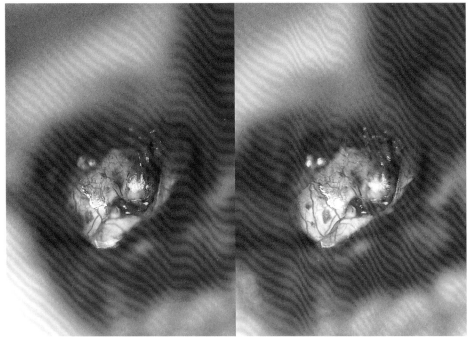

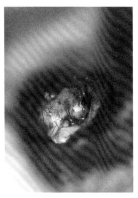

A. 被激光炭化的镫骨足板

第一次激光输出

于镫骨足板中心偏后位置开窗,可避免植入 Piston 与前庭窗缘接触,同时 Piston 圆柱更远离球囊与椭圆囊。第一次激光输出后,镫骨足板可见局部炭化的焦坑。本病例中采用 Diode 激光光纤直径为 0.6mm,激光输出功率为 40W。

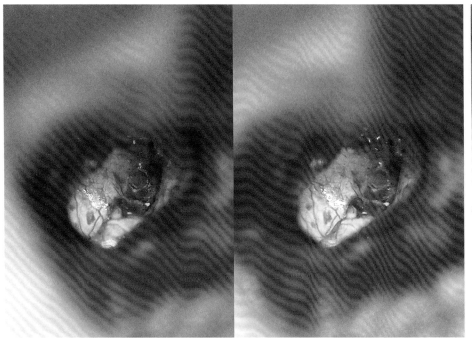

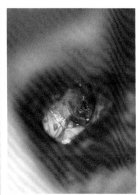

A. 镫骨足板激光造孔

第二次激光输出完成镫骨足板开窗

第二次激光输出后,镫骨足板造孔形成,造孔直径等于光纤直径,为 0.6mm,至此完成前庭窗开窗。

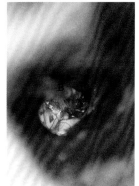

A. 镫骨足板

B. 三棱针

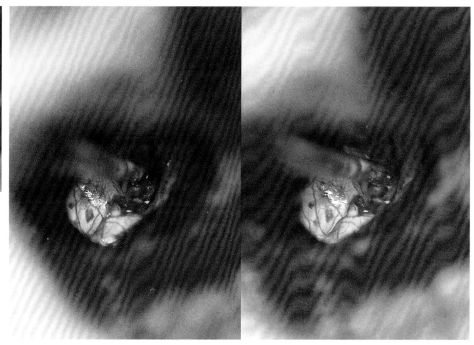

以三棱针扩大开窗处

镫骨足板激光造孔形成后,或足板未完全穿透但颜色变为透亮暗蓝色时,用三棱针进一步完成开窗,用手指力量轻轻捻转三棱针,利用其棱边穿透足板。开窗后可见少量外淋巴漏出,7号吸引管于前庭窗缘低压吸引,不能正对开窗吸引。

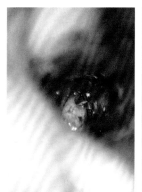

A. 砧骨长脚

B. Piston

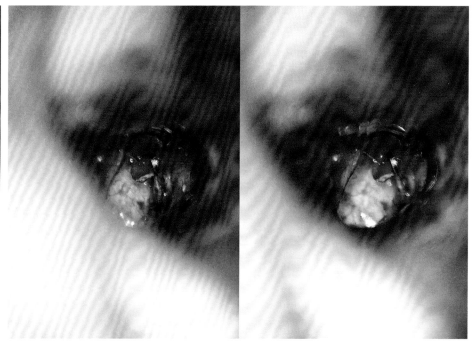

植入人工镫骨

用耳尖平镊夹持 Piston 将其挂钩挂于砧骨长脚中下 1/3 交界处,钩针微调挂钩位置,使 Piston 圆柱末端置于镫骨开窗处。Piston 进入前庭窗不超过 0.5mm,并避免 Piston 与前庭窗骨缘接触。Piston 位置调整好后,用镫骨安装器将 Piston 环扣夹紧,使其与砧骨长脚稳定衔接不致滑脱,但也应避免长脚被环夹过紧而致其缺血坏死。

耳尖平镊、钩针、镫骨安装器。

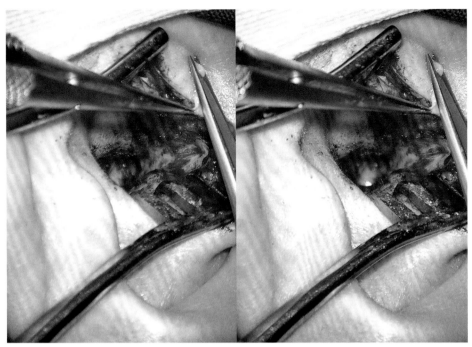

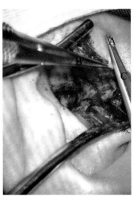

A. 脂肪颗粒
B. 耳尖平镊
C. 眼科剪

修剪脂肪细条

按开窗面积修剪备用脂肪颗粒,切勿将过多脂肪塞入窗内而压破椭圆囊、球囊致剧烈眩晕甚至听力损失(本例开窗直径=光纤直径 0.6mm,Piston 直径=0.4mm)。

耳尖平镊、眼科剪。

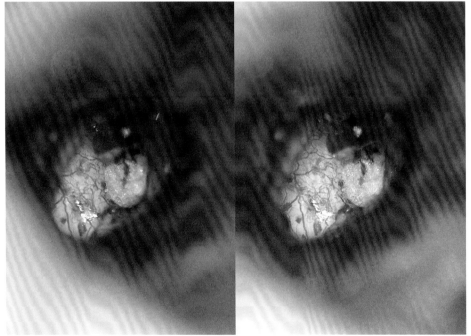

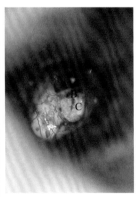

A. 砧骨长脚
B. Piston
C. 填塞脂肪

脂肪封闭开窗处

脂肪环绕填埋 Piston 圆柱周围开窗间隙,安装结束后,再次检查确定听骨链活动度,可用直针轻触砧骨长脚,观察 Piston 活动及蜗窗反射。

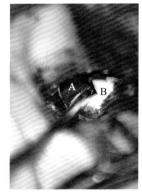

A.鼓膜
B.可降解耳鼻止血绵

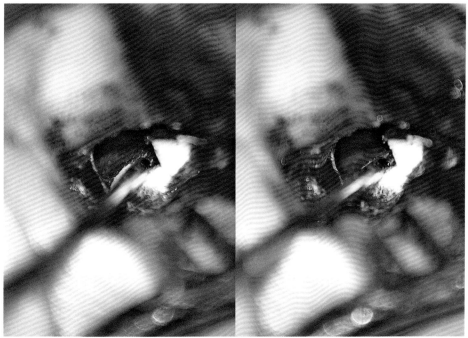

复位鼓膜

吸出清理鼓室及外耳道积血,检查无棉片残留后,将鼓膜及外耳道皮瓣复位,铺贴平整后,用小块明胶海绵或可降解耳鼻止血绵自切口内侧切缘开始填塞外耳道,保证皮瓣切缘压平,避免内卷、皱褶。

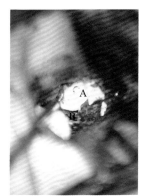

A.可降解耳鼻止血绵
B.外耳道皮瓣

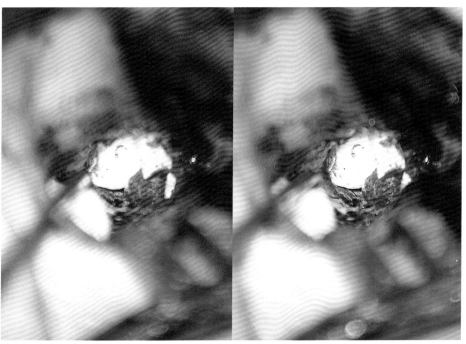

外耳道填塞

由外向内逐量填塞,外耳道口可用相对大块明胶海绵或可降解耳鼻止血绵,避免向外耳道内加压,以保持皮瓣平整对合。

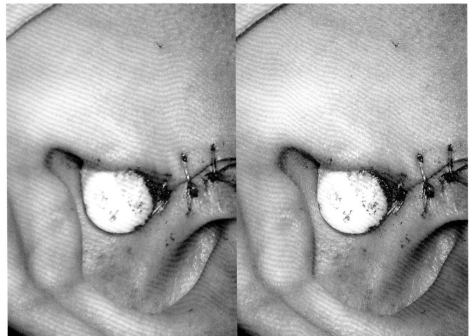

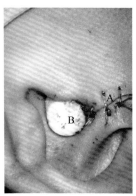

A. 第一切口
B. 可降解耳鼻止血绵

缝合切口

缝合外耳道口软骨部皮肤及皮下组织、耳前切迹及耳轮脚前缘切口。

第二节　激光镫骨足板开窗术（手术2）

Stapes Footplate Fenestration with Diode Laser (Operation 2)

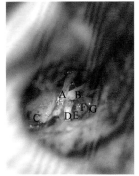

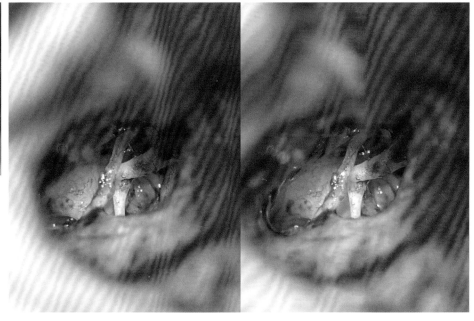

A. 鼓索

B. 砧骨长脚

C. 蜗窗龛

D. 镫骨肌腱

E. 镫骨后脚

F. 镫骨足板

G. 面神经水平段腹侧

暴露镫骨肌腱（左）

耳内切口分离外耳道皮瓣，凿除前上棘，掀起纤维鼓环入鼓室，凿除外耳道后上壁，当显微镜可直视以下鼓室内结构时，表明暴露已到位。图中示鼓索、砧骨长脚、蜗窗龛、镫骨肌腱、砧镫关节、镫骨后脚、镫骨足板、镫骨前脚、面神经水平段腹侧。注意探查锤砧骨、砧镫关节、镫骨足板的活动度，观察镫骨足板颜色，面神经是否裸露、低位或遮窗。

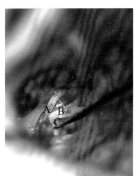

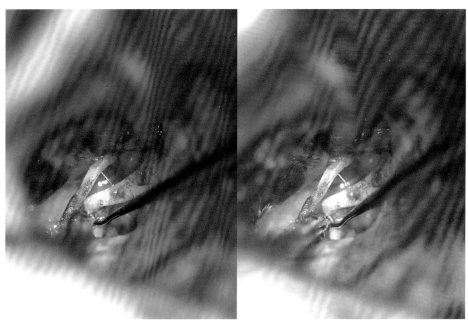

A. 鼓索

B. 砧骨长脚

C. 砧镫关节

分离砧镫关节

开窗前先分离砧镫关节、去除镫骨上结构。砧镫关节间有一关节盘，关节盘随镫骨上结构一体，钩针沿砧骨长脚关节面插入，以平行于关节面的方向分离关节，可用吸引器向前推开鼓索以保护之，并可以辅助稳定砧骨豆状突，避免牵拉砧骨脱位。

钩针、9号吸引器。

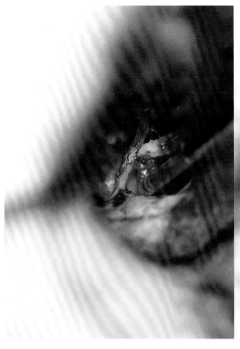 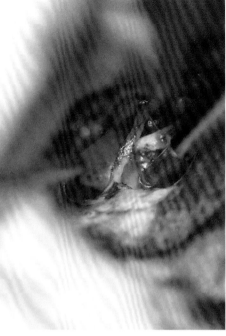 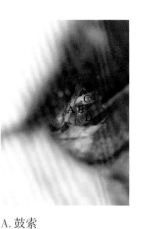

A. 鼓索
B. 镫骨肌腱
C. 砧骨长脚
D. 激光光纤

激光切断镫骨肌腱

激光光纤接触镫骨肌腱近锥隆起处将其切断,本病例应用 Diode 激光直径 0.6mm,输出模式为厂家预设镫骨手术模式,输出功率为 40W。激光光纤纤细柔软可曲度大,可将其穿过 12 号吸引器后,执笔式手持吸引器使用激光光纤,以增加操作的可控性。

Diode 激光、12 号吸引器。

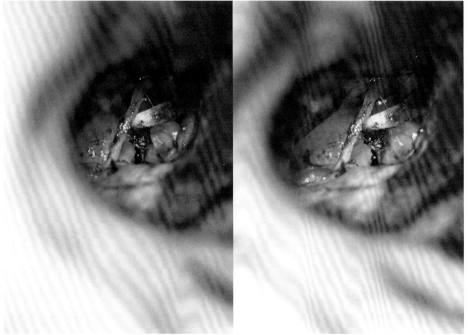

A. 鼓索
B. 砧骨长脚
C. 炭化的镫骨肌腱末端
D. 镫骨足板

镫骨肌腱切断

镫骨肌腱镫骨颈侧断端黏膜炭化。

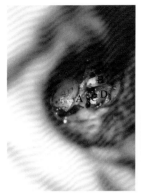

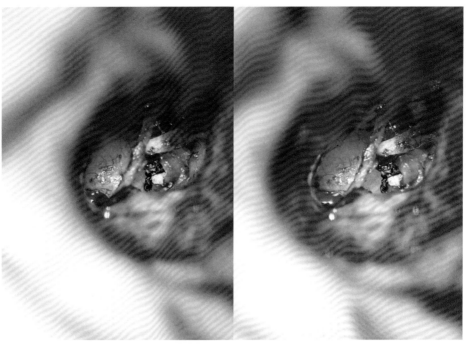

A. 鼓索
B. 砧骨长脚
C. 离断的镫骨后脚
D. 镫骨足板

激光切断镫骨后脚

激光朝向鼓岬方向，接触镫骨后脚与足板连接处，气化断离镫骨后脚。

Diode 激光、12 号吸引器。

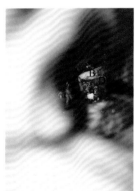

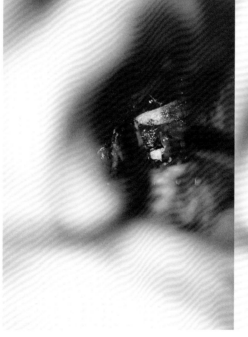

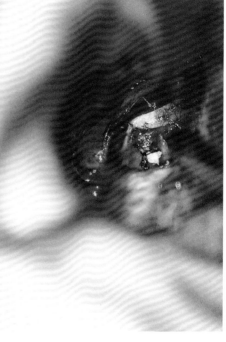

A. 鼓索
B. 砧骨长脚
C. 镫骨足板
D. 接触镫骨前脚的激光光纤

激光切断镫骨前脚

激光接触镫骨前脚中上 1/3，朝向鼓岬方向，气化断离镫骨前脚，吸引器辅助吸烟保证视野清晰。镫骨前脚相对比较纤细，若前庭窗窄或面神经水平段与镫骨脚间的间隙十分狭小甚至接触时，可直接将镫骨前脚向鼓岬方向骨折折断。

Diode 激光、12 号吸引器。

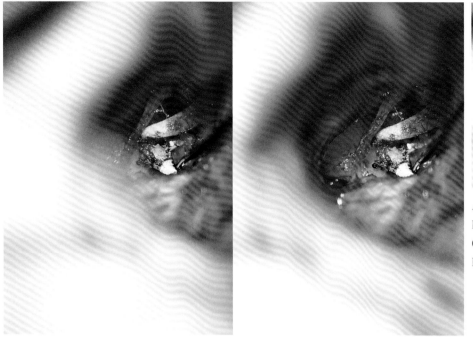

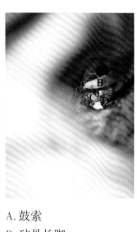

A. 鼓索
B. 砧骨长脚
C. 离断的镫骨上结构
D. 镫骨足板

取出镫骨上结构

镫骨前脚切断后,足板上结构已完全离断,用钩针或麦粒钳将其取出。

12 号吸引器、钩针、麦粒钳。

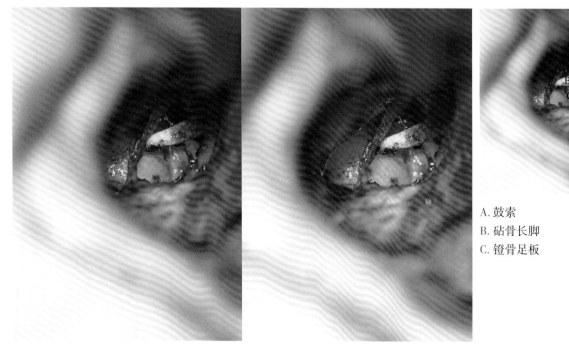

A. 鼓索
B. 砧骨长脚
C. 镫骨足板

镫骨上结构取出后的足板

去除镫骨上结构后,观察足板及周围鼓岬黏膜有无出血,或有无镫骨动脉横跨足板,如有,应在开窗前妥善处理。以镫骨测量器测量镫骨高度。

镫骨测量器、9 号吸引器。

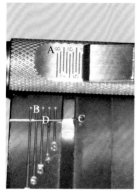

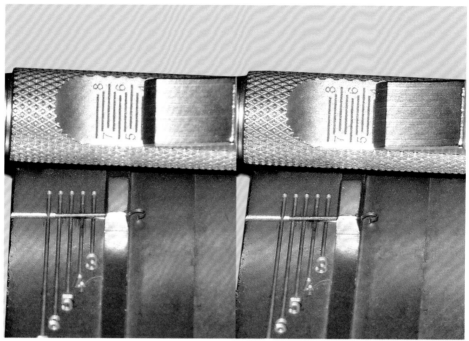

A. 镫骨测量器手柄刻度
B. 镫骨切割台
C. Piston 挂钩
D. Piston 圆柱

根据测量值准备裁剪人工镫骨

根据镫骨测量器刻度指示的实际镫骨高度测量值,将 0.4mm × 7.0mm 钛合金 Piston 插入镫骨切割台 0.4mm 小孔中,Piston 挂钩底部紧贴 0 刻度线,在镫骨切割台上裁剪相同长度 Piston。镫骨测量器、镫骨切割台。

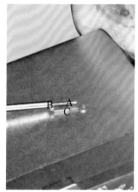

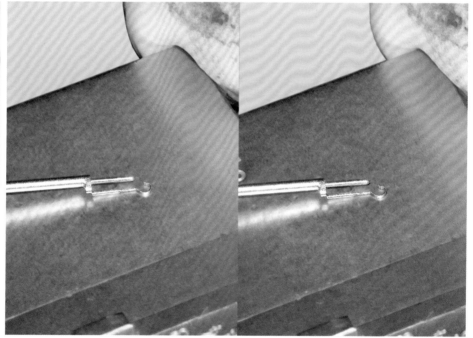

A. 镫骨测量器杆芯
B. 镫骨测量器横臂
C. Piston

裁剪后的人工镫骨

裁剪后使 Piston 圆柱体的长度+挂钩与圆柱体之间连接的细颈长度=镫骨足板至砧骨长脚中下 1/3 交界处外侧缘的间距=实际镫骨高度测量值,挂钩的高度则相当于 Piston 通过镫骨足板的开窗处伸入前庭的长度。

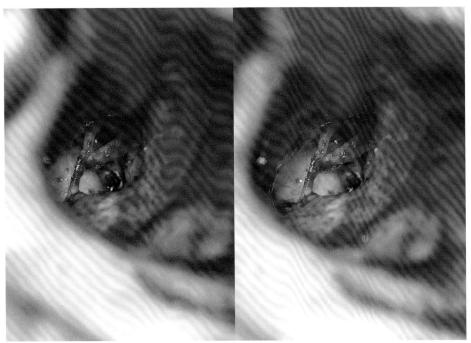

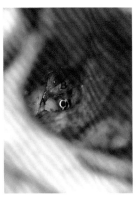

A. 鼓索
B. 砧骨长脚
C. 镫骨足板开窗

激光镫骨足板开窗

开窗前以镫骨足板颜色预估足板厚度,根据厚度控制激光能量或次数,并在每次激光输出后观察足板颜色变化,可联合应用三棱针开窗。本病例为直径 0.6mm 的 Diode 激光光纤接触足板中后 1/3,厂家预设的镫骨足板打孔参数模式下输出功率为 40W,单次激光输出后,实现足板开窗。

激光光纤、9 号吸引器。

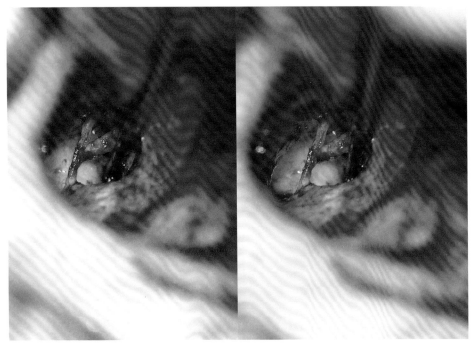

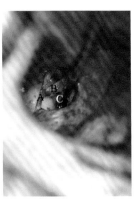

A. 鼓索
B. 砧骨长脚
C. 三棱针

三棱针扩大开窗

以三棱针扩大开窗,仅部分尖端贯穿镫骨足板进入前庭,轻轻捻转,利用其锐利的棱边穿通扩大开窗,并使开窗形状更圆更光滑。

三棱针。

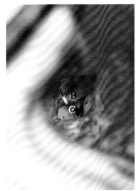

A. 鼓索
B. 砧骨长脚
C. Piston

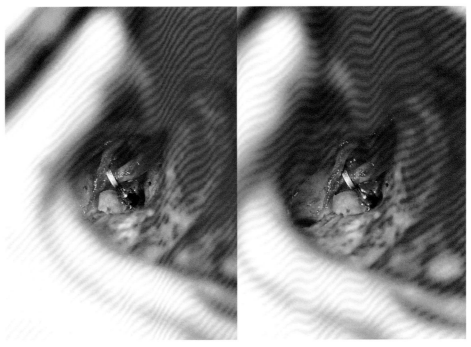

植入人工镫骨

耳尖平镊稳固夹持 Piston,避免 Piston 掉落至后鼓室;将其挂钩环挂于砧骨长脚上,钩针微调 Piston 位置,使挂钩位于砧骨长脚中下 1/3 交界处,圆柱体末端自镫骨足板窗缘轻轻推向开窗中心,避免 Piston 与开窗口边缘接触,伸入前庭不超过 0.5mm。

耳尖平镊、钩针。

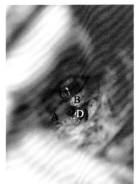

A. 鼓索
B. 砧骨长脚
C. 镫骨安装器
D. Piston 圆柱体部分

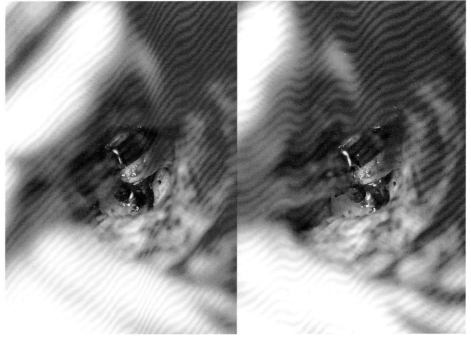

固定镫骨挂钩

用镫骨安装器将 Piston 挂钩夹紧,使其稳定在砧骨长脚上。镫骨安装器环夹 Piston 挂钩时应略微施加向外的力量,避免过度向内按压砧骨长脚。

镫骨安装器。

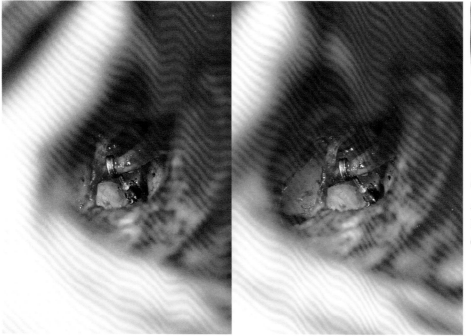

A. 鼓索
B. 砧骨长脚
C. Piston

固定后的镫骨

安装固定后的人工镫骨挂钩部分与砧骨衔接稳固不活动,且不影响砧骨血运;人工镫骨圆柱末端应不与窗缘接触,以避免 Piston 活动受阻。

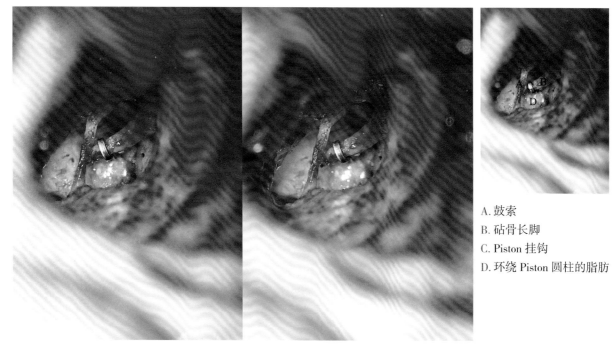

A. 鼓索
B. 砧骨长脚
C. Piston 挂钩
D. 环绕 Piston 圆柱的脂肪

脂肪封闭前庭窗开窗

脂肪环绕填埋 Piston 圆柱周围开窗间隙,避免外淋巴漏。再次检查确定听骨链活动度,可用直针轻触砧骨长脚,观察 Piston 活动及蜗窗反射。

直针、钩针。

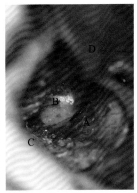

A. 外耳道皮瓣
B. 鼓膜
C. 第二切口
D. 第一切口

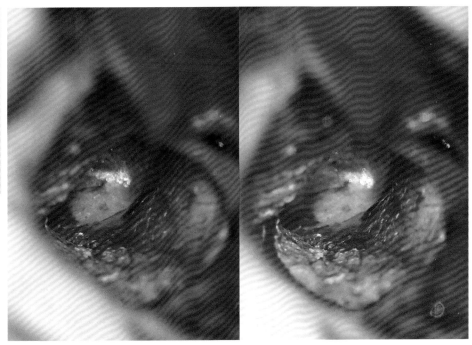

复位外耳道皮肤-鼓膜瓣

将外耳道皮肤-鼓膜瓣复位,保证皮瓣与外耳道骨壁铺贴平整、对合,防止切口皮缘内卷、皱褶、偏移。若凿骨过多,皮瓣不能完全封闭中耳腔,须取筋膜或其他软组织修复缺损。

中耳剥离子、12 号吸引器

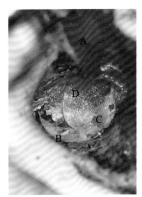

A. 第一切口
B. 第二切口
C. 外耳道皮瓣
D. 可降解耳鼻止血绵

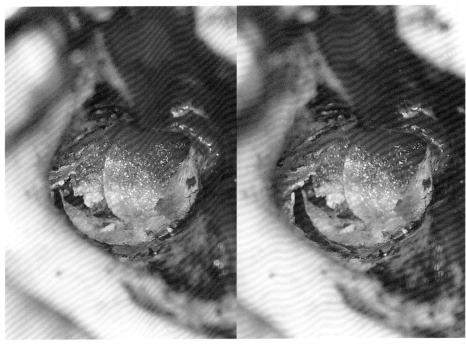

外耳道内可降解耳鼻止血绵填塞

由内向外逐块将小块明胶海绵或可降解耳鼻止血绵填压皮瓣,注意仍然保持鼓膜在原位,切口皮缘平整、对合。后续外耳道的填塞可以用较大块可降解耳鼻止血绵或者碘仿纱条完成。

耳尖平镊、12 号吸引器、中耳剥离子。

169

第三节 镫骨足板微型钻开窗术
Stapes Footplate Fenestration with Micro Drill

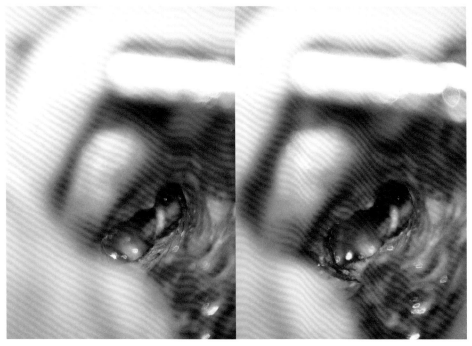

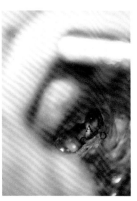

A. 鼓索
B. 砧骨长脚
C. 砧镫关节
D. 外耳道内段后上骨壁

磨除外耳道前上棘及外耳道后上壁骨质（左）

耳内切口,分离外耳道皮瓣、电钻磨除前上棘,分离纤维鼓环入鼓室后,磨除部分外耳道内段后上骨质。

小号磨光钻、12 号吸引器。

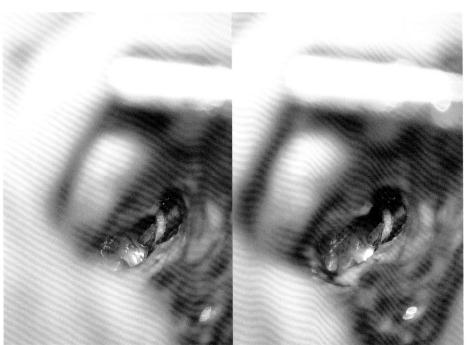

A. 鼓索
B. 砧骨长脚
C. 砧镫关节
D. 蜗窗龛

暴露鼓岬、鼓索、砧镫关节

调整显微镜焦距,观察鼓室内结构,可清晰显露鼓索、砧骨长脚大部、部分砧镫关节、蜗窗龛。

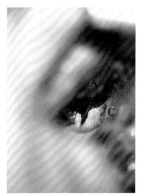

A. 外耳道皮肤-鼓膜瓣

B. 鼓索

C. 被磨薄的外耳道后壁
　骨质

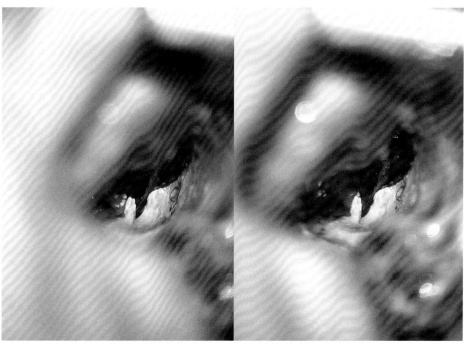

磨薄外耳道后壁为凿骨做准备

当外耳道后壁内端骨坎较深、骨质较厚时,可先用电钻磨薄后,再用圆凿凿除。亦可用刮匙去除骨质,刮匙应足够锐利、由内向外、薄层多次刮除。

小号磨光钻头、12 号吸引器。

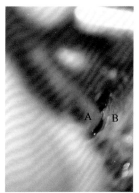

A. 圆凿

B. 外耳道后壁

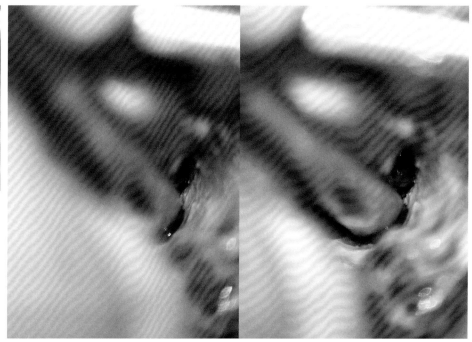

骨凿凿除外耳道后上壁内端骨质

圆凿扩大外耳道后上壁以完整暴露镫骨全貌,以拇、示、中指执笔式持凿,小指以周围软组织为支点,控制落凿力度并避免滑凿损伤鼓室内结构。逐层小块多次逐量凿骨,以免造成大块骨质松动致砧骨脱位或包裹鼓索致取出困难。

圆凿、骨锤。

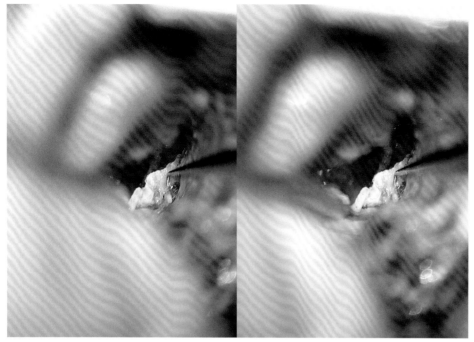
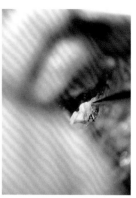

A. 外耳道后壁凿除的碎骨
B. 鼓索

勾出凿下的骨块

以钩针、刮匙、麦粒钳或吸引器将凿下的碎骨块取出。

钩针、刮匙、麦粒钳、吸引器。

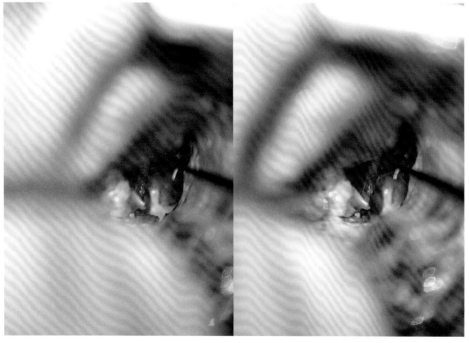
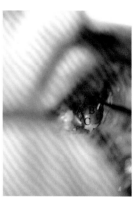

A. 鼓索
B. 砧镫关节
C. 镫骨肌腱

暴露镫骨及其肌腱

外耳道后壁骨质凿除清理后,继续凿除鼓索小管外侧的骨质,此时已暴露镫骨肌腱、砧骨长脚和镫骨上结构。

钩针。

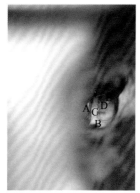

A. 鼓索
B. 锥隆起
C. 镫骨肌腱
D. 镫骨后脚
E. 镫骨足板

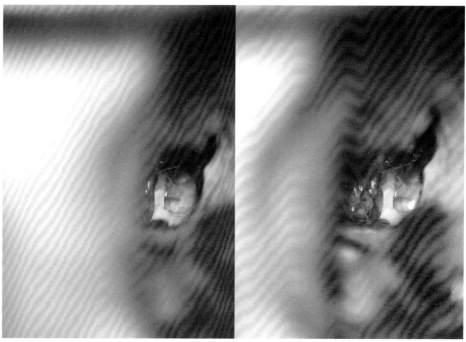

暴露鼓索、镫骨肌腱、锥隆起、镫骨后脚
调整显微镜，清晰可见鼓索、锥隆起、砧骨长脚大部、镫骨肌腱、镫骨后脚、镫骨足板。

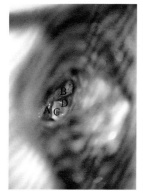

A. 鼓索
B. 砧骨长脚
C. 镫骨肌腱
D. 镫骨足板

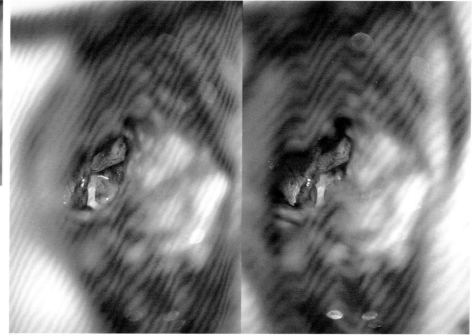

暴露镫骨后的术区全景
调整显微镜角度并将外耳道皮肤-鼓膜瓣向前下推，能观察到以下结构：锤骨短突、锤骨颈、鼓索、鼓岬、蜗窗、砧骨长脚、锥隆起、镫骨肌腱、砧镫关节、镫骨后脚、镫骨足板、镫骨前脚、面神经水平段下缘。

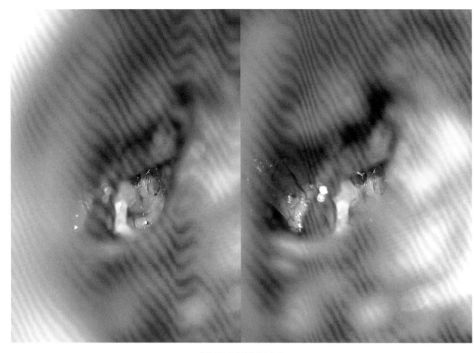
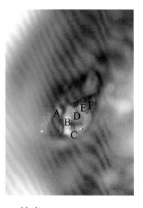

A. 鼓索
B. 镫骨肌腱
C. 锥隆起
D. 镫骨后脚
E. 镫骨足板
F. 面神经水平段腹侧下缘

镫骨足板高清图

观察镫骨足板颜色预估足板厚度。直针轻触足板,探查确定足板固定。并注意面神经有无裸露、低位或遮窗。

直针。

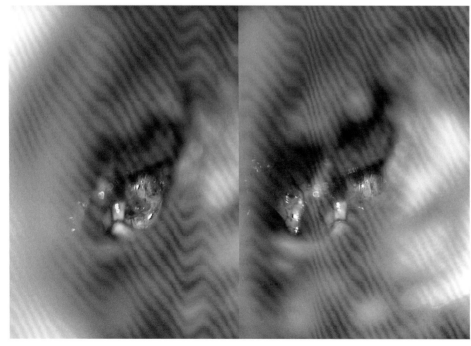
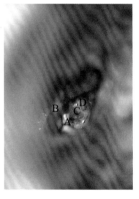

A. 离断的镫骨肌腱
B. 鼓索
C. 镫骨后脚
D. 镫骨足板

剪断镫骨肌腱

于近锥隆起处剪断镫骨肌腱,操作中注意保护鼓索。

剥离子、中耳显微剪。

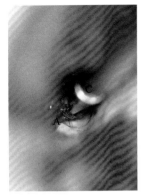

A. 鼓索
B. 镫骨后脚
C. 专用微型钻

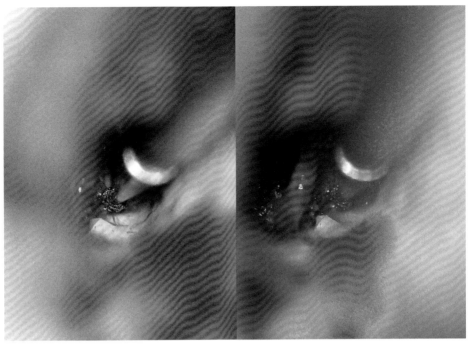

微型钻磨镫骨后脚

以钩针分离砧镫关节后,在镫骨后脚连接足板处用微型钻将其磨断,注意控制手柄的稳定性,钻头低速磨断镫骨后脚,避免滑钻。

钩针、专用微型钻钻头。

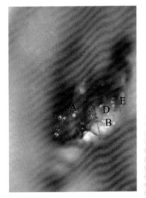

A. 鼓索
B. 镫骨后脚残根
C. 砧骨长脚
D. 镫骨足板
E. 面神经水平段腹侧下缘

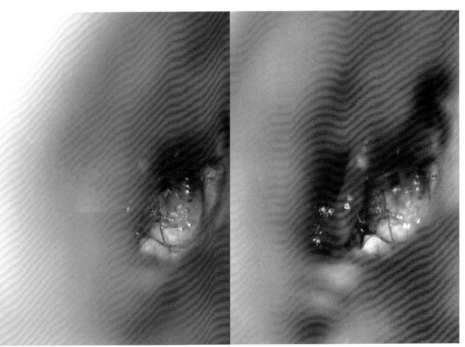

折断镫骨前脚

磨断镫骨后脚后断离镫骨前脚。镫骨前脚相对细小,可用钩针将其推向鼓岬方向骨折折断。至此,镫骨上结构已全部离断。

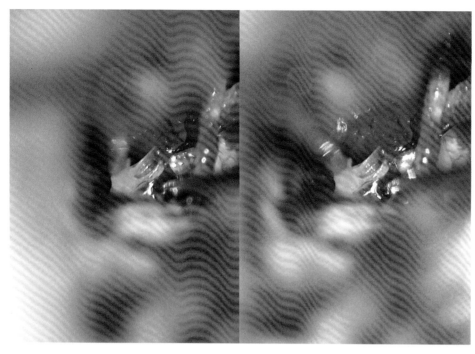

A. 鼓索
B. 砧骨长脚
C. 离断后倒置的镫骨上
　结构

取出镫骨上结构

用吸引器辅助麦粒钳将离断的镫骨上结构取出。

吸引器、麦粒钳。

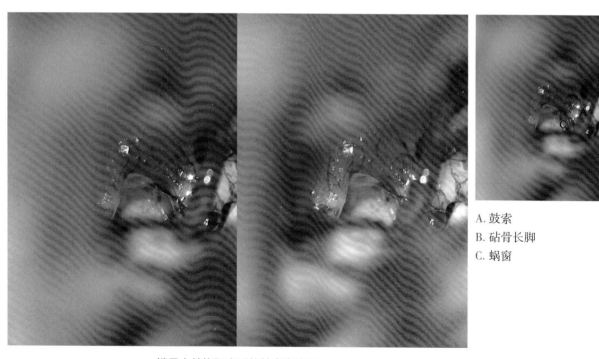

A. 鼓索
B. 砧骨长脚
C. 蜗窗

镫骨上结构取出后的鼓室高清图

此时可以观察前庭窗与鼓岬、蜗窗龛的关系。

中耳显微剪、钩针。

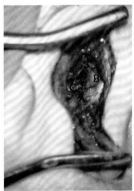

A.第一切口
B.外耳道上壁骨质
C.鼓索
D.砧骨长脚
E.镫骨

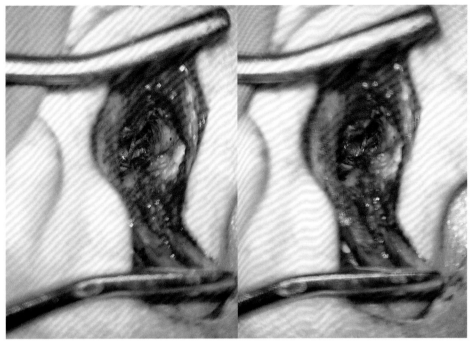

镫骨足板开窗前切口至镫骨足板全景

自切口向镫骨足板做全景观察,可见耳内切口将外耳道皮瓣由桶状变为 C 形,入鼓室前外耳道皮瓣应彻底止血以防血液流入鼓室影响操作。去除部分盾板及外耳道后壁骨质须完整暴露前述的鼓室内结构,以确保足板开窗顺利、安全。

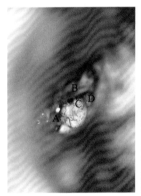

A.鼓索
B.砧骨长脚
C.镫骨足板
D.面神经水平段下缘

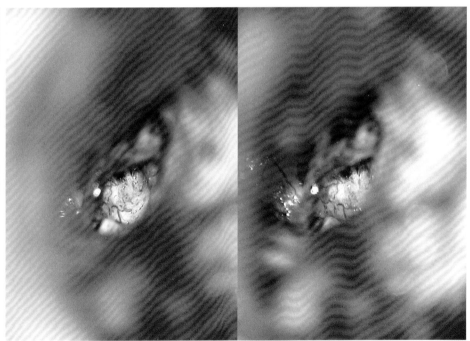

镫骨足板全景

调整显微镜焦距,清晰显露镫骨足板及面神经水平段下缘,确认镫骨足板暴露良好,无活动性出血影响后续操作。

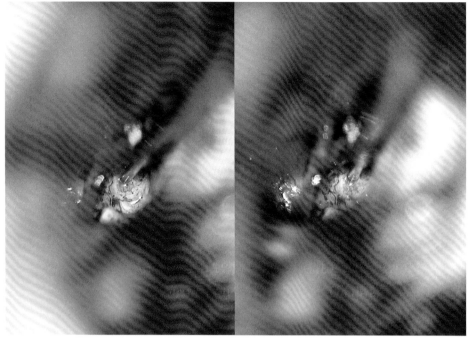

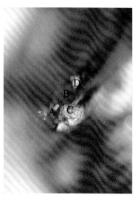

A. 鼓索
B. 砧骨长脚
C. 镫骨足板
D. 镫骨测量器横臂

测量砧骨长脚和足板间距离

测量镫骨足板至砧骨长脚中下 1/3 交界处外侧缘的间距。调节镫骨测量器的杆芯至适当长度（4.0~4.5mm），使芯端抵于镫骨足板表面，微调杆芯长度，使测量器的横臂平砧骨长脚中下 1/3 外侧缘，此时杆芯的长度即为测量值。

镫骨测量器。

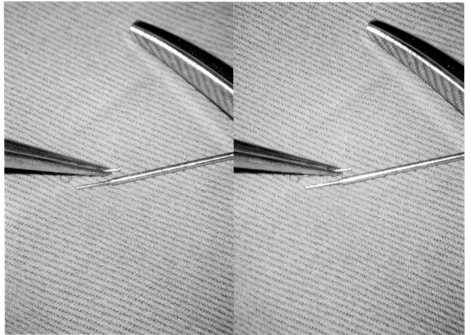

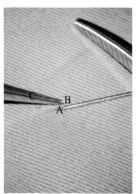

A. 镫骨测量器
B. Piston
C. 耳尖平镊

按照测量值修剪人工镫骨

将实际测量长度的镫骨测量器杆芯与 Piston 比量，使 Piston 圆柱体的长度加上挂钩与圆柱体之前连接的细颈长度与测量器杆芯同长。用镫骨截短器将 Piston 截短至相同长度。

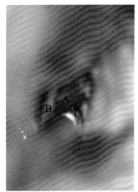

A. 砧骨长脚
B. 鼓索
C. 专用微型钻

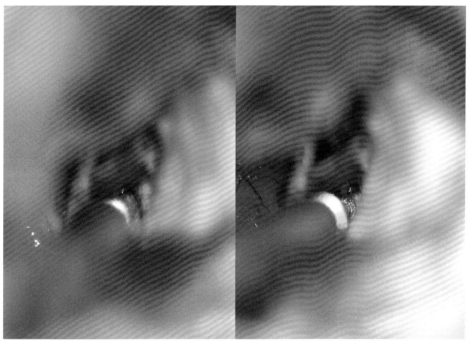

微型钻磨镫骨足板

将专用微型钻的直径 0.7mm 钻头放置在足板偏后处，稳固持钻，固定钻头位置后不向足板施加压力，脚踏控制钻头低速间断旋转。

直径 0.7mm 微型钻。

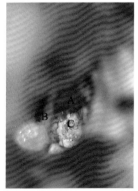

A. 砧骨长脚
B. 鼓索
C. 镫骨足板开窗初始

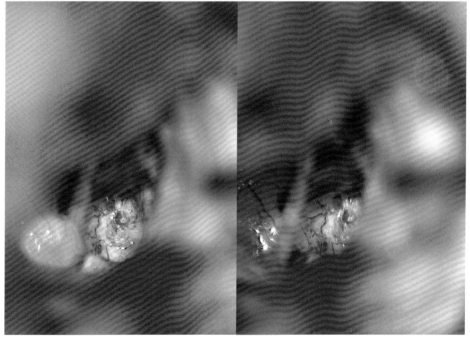

镫骨足板开窗初始

于足板中后 1/3 位置开窗，可见磨出的圆形浅凹，此处足板与前庭器球囊与椭圆囊的距离 >1.0mm，可避免植入的 Piston 触及前庭器，亦可避免植入 Piston 与前庭窗缘接触影响 Piston 活动度。

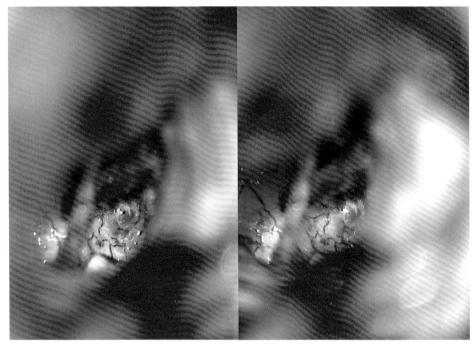

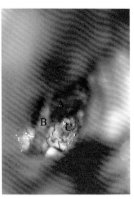

A. 砧骨长脚

B. 鼓索

C. 镫骨足板开窗

镫骨足板开窗完成

微型钻足板开窗可获得比钻头直径略小的圆形窗孔,边缘整齐光滑无骨屑,较少出血。开窗完成后,可能会有少量外淋巴流出,可用 7 号吸引器于前庭窗缘附近低负压吸引,不能直接吸引窗孔。偶有病例开窗后发生"井喷",常需要用筋膜填塞开窗而终止手术。

微型钻、7 号吸引器。

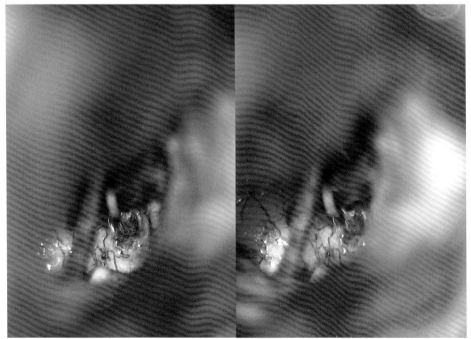

A. 鼓索

B. Piston

C. 砧骨长脚

D. 镫骨足板开窗

人工镫骨植入

用耳尖平镊将 Piston 挂钩环挂于砧骨长脚,Piston 圆柱体末端置于足板开窗处。钩针微调 Piston 位置,使其挂钩环挂于砧骨长脚中下 1/3 交界处,圆柱体末端伸入足板开窗处,确认 Piston 柱体可在开窗内形成活塞式运动,不与开窗边缘骨质接触,伸入前庭长度不超过 0.5mm。

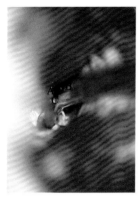

A. 鼓索

B. 镫骨安装器

C. Piston 挂钩部分

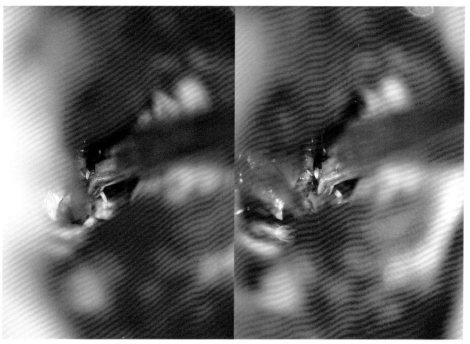

镫骨安装器固定人工镫骨

Piston 位置调整好后，用镫骨安装器环夹 Piston 挂钩，环夹 Piston 应略微施加向外的力度，而非向内按压砧骨长脚。

镫骨安装器、9 号吸引器。

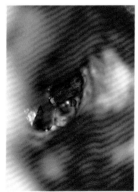

A. 鼓索

B. 砧骨长脚

C. Piston 挂钩

D. 前庭窗

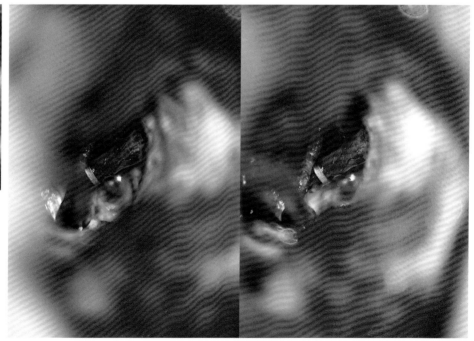

固定后的人工镫骨

Piston 应稳定环挂于砧骨长脚上不致滑脱或活动，环夹力度应适度，避免环扣过紧影响砧骨血运，进而导致砧骨长脚坏死。

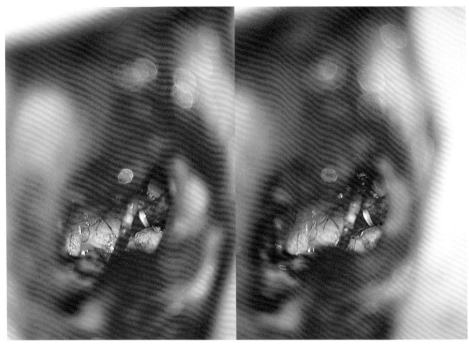

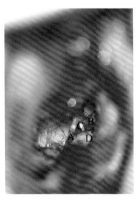

A. 鼓索
B. 砧骨长脚
C. Piston
D. 环绕 Piston 的脂肪

脂肪围绕足板开窗处

Piston 安装固定后，取准备好的脂肪颗粒环绕 Piston 圆柱体封闭开窗边缘孔隙。钩针轻触砧骨长脚再次检查听骨链活动情况。

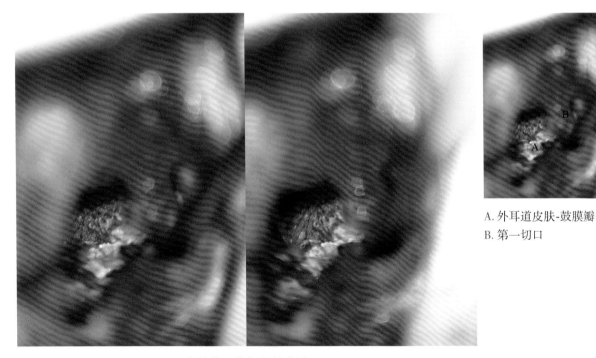

A. 外耳道皮肤-鼓膜瓣
B. 第一切口

复位外耳道皮肤-鼓膜瓣

吸除鼓室及外耳道积血，检查无遗漏棉片，将鼓膜及外耳道皮瓣复位、铺贴平整，最后用明胶海绵或碘仿纱条填压外耳道皮瓣，防止皮瓣内卷、偏位、皱褶，缝合切口，结束手术。

（李晓红　张　茜　王国建）

参考文献

1. 黄选兆,汪吉宝,孔维佳. 实用耳鼻咽喉头颈外科学[M]. 2 版,北京:人民卫生出版社,2008.
2. SANNA M,KHRAIS T,FALCIONI M,et al. The temporal bone:a manual for dissection and surgical approaches[M]. Stuttgart:Thieme,2005.
3. FISCH U,LINDER T. Temporal bone dissection:the Zurich guidelines[M]. Tuttlingen:Verlag Endo Press,2012,6-45.
4. FISCH U,MAY J. Tympanoplasty,mastoidectomy,and stapes surgery[M]. Stuttgart:Thieme,1994.

第五章

先天性中耳畸形手术
Surgery for Congenital Middle Ear Malformation

第一节　先天性听骨链畸形（TORP 植入）
Congenital Ossicular Chain Malformation (TORP Implantation)

概述

1955 年 Altmann 将先天性耳畸形分为重度和轻度[1]。前者包括耳郭畸形、外耳道闭锁及中耳畸形；后者即单纯性中耳畸形，指有正常的耳郭，外耳道及鼓膜存在，内耳发育正常，仅有听骨链发育异常，少部分伴有面神经或中耳其他部位（鼓室各壁、咽鼓管等）畸形，表现为单侧或双侧传导性听力损失，部分患者可同时合并有先天性中耳胆脂瘤[2]。1993 年 Teunissen 和 Cremers 将单纯性中耳畸形分为四型[3-4]：①先天性镫骨固定；②先天性镫骨固定伴其他听骨链畸形；③先天性听骨链畸形，但镫骨足板活动；④先天性蜗窗或前庭窗发育不良或严重发育异常。先天性中耳畸形的手术主要分为两类[5]：一类是经鼓室探查并行听骨链重建术（包括植入自体听骨、PORP、TORP）或人工镫骨手术（植入 Piston）[6]；另一类是人工听觉植入技术，包括骨锚式助听器、骨桥和振动声桥等。本章将主要介绍单纯性中耳畸形的听骨链重建技术。

适应证

1. 鼓膜完整但呈先天性传导性听力损失者，包括先天性听骨链发育畸形或中耳畸形伴感染、先天性胆脂瘤破坏听骨链导致的传导性听力损失。

2. 双侧中耳畸形伴中度以上传导性听力损失，单侧中耳畸形而另耳正常者，手术可延至成年后进行。

禁忌证

1. 前庭窗、蜗窗严重畸形或未发育者。
2. 咽鼓管发育畸形或不通畅者。
3. 面神经遮窗者。
4. 全身情况差无法耐受手术者。

手术步骤

1. 切口　行经耳轮脚前的耳内切口，向前方掀起外耳道皮肤-鼓膜瓣，显示鼓室内结构，此过程要尽力做到保持外耳道皮瓣和鼓膜完整。适当凿除上鼓室外侧壁和外耳道后上壁,直至暴露镫骨上结构。

2. 切除病变　如有范围局限的中耳胆脂瘤,可经此径路予以切除。

3. 探查听骨链　首先整体观察听骨链的形态及相互连接,进而轻触锤骨柄,了解听骨链整体活动情况。砧骨长脚和镫骨上结构的异常是最常见的中耳畸形类型,需注意砧骨形态、砧镫关节是否连接或假连接、镫骨前后脚和镫骨足板发育和活动情况。另外,需要明确是否存在锤砧融合、锤骨小头与盾板融合固定的情况等。

4. 选择重建材料和重建术式　根据听骨链畸形方式选择材料及术式:①如果镫骨结构正常且活动良好、仅存在砧骨畸形,可切除砧骨,将自体听骨修剪后或将部分型人工听骨(PORP)连接于镫骨小头和鼓膜之间,人工听骨与鼓膜之间需要垫衬软骨片,防止术后继发鼓膜穿孔、人工听骨脱出;②如果镫骨上结构畸形或缺失、镫骨足板活动,可将全部型人工听骨(TORP)连接于镫骨足板和鼓膜之间,同样在人工听骨与鼓膜之间需要垫衬软骨片;③如果镫骨固定,可行镫骨足板钻孔或镫骨足板切除术,将人工听骨(Piston)外侧固定于砧骨长脚或锤骨柄上,活塞周围使用自体脂肪围绕,防止术后出现外淋巴漏;④如前庭窗发育畸形无法辨认,可考虑在此行内耳开窗术,植入材料和方法基本同镫骨足板钻孔术。一般情况下,前庭窗闭锁患者常常同时合并面神经的畸形,因而实施该类手术需要综合、谨慎地评估;⑤如探查发现蜗窗未发育则难以重建听力。

5. 复位鼓膜及外耳道皮瓣　局麻手术患者在复位鼓膜及外耳道皮瓣后可以直接使用音叉粗测听力,判断听力是否提高或 Rinne 试验是否由阴性转阳性,确定手术效果。

6. 切口缝合　间断缝合耳轮脚前皮肤切口,外耳道内填塞可降解耳鼻止血绵或明胶海绵及碘仿纱条。无菌敷料加压包扎。结束手术。

注意事项

1. 保持外耳道皮瓣及鼓膜完整,人工听骨和鼓膜之间需垫衬软骨片,防止继发鼓膜穿孔。

2. 确认重建之听骨链的连续性及活动性良好,避免假连接或植入听骨倒伏导致连接中断。

3. 术腔积血尽量吸除干净,防止术后形成粘连。

4. 避免损伤咽鼓管周围黏膜,导致术后咽鼓管功能下降,影响手术效果。

5. 因镫骨足板固定而行镫骨足板钻孔或切除术时,植入的人工镫骨长度要合适,避免过长破坏前庭膜迷路导致感音神经性听力损失;植入后软组织覆盖开窗处要确切,防止出现外淋巴漏。

6. 部分中耳畸形患者,可能存在外耳道狭窄或合并小鼓膜。除鼓膜外,鼓室其他各壁也可能存在先天性的骨质缺裂,如鼓室盖或鼓室底部的骨质缺失可导致硬脑膜下垂或颈静脉球向鼓室内突出、颈动脉管突入鼓室达耳蜗外侧。鼓室内壁的畸形包括前庭窗和蜗窗狭窄、闭锁、无窗、移位等。

7. 术中注意仔细辨识中耳腔各个解剖结构,当畸形严重无重建基础时,不要勉强进行手术,防止出现不必要的并发症,如面瘫、感音神经性听力损失等。

并发症

1. 面神经损伤　仔细辨识解剖结构,如面神经发育畸形,则有可能损伤面神经。处理镫骨上结构时注意面神经走行位置,如术后出现周围性面瘫应立即行手术探查,必要时行面神经减压术。

2. 感音神经性听力损失　镫骨足板钻孔或镫骨切除时损伤膜迷路,导致内、外淋巴混合,出现感音神经性听力损失。操作中勿钻孔太深,人工听骨长度合适,以防过长而损伤内耳膜迷路。镫骨足板部分切除或全切除时若有镫骨足板碎片落入前庭,切忌以器械捞取。

3. 脑脊液漏 内耳与蛛网膜下腔畸形交通可导致术中切除镫骨或内耳开窗时出现脑脊液漏,一旦出现,术中要严密封堵。若封堵失败,术后可发生持续性脑脊液耳漏或耳鼻漏,并有颅内感染之风险。

4. 鼓膜穿孔 原因之一为自后方鼓沟掀起鼓膜时或将鼓膜自锤骨柄部分剥离时动作粗暴,导致鼓膜穿孔且没有被及时发现;人工听骨直接顶在鼓膜上亦可造成继发穿孔。术中应精细操作,注意保护鼓膜,人工听骨与鼓膜接触时在人工听骨和鼓膜之间放置软骨片可以有效避免继发鼓膜穿孔。

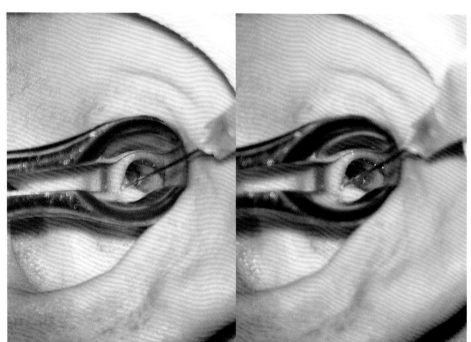

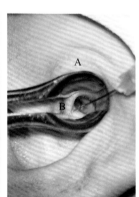

A. 耳屏
B. 软骨间切迹

注射局麻药或止血水(右)

以 1% 利多卡因或生理盐水 2.0~3.0mL(10mL 药液中含 0.1% 肾上腺素 10 滴)注射于软骨间切迹(耳屏软骨与耳轮软骨之间、外耳道口 12 点的位置)及外耳道四壁,以减少术中出血。外耳道壁注射时,自骨-软骨交界处外侧进针,直抵骨面,缓慢注射。

前鼻镜。

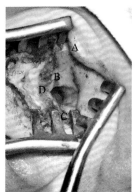

A. 耳屏
B. 外耳道前壁皮肤
C. 外耳道后壁皮肤
D. 第一切口内端

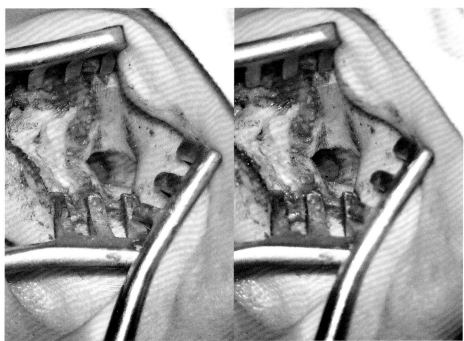

软骨间切口（Heermann 切口）

软骨间切口起于外耳道 12 点骨-软骨交界处，距鼓膜松弛部 0.8~1.0cm，向外通过软骨间切迹，沿耳轮脚向上切开约 1cm，切口在骨性外耳道内要直达骨面。置乳突牵开器，双极电凝仔细止血。

前鼻镜、15 号手术刀片、乳突牵开器。

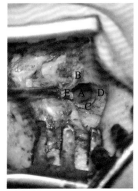

A. 鼓膜
B. 外耳道前壁
C. 外耳道后壁弧形切口
D. 外耳道底壁
E. 软骨间切口内端

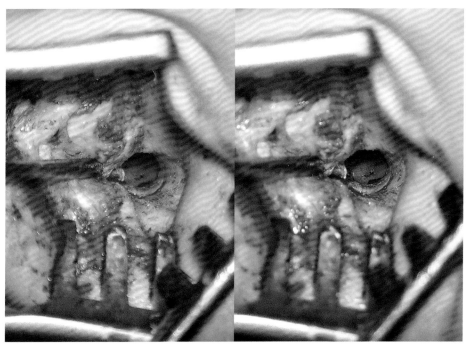

外耳道后壁弧形切口

于外耳道底壁 6 点、距鼓环 6.0~8.0mm 处沿外耳道后壁做弧形切口，与软骨间切口相连，两个切口连接处需锐性切开。

15 号手术刀片、中耳黏膜刀、12 号吸引器。

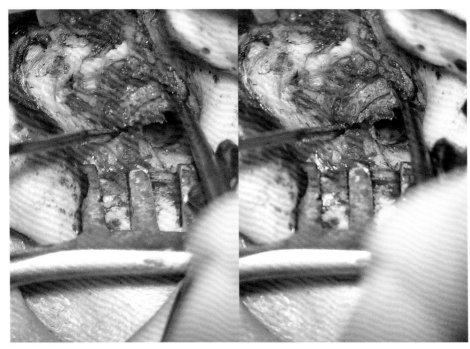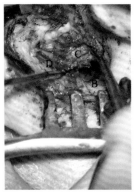

A. 鼓膜
B. 外耳道后壁切口
C. 外耳道前上棘
D. 外耳道顶壁骨面

暴露外耳道前上棘

沿切缘将外耳道皮肤向前上方充分分离,暴露巨大的外耳道前上棘。为保护皮瓣完整性,此处需锐性分离与钝性分离结合进行。

中耳剥离子、黏膜刀。

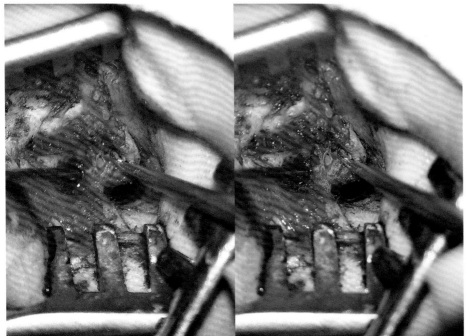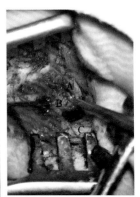

A. 外耳道前壁皮瓣
B. 外耳道前上棘
C. 外耳道后壁

凿除外耳道前上棘

以圆凿于基底凿除突出的外耳道前上棘以扩大外耳道,用刮匙清理残余骨质。此步骤对于改善前上、前方鼓膜以及鼓室内容的暴露非常重要。

圆凿、刮匙。

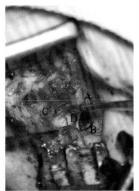

A. 外耳道前壁
B. 外耳道后壁
C. 骨性外耳道
D. 外耳道皮瓣

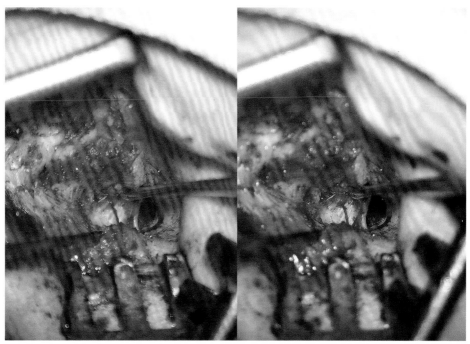

分离外耳道皮瓣接近鼓切迹

自外耳道后壁切口向内分离外耳道皮肤及骨膜至鼓环及鼓切迹,注意在多个方向上齐头并进,以保证皮瓣张力均匀。分离时剥离子需紧贴骨面,推荐使用小号吸引器,避免直接吸引皮瓣较薄处。如遇明显出血,可以用肾上腺素棉片压迫止血。

中耳剥离子、小号吸引器。

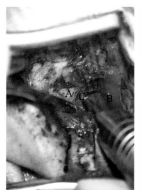

A. 骨性外耳道
B. 铝箔片
C. 外耳道后上壁骨质

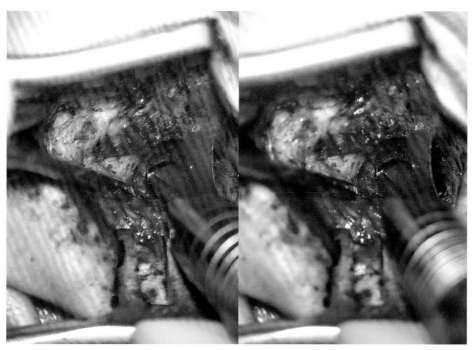

电钻扩大外耳道后上壁

磨除外耳道后上壁部分悬突的骨质,充分扩大外耳道。推荐磨骨过程中使用铝箔片保护外耳道皮瓣。

小号磨钻。

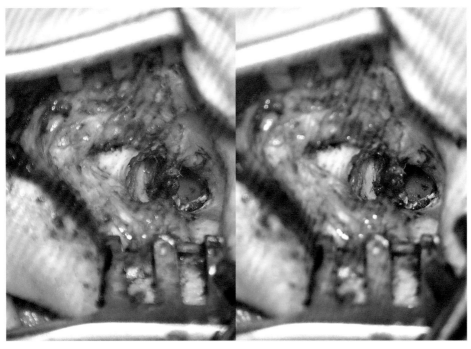

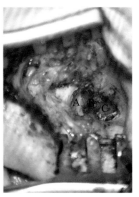

A. 骨性外耳道上壁

B. 外耳道皮瓣

C. 鼓膜

扩大后的外耳道

磨除外耳道后上壁部分悬突的骨质，扩大外耳道，视野明显改善。

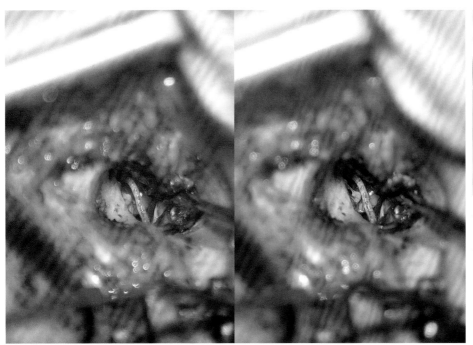

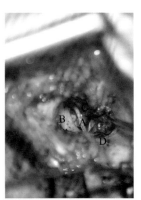

A. 鼓索

B. 骨性外耳道

C. 外耳道皮瓣及鼓膜

D. 外耳道后壁

分离鼓环、暴露鼓索

在鼓膜后方自上而下、从12点到6点紧靠鼓沟小心游离纤维鼓环，将外耳道皮瓣及鼓膜推向前方，进入鼓室。要避免外耳道皮瓣与鼓膜交界处撕裂。暴露并保护好鼓索。

中耳剥离子、钩针。

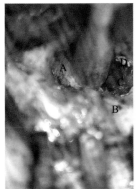

A. 骨性外耳道顶壁
B. 外耳道后壁
C. 肾上腺素棉球
D. 外耳道皮瓣

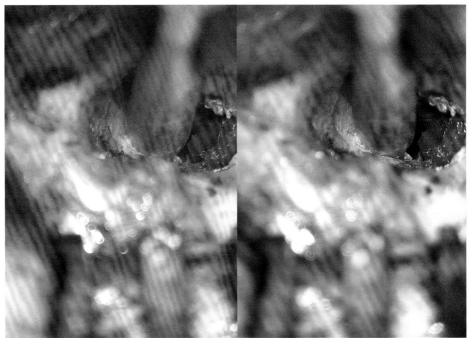

凿除部分外耳道后上壁骨质

用圆凿凿除外耳道内端后上壁部分骨质,以充分暴露砧镫关节、砧骨长脚、镫骨肌腱、镫骨前后脚、前庭窗和面神经水平段。凿骨时要先用探针探查外耳道内端骨坎的深浅,薄层、小块多次凿除,避免损伤周围组织,落凿时绝不能用力过猛,以免损伤面神经及听骨链等重要结构,及时取出凿下之碎骨片。

小号圆凿。

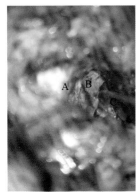

A. 骨性外耳道
B. 凿除的外耳道后上壁
　骨质
C. 鼓索

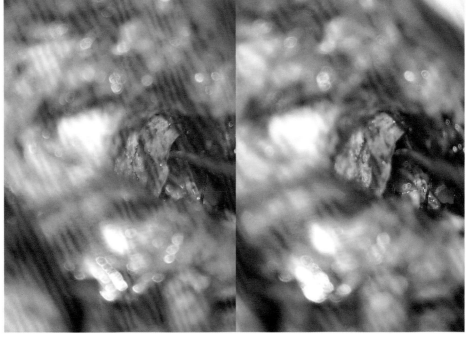

取出凿除的外耳道后上壁骨质

取出凿除的外耳道后上壁骨质,注意保护鼓索。如遇鼓索包绕在凿除的骨质内,需小心分离。

钩针。

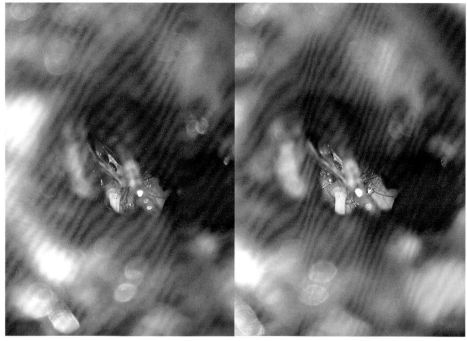

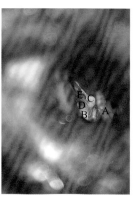

A. 鼓索
B. 骨性外耳道
C. 镫骨肌腱
D. 镫骨小头
E. 鼓岬

暴露中鼓室

暴露中鼓室后，可见鼓索、镫骨肌腱、镫骨小头、鼓岬及蜗窗龛。探查三块听骨的形态及动度。

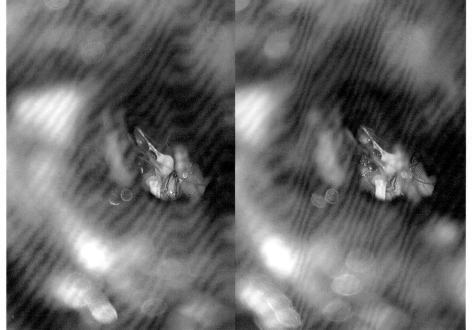

A. 鼓索
B. 镫骨肌腱
C. 镫骨小头
D. 镫骨后脚
E. 发育不全的砧骨长脚

镫骨前脚缺如

调整显微镜角度暴露镫骨及砧骨长脚，探查见镫骨后脚完整，镫骨前脚缺如，砧骨发育畸形，长脚未发育完全，其末端为纤维组织，与镫骨小头形成软连接。

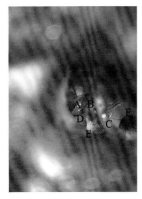

A. 镫骨足板

B. 镫骨小头

C. 鼓索

D. 镫骨后脚

E. 镫骨肌腱

F. 蜗窗龛

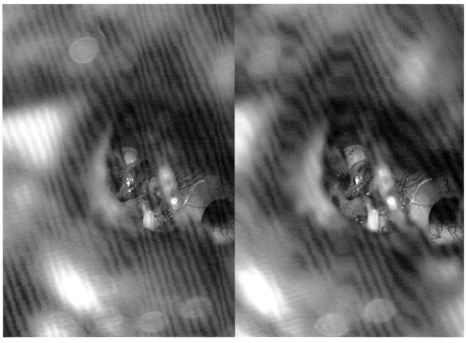

显露镫骨足板

剪断镫骨小头与砧骨体之间纤维组织,探查见镫骨后脚及镫骨足板存在,以直针探查镫骨足板活动好。蜗窗龛清晰可见。

中耳剪、直针。

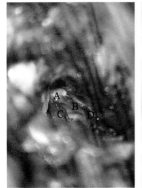

A. 锤骨颈

B. 锤骨柄

C. 鼓索

D. 鼓膜

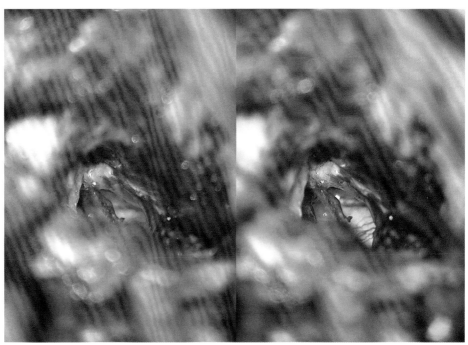

暴露锤骨颈和柄

调整显微镜角度暴露锤骨颈及锤骨柄,以便判断镫骨足板到锤骨柄及鼓膜的距离。

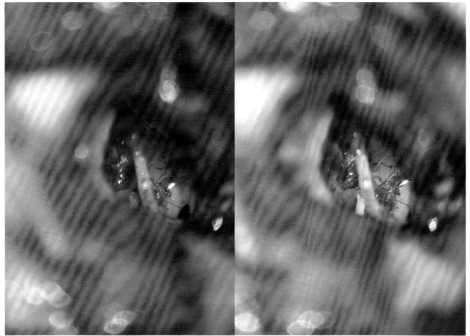

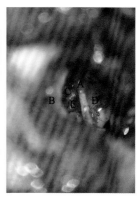

A. 鼓索
B. 骨性外耳道
C. 砧骨残端
D. 鼓岬
E. 镫骨足板

砧骨残端

砧骨发育畸形,长脚未发育完全,其末端为纤维组织,去除纤维结缔组织后见砧骨残端。植入
TORP 前需仔细测量镫骨足板至鼓膜之间的距离。

中耳测量器。

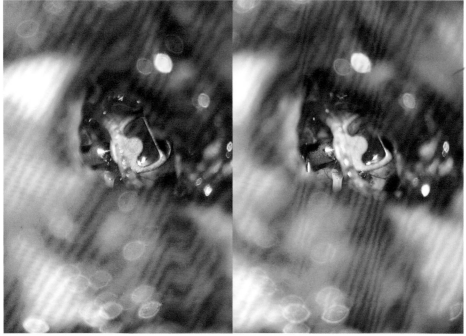

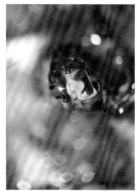

A. TORP
B. 鼓索
C. 砧骨残端
D. 镫骨后脚

TORP 植入

取合适长度的 TORP 架设于镫骨足板上,后方由镫骨后脚协助固定,鼓索置于人工听骨圆盘
表面以增加人工听骨的稳定性。

麦粒钳。

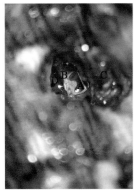

A. TORP
B. 鼓索
C. 外耳道皮瓣及鼓膜
D. 砧骨残端

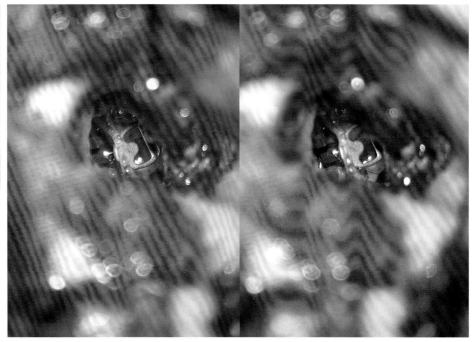

TORP 植入后全景

将 TORP 架于镫骨足板和鼓膜之间,复位鼓膜见人工听骨长度合适,即人工听骨以及即将植入的软骨片与鼓膜紧密连接,同时又没有过度突出。

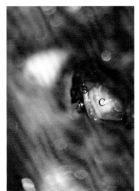

A. TORP
B. 鼓索
C. 软骨
D. 砧骨残端

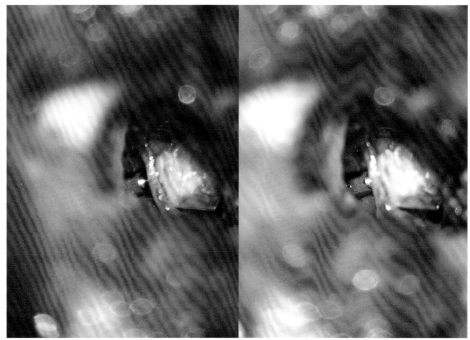

软骨置于 TORP 和鼓膜之间

在人工听骨圆盘与鼓膜之间垫衬游离软骨片,适当增加接触面积,可减低术后继发鼓膜穿孔、人工听骨脱出的风险。

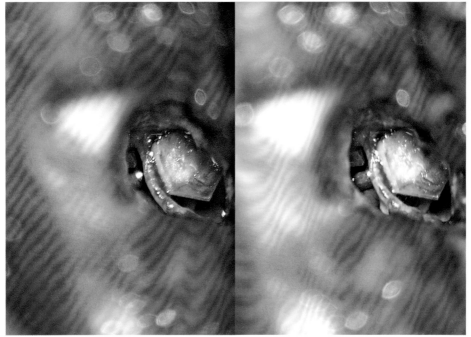

A. TORP
B. 耳脑胶
C. 鼓索

耳脑胶固定软骨和人工听骨圆盘

在软骨片侧面滴一滴耳脑胶，以固定软骨与人工听骨圆盘。

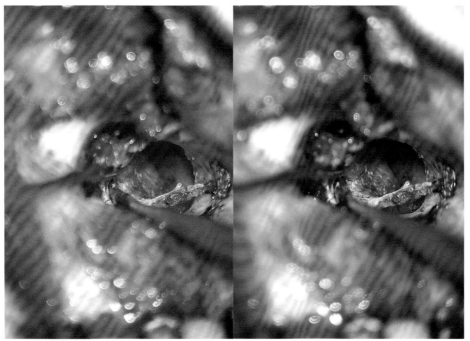

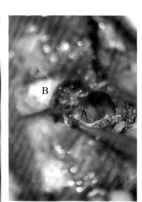

A. 外耳道皮瓣
B. 骨性外耳道上壁
C. 鼓膜

复位鼓膜及外耳道皮瓣

将外耳道皮瓣及鼓膜复位，观察植入的 TORP 长度合适、软骨垫片位置满意、鼓膜及外耳道皮瓣完整。

中耳剥离子。

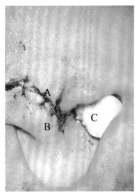

A. 缝合好的切口
B. 耳轮脚
C. 外耳道填塞物

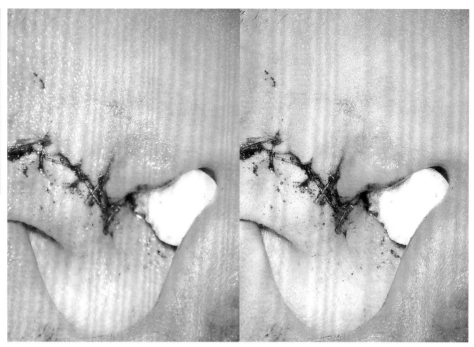

外耳道填塞及切口缝合

鼓膜表面及外耳道填入可降解耳鼻止血绵，以纤维蛋白线缝合切口。

（盛宏申　张德军　袁永一）

参考文献

1. ALTMANN F. Congenital aural atresia of the ear in man and animals［J］. Ann Otol Rhinol Laryngol, 1955, 64（3）: 824-858.

2. 布莱克曼, 谢尔顿, 阿里亚加. 耳外科学: 第 3 版［M］. 孙建军, 译. 北京: 北京大学医学出版社, 2013.

3. TEUNISSEN E B, CREMERS W R. Classification of congenital middle ear anomalies. report on 144 ears［J］. Ann Otol Rhinol Laryngol, 1993, 102（8 Pt 1）: 606-612.

4. VINCENT R, WEGNER I, DERKS L, et al. Congenital ossicular chain malformations with mobile stapes in children: results in 17 cases［J］. Laryngoscope, 2016, 126（3）: 682-688.

5. 赵守琴. 先天性中耳畸形的诊断与治疗［J］. 听力学及言语疾病杂志, 2016, 24（02）: 113-115.

6. 刘阳, 赵丹珩, 林勇生. 先天性中耳畸形临床分析及分类探讨［J］. 中华耳鼻咽喉头颈外科杂志, 2019, 54（07）: 481-488.

第二节　先天性镫骨固定（Piston 植入）
Congenital Stapes Fixation（Piston Prosthesis Implantation）

概述

先天性镫骨固定多在鼓膜完整的传导性听力损失患者行鼓室探查时确诊,可同时伴有外耳道狭窄、面神经水平段走行畸形或其他听骨链畸形(如砧骨发育不全、锤骨外侧固定等),手术细节与耳硬化症不完全相同。

适应证

1. 单纯镫骨足板固定或前庭窗闭锁　在此类患者中,双侧镫骨足板固定者约为 40%[1]。

2. 镫骨足板固定合并其他听骨链畸形　镫骨足板固定患者中,伴其他听骨链畸形者为 25%~37%[2]:①砧镫关节以上结构畸形,以砧骨长脚发育不全最多见;亦可有锤骨前韧带骨化固定或锤骨与外耳道前壁融合;②砧镫关节畸形或异常连接;③镫骨前、后脚畸形或镫骨足板上结构未发育。

3. 综合征型遗传性听力损失　在 Van der Hoeve 综合征、鳃-耳-肾综合征、*NOG* 基因相关的遗传性骨病等疾病中,部分患者以镫骨固定或前庭窗闭锁为主要表现。

禁忌证

1. 单耳低频传导性听力损失　应特别要注意与前半规管裂综合征相鉴别,后者行镫骨手术无效,详细的病史采集、阳性体征和薄层颞骨 CT 等有助于排除。

2. 某些内耳畸形　如前庭水管扩大(*SLC26A4* 基因突变致病)、X 连锁遗传性听力损失(*POU3F4* 基因突变致病)等,可表现为混合性听力损失,颞骨 CT 有助于鉴别。上述两类内耳畸形患者中,镫骨手术无效甚至术中可能发生"镫井喷"[3]。其他内耳道底与耳蜗底周骨质发育不全、前庭和内耳道相通等畸形致蛛网膜下腔和外淋巴沟通者。

3. 颞骨 CT 未见显著内耳畸形,但一侧曾发生"镫井喷"。

4. 伴有先天性蜗窗闭锁、中耳炎后遗症(粘连性中耳炎、鼓室硬化),既往手术史等致蜗窗封闭、咽鼓管功能不良或无锤骨、砧骨者。

5. 面神经低位遮蔽前庭窗　通常在鼓室探查时发现,镫骨足板固定的患者中,同时伴有面神经畸形患者比例为 7%~11%[2]。若一侧面神经低垂遮窗,另一侧面神经遮窗的比例为 25%[4]。

6. 外耳、中耳有急性炎症者。

7. 全身情况不耐受全麻手术、凝血功能不全者。

手术步骤

根据人工镫骨安装悬挂位置不同,将其分为两种,一种是砧骨-镫骨开窗术,即 Piston 通过砧骨长脚连接镫骨足板开窗处;另一种是锤骨-镫骨开窗术,即 Piston 通过锤骨柄连接镫骨足板开窗处。

(一) 砧骨-镫骨开窗术

此术式流程步骤详见第四章。此处围绕手术要点进行描述。

1. 保证外耳道皮瓣的完好　该步骤要点:①剥离子紧贴骨面分离外耳道皮瓣,在多个方向"齐头并进"，以保证皮瓣张力均匀；②吸引器勿对准皮瓣直接吸引，应置于剥离子外侧跟随剥离子向内侧推进；或用 0.1% 肾上腺素棉片辅助推移皮瓣，吸引器朝向棉片，边分离边止血使术野清晰；③分离外耳道上棘处皮瓣遵循同样的原则，紧贴骨面分离，遇到纤维丝粘连，应锐性剪断或切断；④外耳道使用电钻时应使用磨钻，保持低速运转可避免卷起外耳道皮瓣，除此之外，还可以使用吸引器推挡外耳道皮瓣，或用铝箔片遮挡保护皮瓣。

2. 凿骨的安全性　凿骨时的要点：①执笔式持凿，持凿须有支点，避免滑凿；②根据凿骨量及时调整骨凿与骨面的角度；③单次凿骨量不宜太多，逐层逐量凿骨，以免造成大块骨裂；④凿除外耳道前上棘时，以圆凿刃面直抵外耳道上棘基底部予以凿除。对于外耳道前上棘发育肥厚、基底较宽者，可多次逐量凿骨减小体积后，再于基底部凿除。

3. 鼓索的保护　鼓索的保护是耳科医生中耳手术技术的"试金石"。①分离纤维鼓环入鼓室时，需特别注意辨认鼓索与纤维鼓环，二者相对位置有较大变异，若鼓索位于纤维鼓环内侧前方，应在准确辨认鼓索后，先用镰状刀分离鼓索与鼓膜黏膜层，再紧贴鼓沟游离松脱纤维鼓环，不能盲目分离，避免将鼓索误认为纤维鼓环而过度牵拉甚至切断之；②鼓索若隐匿在鼓沟后方有待暴露，可先用小号磨钻逐层磨除部分外耳道后壁骨质以暴露之；③鼓索遮挡视野影响操作时，可将其充分游离，鼓室内操作时用小号吸引器或剥离子将鼓索向前下推开遮挡保护。

4. 听骨链探查　听骨链探查要点：①由外向内依次探查三个听骨的活动度、形态、两窗反应，当锤骨外固定与镫骨固定同时存在时，单行砧骨-镫骨足板开窗术不能提高听力，因此探查锤、砧骨活动度也很重要；②镫骨足板固定以直针轻触镫骨足板以证实，镫骨脚活动好不代表镫骨足板活动好。

5. 鼓室结构暴露范围　鼓室暴露要点：①为完整暴露前庭窗，并保证安全植入人工镫骨又不损伤面神经等重要结构，砧骨-镫骨开窗术应暴露鼓索、蜗窗、锤骨短突、锤骨颈、锤骨柄、砧骨长脚大部、砧镫关节、锥隆起、镫骨肌腱、镫骨前后脚、镫骨足板、面神经水平段腹侧；②若行锤骨-镫骨开窗术，应在此基础上进一步开放鼓室前上，形成更大的外耳道皮肤-鼓膜瓣，从而暴露锤骨前突、锤骨前韧带、锤砧关节下部。

6. 镫骨足板开窗　于镫骨足板中心偏后位置（镫骨足板中后 1/3）开窗，此处镫骨足板更远离球囊与椭圆囊（距离>1.0mm）[5]，并可避免 Piston 与前庭窗开窗的边缘相抵。

7. 人工镫骨安装　人工镫骨安装要点：①Piston 安装时，先用耳尖平镊稳定夹持将其挂于砧骨长脚上，避免掉落于后鼓室；②Piston 挂钩与砧骨长脚稳定衔接不致滑脱，但也应避免长脚被卡得太紧影响砧骨血运而致砧骨长脚远端坏死；③Piston 进入前庭窗不超过 0.5mm，并注意调整其圆柱体部分，使之不与前庭窗开窗的边缘接触；④环夹 Piston 挂钩时应略微施加向外的力度，而非向内按压砧骨长脚，避免损伤内耳；⑤若 Piston 过长或过短应及时重新剪裁 Piston，避免心存侥幸，不但可以降低并发症，还能避免术后再次修正手术。

8. 保证"无血"手术　入鼓室前及开窗前均应妥善止血，避免血液流入前庭。术中止血要点：①外耳道皮瓣止血，外耳道口切口可用双极电凝止血；②分离外耳道上棘皮瓣时，因崎前孔内有颞浅动脉分支及耳颞神经鼓室支通过，剥离时易出血，可用双极电凝止血；③其余外耳道皮瓣分离时应用肾上腺素棉片止血，不应再用双极电凝止血以防皮瓣过度收缩；④去除镫骨上结构后，镫骨足板及周围鼓岬黏膜出血，或偶有镫骨动脉横跨镫骨足板时，应在开窗前妥善处理，可用钩针将前庭窗周围黏膜刮除后以肾上腺素棉片止血，或用微型双极或激光热凝止血。

（二）锤骨-镫骨开窗术

先天镫骨固定患者中，部分合并有锤骨前韧带骨化固定或锤骨与外耳道前壁的融合。当有锤骨和/或砧骨固定时，或砧骨发育不全时，行锤骨-镫骨开窗术，手术步骤基本同砧骨-镫骨开窗术，但在手术暴露范围、镫骨高度测量、镫骨安装等步骤有所不同。

1. 进入鼓室 松脱纤维鼓环后将外耳道皮肤-鼓膜瓣向前翻转,向前应暴露锤骨短突、锤骨颈,探查锤骨活动度,当有锤骨外固定时,应进一步凿除外耳道前上壁暴露锤骨前突、锤骨前韧带;余鼓室内结构暴露范围同砧骨-镫骨开窗术。

2. 去除砧骨和/或磨断锤骨颈、前突 当有砧骨发育不全或固定时,在分离砧镫关节后,取出砧骨;当有锤骨前韧带钙化锤骨外固定时,取出砧骨后,尚须同时切断锤骨前突、锤骨颈,不能用锤骨剪剪断锤骨颈,否则将遗留锤骨前韧带,不能改变锤骨外固定的状态;可用小号磨钻自前方的锤骨前突开始磨断,进一步向上、在前后方向磨断锤骨颈。

3. 测量并截取人工镫骨 测量镫骨足板至锤骨柄上端外侧面的间距,平均在 6.0~7.0mm,截取方法同前。

4. 人工镫骨修整 需用耳尖平镊和钩针将 Piston 挂钩直径扩大,以便能挂在锤骨柄上。此外,因锤骨柄位置靠前,可能需将 Piston 颈部弯曲至合适角度,以使 Piston 的圆柱与前庭窗平面尽可能垂直。

5. 安装人工镫骨 Piston 挂钩需挂在鼓膜与锤骨柄分离处,为避免 Piston 过于倾斜及触碰开窗的边缘,不要过度分离锤骨柄和鼓膜;也可用钩针分离锤骨柄上段的鼓膜建立隧道,将 Piston 挂于隧道内。因锤骨柄较粗,通常 Piston 挂钩可牢固卡在其上,不然则需用镫骨安装器固定。圆柱体末端先放置在足板上,检查长度和角度合适后,再将圆柱体末端伸入前庭。为避免脱出,圆柱应至少进入前庭池 0.3mm。

注意事项

1. 对于外耳道狭窄的病例,可通过环形扩大骨性外耳道以完整暴露鼓环;当鼓部骨质遮挡鼓膜前下视野时,可在外耳道底壁磨除骨质或磨一骨沟直至可直视鼓环白线。在鼓环外侧适度磨除外耳道底壁骨质相对安全。

2. 前庭窗闭锁病例在窗龛钻孔植入 Piston 后可能即刻明显提高听力,但远期听力不佳,可能与窗孔逐渐再次封闭有关。

3. 听骨链发育畸形、镫骨足板固定可与先天性中耳胆脂瘤并发,二者有共同的胚胎学发育机制,应注意探查。对于范围局限的、有包囊的微小胆脂瘤,彻底清除后再行镫骨手术。

4. 其他如镫骨足板浮动、面神经低垂或"井喷"的处理,详见第四章。

并发症

1. 听力损失 若为感音神经性听力损失,则为迷路损伤所致,可呈隐匿性或突发性,术后突发的感音神经性听力损失多为人工镫骨深入前庭过多、刺破膜迷路致使内、外淋巴混合所致,应予急诊手术探查;若为传导性听力损失,可能为人工镫骨松脱、砧骨长脚坏死、鼓室粘连等原因造成,亦可再次手术探查。

2. 眩晕 术后轻度眩晕,可于 1 周内自愈;若持续眩晕,且伴有听力下降、耳鸣时,应手术探查。

3. 面瘫 见于术中直接损伤或牵拉鼓索而间接损伤面神经,需根据具体情况给予激素药物治疗或手术探查。

4. 外淋巴漏 前庭窗封闭不严所致,术中刮除开窗周边黏膜,并在植入 Piston 后于开窗周围覆盖合适大小的脂肪粒,均有利于封闭前庭窗而避免外淋巴漏。

5. 味觉改变或丧失 因术中牵拉鼓索所致,单侧鼓索损伤常在数月后恢复。

6. 迷路炎 因中耳炎症经开窗的镫骨足板累及内耳所致,术中妥善封闭前庭窗有助于避免该并发症。当有中耳乳突感染存在时,应分期行镫骨手术。

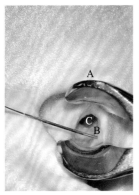

A. 耳屏
B. 外耳道顶壁骨-软骨交界处
C. 鼓膜

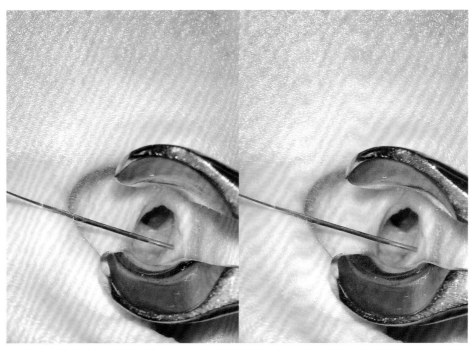

外耳道后上浸润注射肾上腺素溶液（左）

针尖斜面朝向骨面，于外耳道骨-软骨交界处偏外侧有毛处进针，先于后壁，再于前壁、上壁、底壁，针尖直抵骨面缓慢推注，观察外耳道皮肤颜色逐渐浸润发白，注射无阻力或漏液会影响浸润效果。耳前切迹、外耳道口上方约 1.0cm 做皮下注射，注射前应先回抽。

球后注射针头、前鼻镜。

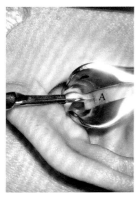

A. 外耳道顶壁软骨部

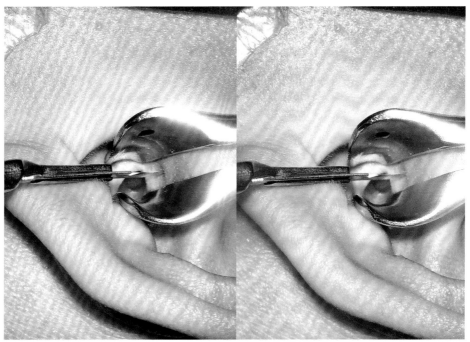

拟行第一切口

前鼻镜辅助扩张、固定外耳道软骨部，于顶壁 12 点处做纵形切口，起刀自骨-软骨交界处，刀面与外耳道顶壁皮面垂直，切口外端经耳前切迹平行于耳轮脚前缘向上延伸约 1.0cm。

15 号手术刀片、前鼻镜。

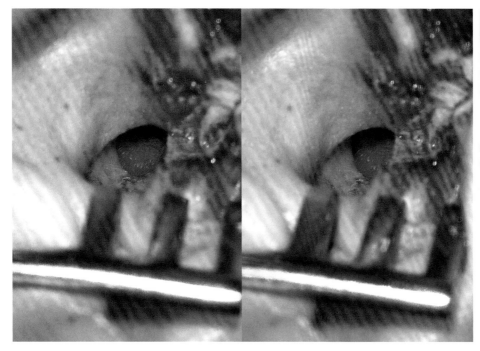

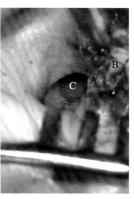

A. 第一切口皮肤
B. 皮下组织
C. 鼓膜

第一切口完成

逐层切开皮肤、皮下组织，切口内侧端深达骨面，外侧端可及颞肌筋膜但不切开之，并避开软骨。切口及皮下以双极电凝仔细止血，置入乳突牵开器暴露切口，可补充切口内端向内侧延伸至距鼓膜 0.8cm。

15 号手术刀片、乳突牵开器

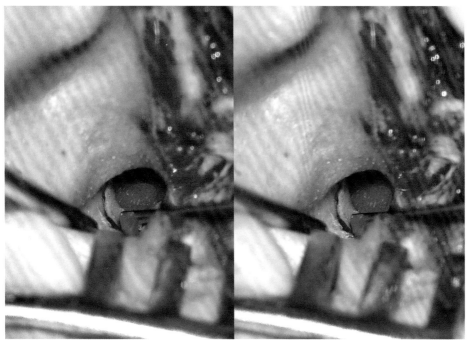

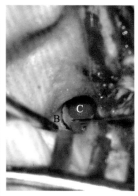

A. 第一切口
B. 第二切口
C. 鼓膜

做第二切口

自外耳道 6 点距鼓膜 0.6cm 处起刀，切向后上 12 点方向至与第一切口相交。因上鼓室外侧壁后上（即盾板的后部）需要部分凿除，故皮瓣切口不宜与后上鼓环距离过近，以免术后复位皮瓣无法覆盖外耳道骨壁。

鼻用 D 型黏膜刀、9 号或 12 号吸引器。

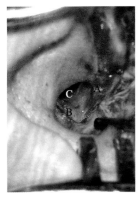

A. 第一切口
B. 第二切口
C. 鼓膜

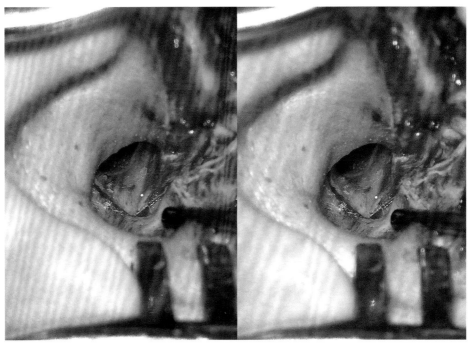

第二切口与第一切口相连

第二切口切开皮肤直达骨面，斜向外与第一切口内端相连，两切口相连处须锐性切开。

鼻用 D 型黏膜刀、9 号或 12 号吸引器。

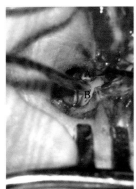

A. 外耳道皮瓣
B. 骨性外耳道后壁

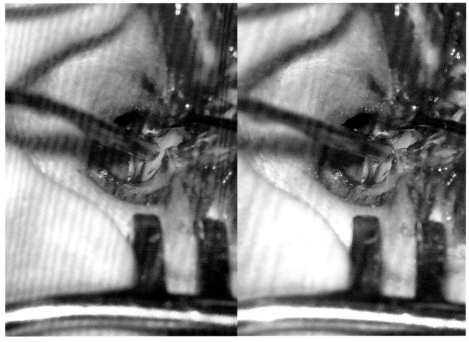

分离外耳道皮瓣

自第二切口由外向内分离外耳道皮瓣及骨面。应注意保持皮瓣张力均匀，中耳剥离子在多个方向"齐头并进"；可用 0.1% 肾上腺素棉片置于皮瓣和骨面之间辅助推移皮瓣，吸引器朝向棉片，边分离边止血使术野清晰。如遇皮瓣与骨面之间有纤维粘连，可用中耳剪剪断，避免牵扯撕裂皮瓣。

9 号或 12 号吸引器、中耳剥离子、中耳剪。

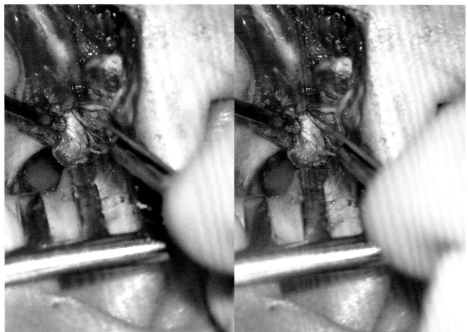

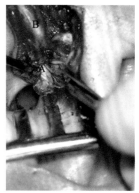

A. 外耳道前壁皮瓣
B. 耳屏软骨

锐性分离外耳道前壁皮瓣

刀刃沿骨性外耳道前壁弧形方向并紧贴骨面锐性分离皮瓣,避免盲目向前切开耳屏软骨或腮腺,皮瓣分离范围左耳达10点处,右耳达2点处,以完整暴露外耳道上棘游离端,便于顺利凿除该棘。

9号或12号吸引器、15号手术刀片。

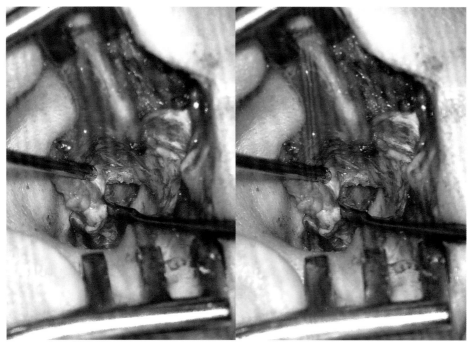

A. 外耳道前壁皮瓣
B. 外耳道前上棘
C. 鼓膜

暴露外耳道前上棘

外耳道前上棘发育肥厚、基底较宽者,骨面不光滑,且皮瓣有带状结缔组织深入骨缝,分离时应紧贴骨面锐性切断纤维结缔组织;应注意刀刃紧贴骨面并沿骨壁弧形方向顺势分离皮瓣,同步试探性分离外耳道前上棘内侧面局部皮瓣,以减少皮瓣张力,避免撕裂。此外,因嵴前孔内有颞浅动脉分支及耳颞神经鼓室支通过,剥离时易出血,可用双极电凝止血。

9号或12号吸引器、鼻用D型黏膜刀或15号手术刀片。

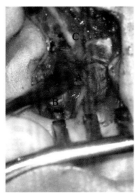

A. 外耳道前上棘基底
B. 外耳道前壁皮瓣
C. 耳屏软骨

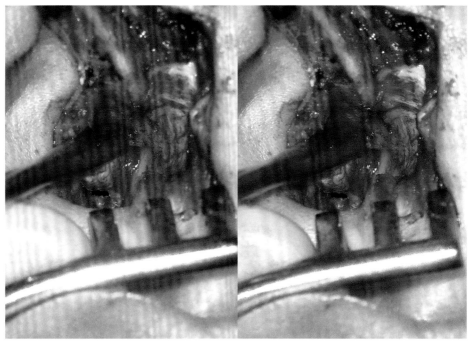

凿断外耳道前上棘基底

以圆凿刃面直抵外耳道前上棘基底部予以凿除。

圆凿、骨锤。

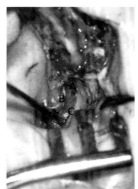

A. 鼓切迹
B. 外耳道皮肤-鼓膜瓣
C. 鼓环

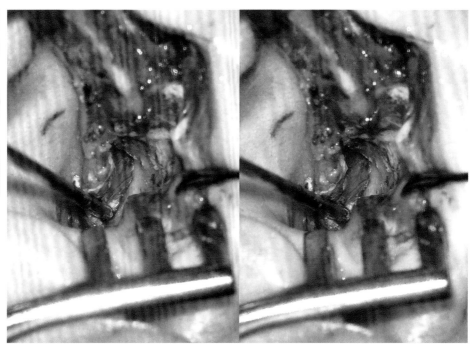

外耳道上棘取出后分离皮瓣至鼓环

凿除外耳道上棘后继续紧贴骨面向内分离皮瓣至鼓环，外耳道上棘内侧骨性外耳道皮瓣菲薄，不宜再用双极电凝止血，仅可用 0.1% 肾上腺素棉片辅助推移皮瓣并止血。

9 号或 12 号吸引器、中耳剥离子。

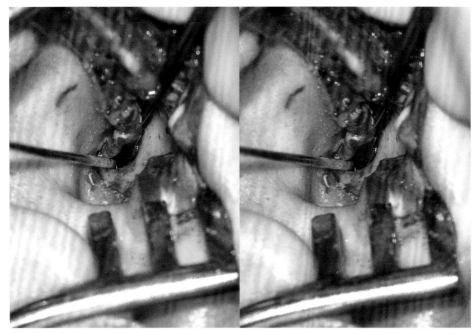
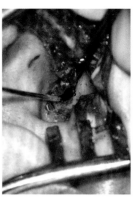

A. 外耳道皮肤-鼓膜瓣
B. 鼓沟

鼓环后方翻起纤维鼓环

以后上鼓切迹作为探入点,将剥离子探入鼓沟当有落空感时表明探入鼓室,紧贴鼓沟将局部纤维鼓环自鼓沟中分出,继续向后下紧贴鼓沟游离松脱纤维鼓环。需特别注意辨认鼓索与纤维鼓环,二者相对位置有较大变异,若鼓索位于纤维鼓环内侧前方,应在准确辨认鼓索后,先用镰状刀分离鼓索与鼓膜黏膜层,再紧贴鼓沟游离松脱纤维鼓环。

9号吸引器、中耳剥离子。

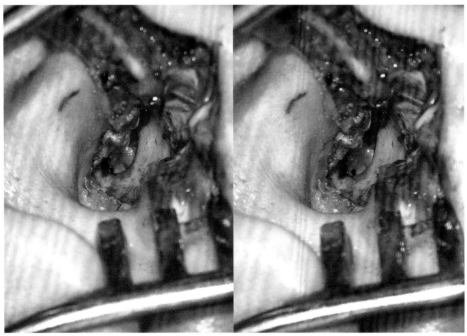
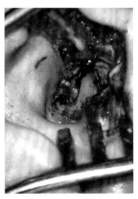

A. 外耳道皮肤-鼓膜瓣
B. 蜗窗龛

进入鼓室

自后上鼓切迹至外耳道6点位置,紧贴鼓沟向后下游离松脱纤维鼓环,将外耳道皮肤-鼓膜瓣向前翻转进入鼓室。

9号吸引器、中耳剥离子。

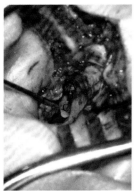

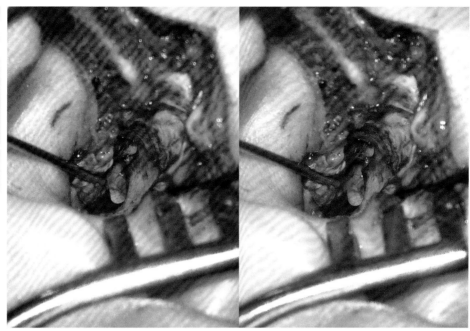

A. 锤骨颈
B. 鼓索
C. 砧镫关节

暴露锤骨颈、鼓索、砧镫关节

向前翻转外耳道皮肤-鼓膜瓣,可见锤骨颈、锤骨短突,探查其活动度;鼓室内可显露中耳腔后部,通常可见蜗窗龛,有时亦可显露部分砧镫关节。多数情况下,需去除部分外耳道后上壁骨质后,方能显露砧镫关节。

9 号吸引器、中耳剥离子。

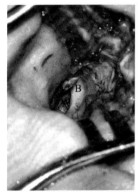

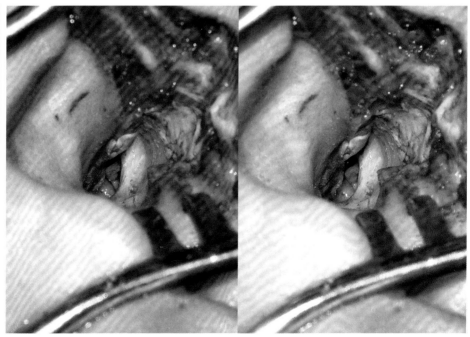

A. 砧镫关节
B. 磨薄的外耳道后壁

去除外耳道后壁部分骨质

去除部分外耳道后上壁骨质,可应用电钻、圆凿、刮匙等。当外耳道后上壁内端骨坎较深、骨质较厚时,可先用电钻磨薄后,再用圆凿凿除。电钻磨除外耳道骨质时,应用铝箔片保护外耳道皮瓣,并且电钻转速不要过快,避免皮瓣卷入电钻。如用刮匙去除骨质,刮匙应足够锐利、薄层多次刮下。

9 号或 12 号吸引器、小号磨钻。

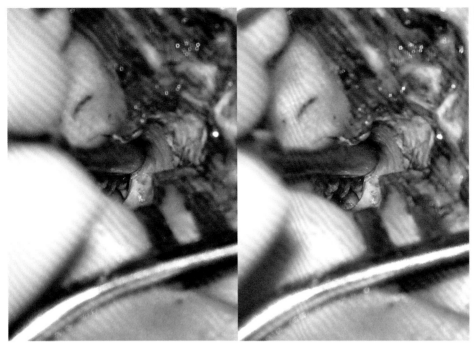
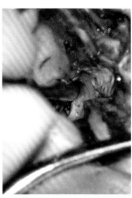

A. 砧镫关节

凿外耳道后壁骨质

圆凿凿除外耳道后壁骨质,应逐层小块多次,控制落凿力度并避免滑凿,预计骨质凿裂方向与鼓索的关系,以免损伤鼓索;同时尽量避免凿裂的碎骨骨质包绕悬挂于鼓索上(不易剔除),以免延长手术时间。

圆凿、骨锤。

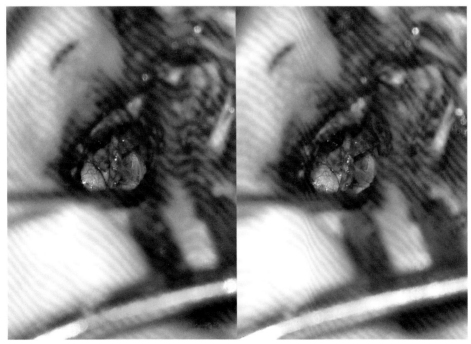

A. 镫骨足板
B. 镫骨肌腱
C. 镫骨后脚
D. 砧镫关节
E. 面神经水平段下缘

暴露镫骨及面神经水平段下缘

暴露砧骨长脚、砧镫关节、镫骨肌腱、镫骨全貌、面神经水平段下缘。

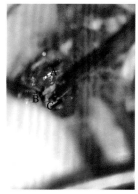

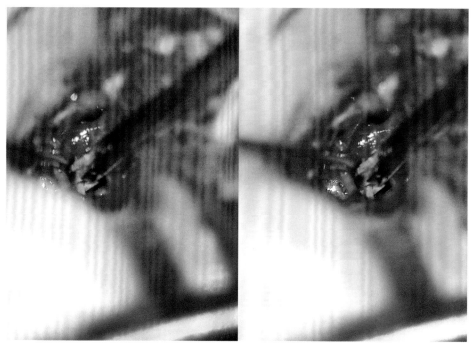

A. 砧骨长脚

B. 鼓索

C. 镫骨肌腱

剪断镫骨肌腱

在近锥隆起处剪断镫骨肌腱。鼓索横过砧骨长脚的外侧与锤骨颈内侧之间,阻碍视野,可将其向前下推开。

9 号吸引器、中耳显微剪。

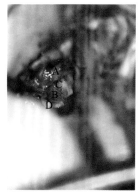

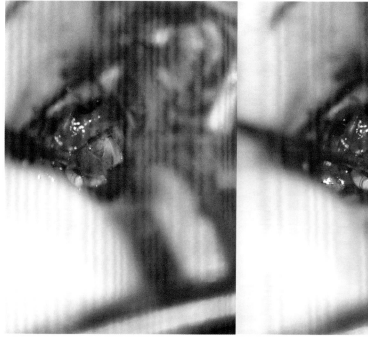

A. 砧骨长脚

B. 镫骨后脚

C. 镫骨足板

D. 剪断的镫骨肌腱

离断的镫骨肌腱

剪断镫骨肌腱后观察,通常镫骨后脚较粗大,前脚相对细小。

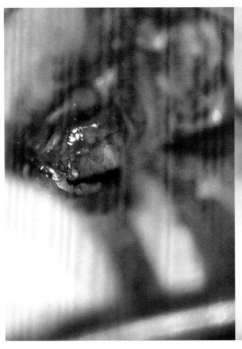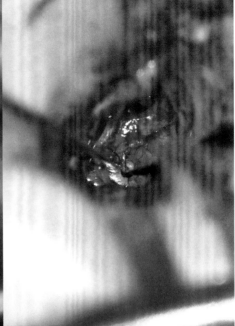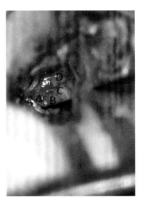

A. 砧镫关节
B. 镫骨后脚
C. 镫骨足板
D. 砧骨长脚

分离砧镫关节

去除镫骨前、后脚前，先分离砧镫关节。钩针插入砧骨长脚关节面，以平行于关节面的方向分离砧镫关节，可用吸引器保护鼓索并辅助固定砧镫关节。

9 号吸引器、钩针。

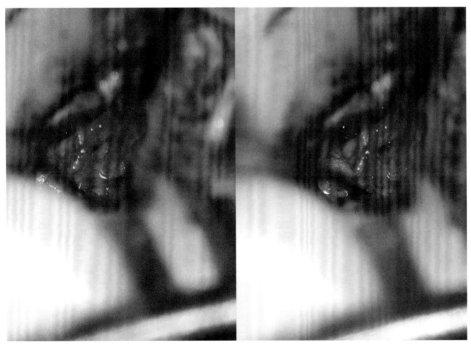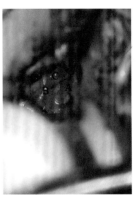

A. Diode 激光光纤
B. 鼓索
C. 砧骨长脚

激光光纤接触镫骨后脚

切断镫骨后脚。粗大的镫骨后脚可用镫骨足弓剪剪断或激光使其气化断离或用电钻磨断。本病例应用可接触式 Diode 激光通过纤细的光纤接触镫骨后脚连接镫骨足板处，通过光纤可精确控制切割位置或打孔大小，激光光纤直径为 0.6mm，输出模式为厂家预设镫骨手术模式，输出功率为 40W。

9 号吸引器、半导体激光光纤。

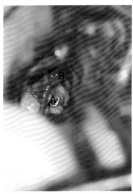

A. 激光炭化的镫骨后脚
　　断端
B. 砧骨长脚

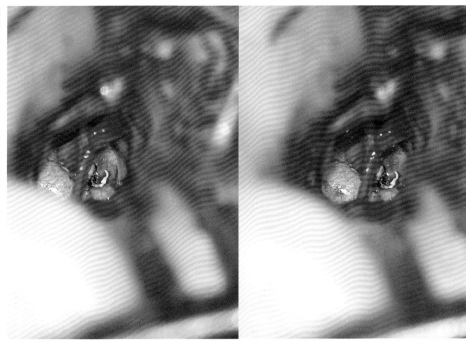

切断的镫骨后脚

激光切断镫骨前、后脚可使断端组织炭化,有较好的热凝止血效果,保证术野清晰。前脚较细易断,可于其后面将其向鼓岬方向骨折折断。激光切割或开窗应选择适当功率,功率过小费时费力,过大可能灼伤周围组织。

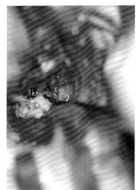

A. 砧骨长脚
B. 镫骨上结构

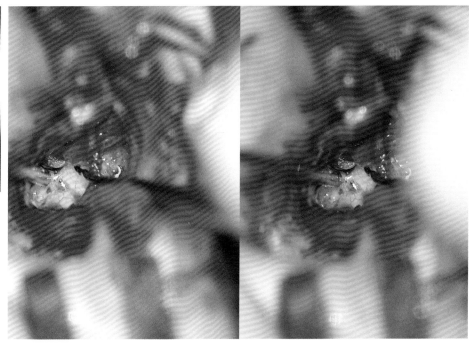

取出镫骨上结构

以吸引器辅助钩针或麦粒钳取出镫骨上结构。

9 号吸引器、钩针。

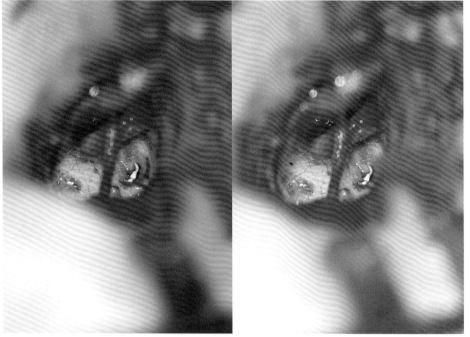

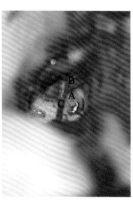

A. 镫骨足板
B. 砧骨长脚
C. 鼓索

暴露镫骨足板

观察镫骨足板色泽可预估镫骨足板厚度。色泽偏暗蓝,镫骨足板较薄;偏黄白,镫骨足板较厚。

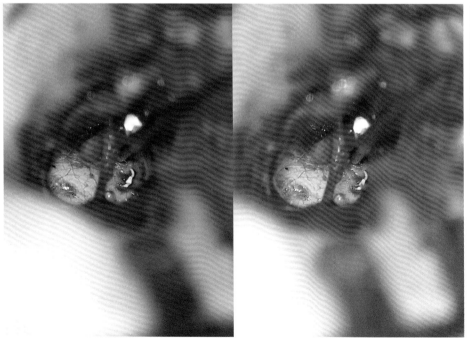

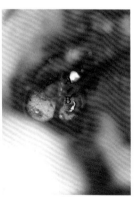

A. 砧骨长脚外侧缘
B. 镫骨足板

测量

将镫骨测量器的杆芯露出并调节至适当长度(4.0~4.5mm),使杆芯末端抵于镫骨足板表面,微调测量器横臂,使横臂平砧骨长脚中后 1/3 交界处外侧缘,此时测量器刻度显示值即为镫骨高度,即镫骨足板至砧骨长脚中后 1/3 交界处外侧缘的间距,完成测量。注意:镫骨足板开窗前完成测量及人工镫骨截取,以减少内耳暴露时间。

镫骨测量器。

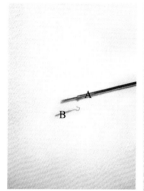

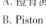

A. 镫骨测量器
B. Piston

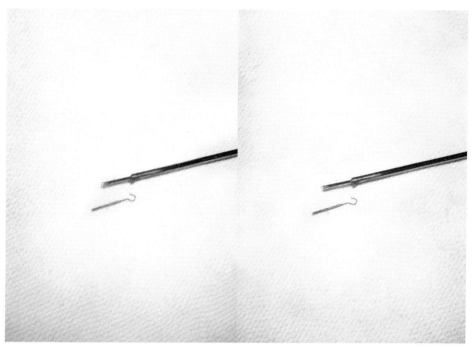

比量人工镫骨

根据测量的镫骨足板至砧骨长脚外侧的实际长度,将 Piston 与测量器杆芯进行比量。裁剪后使 Piston 圆柱体的长度+挂钩与圆柱体之间连接的细颈长度=镫骨测量器杆芯的长度=镫骨足板至砧骨长脚中后 1/3 交界处外侧缘的间距;挂钩的高度则相当于 Piston 通过镫骨足板的开窗处伸入前庭的长度。可用刀片在 Piston 圆柱体所需长度处切割形成标记。

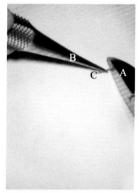

A. 镫骨截短器
B. 耳尖平镊
C. Piston

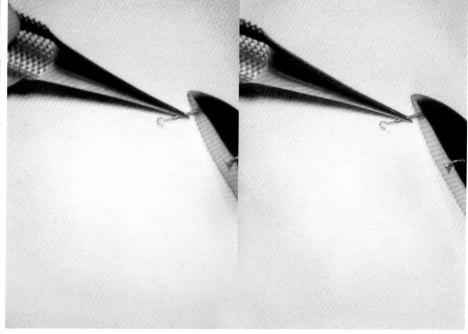

截断人工镫骨

耳尖平镊辅助固定 Piston,镫骨截短器在所需长度标记处截短 Piston。
耳尖平镊、镫骨截短器。

213

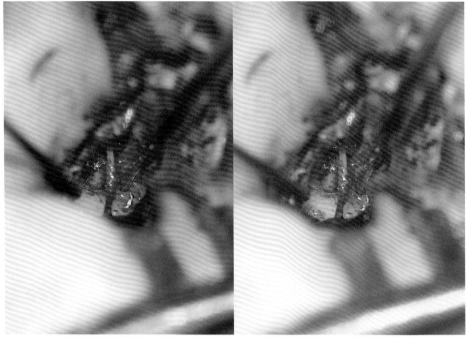
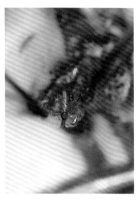

A. Diode 激光光纤电缆
B. 砧骨长脚
C. 鼓索

激光镫骨足板造孔

在镫骨足板中央偏后(足板中后 1/3)的位置打孔,此处镫骨足板距离球囊椭圆囊距离>1.0mm,同时可避免植入 Piston 与窗缘接触而活动度受阻。部分病例可见镫骨动脉横跨镫骨足板表面,激光打孔便于无血切断动脉。

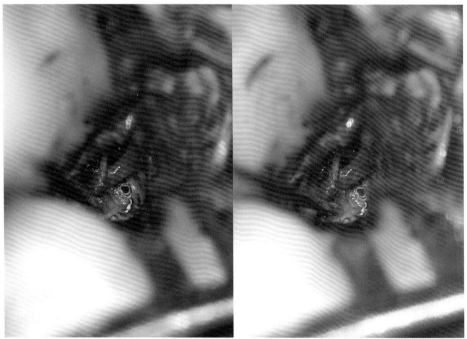
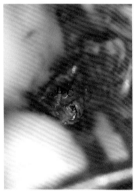

A. 激光造孔
B. 鼓索
C. 砧骨长脚

镫骨足板激光造孔完成

造孔直径应略大于人工镫骨直径,本病例中采用 Diode 激光光纤直径为 0.6mm,激光输出功率为 40W,Piston 直径为 0.4mm。少数病例在镫骨足板造孔过程中会发生井喷,通常需要肌肉筋膜组织填塞窗孔而终止手术。

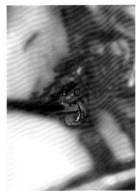

A. 三棱针
B. 鼓索
C. 砧骨长脚

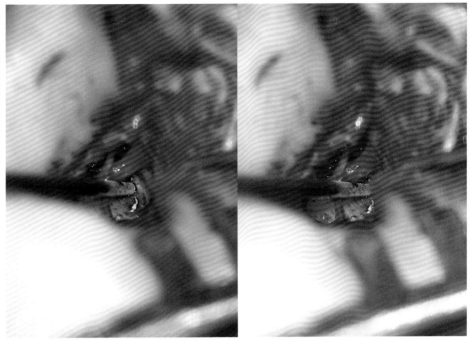

三棱针扩大造孔

对于较厚的镫骨足板,可多次输出激光或以微型钻磨薄,镫骨足板由黄白渐变蓝色,再用三棱针贯通和扩大窗孔。以拇指、示指捻转三棱针,仅三棱针部分尖端贯穿镫骨足板进入前庭。
三棱针。

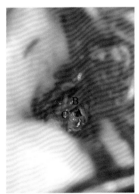

A. 完成的镫骨足板造孔
B. 砧骨长脚
C. 鼓索

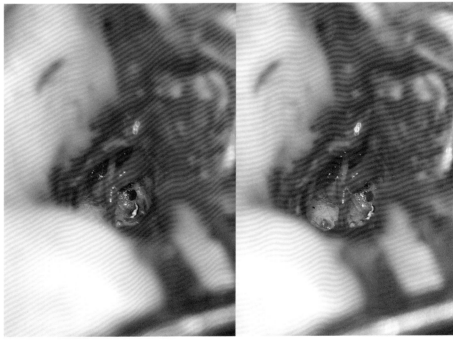

镫骨足板造孔完成

镫骨足板造孔完成后可见少量外淋巴流出,可用 7 号吸引器头置于前庭窗缘低压吸引,不能直接吸引前庭窗,亦不能用肾上腺素棉片止血。
7 号吸引器头。

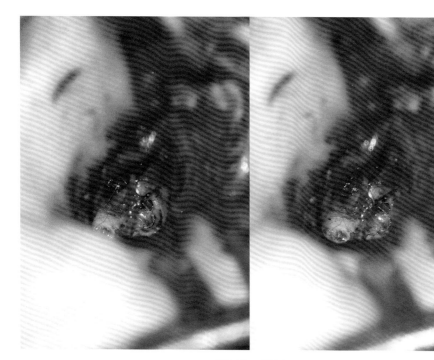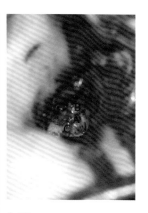

A. Piston
B. 砧骨长脚
C. 鼓索

放置人工镫骨

可用耳尖平镊夹持 Piston 将其挂钩挂于砧骨长脚，钩针微调挂钩位置，使 Piston 圆柱末端由镫骨足板轻轻推向镫骨足板开窗处，进入前庭窗不超过 0.5mm，且避免 Piston 与前庭窗缘接触。

耳尖平镊、钩针。

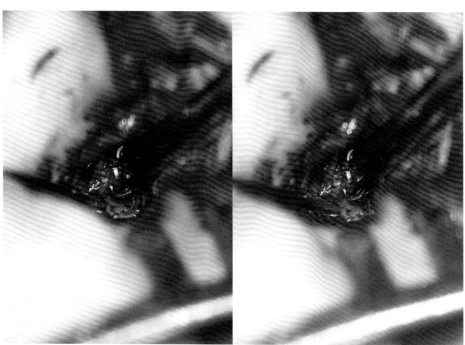

A. 镫骨安装器
B. Piston
C. 砧骨长脚

固定人工镫骨

Piston 位置调整好后，用镫骨安装器环夹 Piston 挂钩，环夹力度应适当，使其稳定环挂于砧骨长脚上不致滑脱或活动，但也应避免长脚被卡太紧影响砧骨血运而坏死。此外，环夹 Piston 应略微施加向外的力度，而非向内按压砧骨长脚。

镫骨安装器。

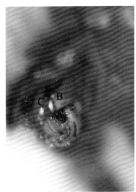
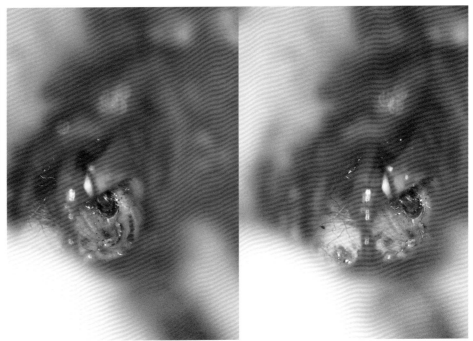

A. Piston
B. 砧骨长脚
C. 鼓索

人工镫骨植入完成

Piston 安装完毕后,检查其末端是否位于造孔中央不与前庭窗缘接触,轻触砧骨长脚及锤骨柄,观察 Piston 活动及蜗窗反射。

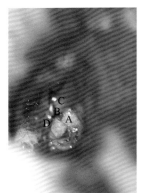
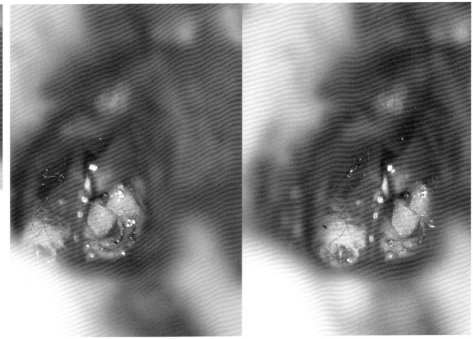

A. 脂肪
B. Piston
C. 砧骨长脚
D. 鼓索

脂肪封闭前庭窗

探查确认 Piston 与听骨链联动好后,取提前准备好的皮下脂肪围绕 Piston,封闭前庭窗边缘孔隙,以免发生外淋巴漏。再次检查听骨链联动情况。

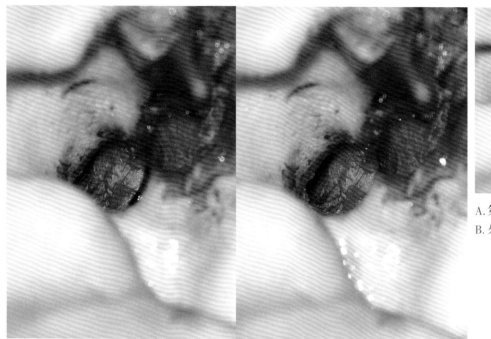

A. 第一切口
B. 外耳道皮肤-鼓膜瓣

复位鼓膜

复位鼓膜及外耳道皮瓣,注意铺贴平整,防止皮瓣内卷、褶皱、偏移。

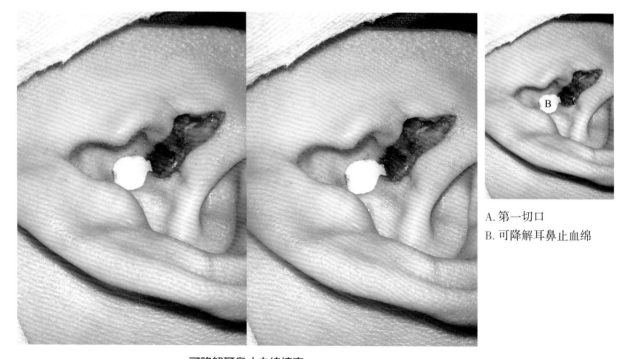

A. 第一切口
B. 可降解耳鼻止血绵

可降解耳鼻止血绵填塞

用可降解耳鼻止血绵或碘仿纱条填压外耳道皮瓣使其平贴于骨面,填塞过程中注意保持皮瓣对合平整。

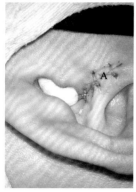

A. 第一切口

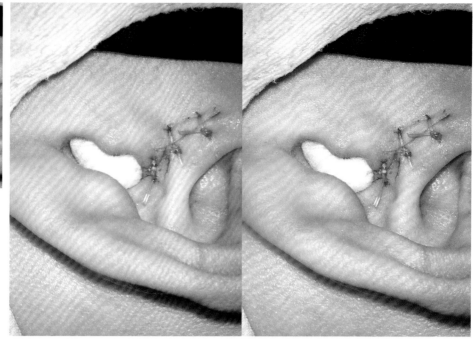

缝合切口

间断缝合第一切口, 手术完毕。

（李晓红　王国建）

参考文献

1. LIPPY W H, BERENHOLZ L P. Pearls on otosclerosis and stapedectomy ［J］. Ear Nose Throat J., 2008, 87 (6): 326-328.

2. YELLON R F, THOTTAM P J. When should stapes surgery be performed in children? ［J］. Laryngoscope, 2016, 125 (12): 2631-2632.

3. VARADARAJAN V V, ANTONELLI P J. Is preoperative computed tomography necessary or useful for primary stapes surgery? ［J］. Laryngoscope, 2021, 131 (4): 703-704.

4. DANIELS R L, KRIEGER L W, LIPPY W H. The other ear: findings and results in 1, 800 bilateral stapedectomies ［J］. Otology neurotology, 2001, 22 (5): 603-607.

5. FISCH U, LINDER T. Temporal bone dissection: the Zurich guidelines ［M］. Tuttlingen: Verlag Endo Press, 2012, 6-45.

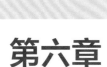

第六章

面神经减压术
Facial Nerve Decompression

第一节　经乳突-迷路上径路面神经减压及听力重建术
Facial Nerve Decompression via Transmastoid-Superior Labyrinthine Approach and Hearing Reconstruction

概述

面神经减压术主要目的是开放面神经管、解除面神经的压力、减轻面神经缺血水肿等持续性损伤[1]。临床上根据病变位置及疾病种类的不同,选择不同的面神经减压手术路径,主要包括:经乳突径路、经颅中窝径路、经乳突-迷路上径路、经迷路径路及联合径路等。其中,经乳突-迷路上径路在临床中应用较广泛,该术式适用于乳突气化良好者,术野宽阔,能充分暴露面神经的垂直段、水平段、膝神经节和迷路段远端,多用于贝尔面瘫及 Hunt 综合征、颞骨骨折合并面瘫、慢性化脓性中耳炎或中耳乳突手术中引起的面瘫,对于定位试验显示病变达膝神经节或迷路段者,不需开颅即可达到近全程减压的目的。本节主要讲述经乳突-迷路上径路面神经减压术。

适应证

1. 贝尔面瘫或 Hunt 综合征[2]

（1）完全性面瘫,House-Brackmann（H-B）分级 V 或 VI 级。

（2）面神经电图（ENoG）显示患侧面神经变性>90%。

（3）面肌电图检查未引出运动单元电位。

（4）面瘫发病时间一般小于 3 个月。

2. 外伤性面瘫或颞骨骨折　累及膝神经节至茎乳孔部位导致的周围性面瘫。

3. 病变侵犯面神经　不同种类的急慢性中耳炎、外耳道胆脂瘤、中耳胆脂瘤等病变,如侵犯面神经导致面瘫,需要在去除病灶的基础上,行面神经减压手术。

4. 医源性损伤　在耳外科手术中,如果术中发生面神经的误伤,尤其损伤鞘膜但连续性存在时,需及时行面神经减压手术。

禁忌证

1. 对硬化型乳突,特别是乙状窦前置、脑膜低垂者不宜行此径路手术。

2. 面瘫发病 1 年以上、面肌萎缩者。

3. 全身情况差或有基础疾病,不能耐受全麻手术者。

手术步骤

1. 做耳后切口　于耳郭后沟 1.0~2.0cm 处做一弧形切口,切开皮肤及皮下组织,切口上端至耳郭附着缘上,下方接近乳突尖,在颞肌浅面向前剥离,形成乳突骨膜瓣,剥离乳突骨膜瓣,暴露乳突骨皮质,显露外耳道后上棘、筛区、颧弓根。

2. 乳突轮廓化　用大号切削钻自筛区开始切除骨质,逐步向深面及四周扩大开放乳突,前方保持外耳道骨壁的完整,逐渐磨薄外耳道后壁。向上磨除至乳突盖,向后至乙状窦,使术腔后壁呈斜坡状,便于向前的手术操作。上方暴露砧骨窝及砧骨短脚,下方充分暴露出二腹肌嵴,显现砧骨短脚至茎乳孔的面神经垂直段的轮廓。

3. 开放面神经隐窝,暴露垂直段面神经　面神经隐窝外界以鼓索为界,内界为面神经垂直段上部及锥段,上界为砧骨窝,下界是鼓索嵴,即横向连接锥隆起和鼓索隆起间的骨嵴,术中通常以鼓索自面神经垂直段分出处为截止点。先行面神经及鼓索轮廓化,然后用小钻头在砧骨体及短脚外侧(保留上方砧骨扶壁骨质及砧骨后韧带)自上而下、由后向前磨开面神经隐窝。打开面神经隐窝后,根据需要扩大此通路。当达砧骨短脚前缘延长线、接近面神经管时,常可见到面神经供血血管的出血。面神经锥段位于外半规管的前内侧,紧贴外半规管,最近距离为 0.5~1.0mm。用磨钻磨薄垂直段骨质,注意一边用水冲洗钻头减热,一边用吸引器吸水及骨屑,使术野清楚,同时防止骨屑积存在鼓室,术后形成硬化灶或粘连带,影响听骨链的活动,导致传导性听力损失。将面神经管外、前、后三面骨壁磨薄如蛋壳状。经面神经隐窝可以看清砧骨长脚、砧镫关节、镫骨肌腱、镫骨后脚、蜗窗龛。垂直段面神经解剖后,向上向前继续减压面神经锥段及水平段。

4. 开放上鼓室,暴露水平段面神经　在保证上鼓室外侧壁完整的情况下,在其内侧削磨上鼓室外侧壁及板障之间的骨质,暴露出砧骨、锤骨及上鼓室前壁。从上鼓室可看到听骨内侧的面神经水平段。水平段面神经后部恰在前庭窗之上、砧骨内侧,前部在匙突的上方。水平段的长度约为 11.0mm,此段面神经始于膝神经节,向后、下、外走行至中鼓室后部的锥段。此段面神经管骨壁很薄,部分个体有骨质缺损。用小剥离子小心地沿面神经向外抬起骨片,部分病例在不触动砧骨及锤骨的情况下,可一直暴露面神经到膝神经节处。部分患者上鼓室较小,砧骨长脚离面神经管很近的时候,操作有困难,需要取出砧骨,以利于整个水平段的暴露。

5. 暴露面神经膝神经节和迷路段起始部　从膝神经节至匙突后缘近端水平段平均长度为(3.80±0.72)mm。沿面神经向前内走行,在锤骨小头深面磨除周围骨质,暴露出膝神经节,面神经经过匙突向前上行走到膝神经节,从镫骨小头到匙突等距离延长线为膝神经节位置。膝神经节邻近颅中窝的硬脑膜,在开放上鼓室前隐窝时,顶壁磨得很薄可透见粉红色硬脑膜,此时需要注意防止误伤硬脑膜而导致脑脊液漏。自膝神经节至迷路段向内后弯曲呈 75° 锐角,减压迷路段起始部时,先从膝神经节上方进入,该处通常有一气房,称膝神经节上气房,可提供较大的手术空间。继续磨除骨质,向内后 2.0mm 可显露迷路段。迷路段位于外半规管壶腹的深面,前半规管壶腹之前。由于前半规管和外半规管壶腹的限制,大部分病例迷路段面神经仅可暴露起始段的 1.0~2.0mm,以上操作完成后基本完成了面神经的近全程暴露。

6. 减压范围和技巧　面神经减压应采取螺旋式,以避免损伤周围解剖结构。螺旋式减压在面神经各段的具体方式为:①面神经垂直段开放部位在神经的后半部;②面神经锥段的开放部位在神经的外半部;③面神经水平段的暴露部位在神经的下半部;④面神经迷路段的开放部位在面神经与鼓室盖之间。这种由后外、再向前内的螺旋式面神经管开放方法可在避免损伤相邻结构的前提下,去除面神经表面的骨质。面神经管一般要开放大于1/2周径的骨壁。

7. 面神经鞘膜处理 用小的耳科剥离子轻轻剥除面神经表面的蛋壳样薄层骨质,面神经鞘膜完全暴露后,用锋利的显微刀或角膜刀切开鞘膜,经面神经隐窝在砧骨长脚内侧切开水平段鞘膜,经上鼓室切开膝神经节和迷路段鞘膜,刀刃的方向应与神经纤维走行一致,以免损伤神经纤维。

8. 关闭术腔,缝合切口 用生理盐水冲洗术腔,面神经表面可用地塞米松浸泡的明胶海绵覆盖,根据情况进行砧骨复位或行听骨链重建,或者取颞肌筋膜修补鼓膜穿孔。先缝合耳后骨膜瓣,再缝合皮肤切口,敷料包扎。

注意事项

1. 术中需要彻底清除面神经周围的碎骨片、胆脂瘤或肉芽组织,保持面神经的连续性。

2. 关于面神经鞘膜是否切开,依据面瘫的病因而定,用锋利的显微钩针或刀纵行切开神经鞘膜,贝尔面瘫和Hunt综合征在切开水肿神经的鞘膜后,常可见神经纤维从切口向外膨出[3]。颞骨骨折者,如神经内存在微小血肿,切开鞘膜后可将血块或积血清除。在慢性化脓性中耳炎等感染术腔,一般不建议将鞘膜切开。

3. 神经减压后,表面可用浸有地塞米松溶液的明胶海绵或者可降解耳鼻止血绵覆盖,有感染风险者,先用小片颞筋膜覆盖神经表面加以保护,再用浸有地塞米松溶液的明胶海绵碎块固定之。

并发症

1. 皮下血肿、感染 术中严格无菌操作,彻底止血防止术后血肿,术后应用抗生素以控制或预防感染。

2. 感音神经性听力损失 如开放面神经隐窝或削磨上鼓室外侧壁时,钻头触及听骨,导致高频振动直接传入内耳,可以引起感音神经性听力损失;电钻的噪声也可致感音神经性听力损失或耳鸣。术中需小心操作,避免电钻直接损伤耳蜗、半规管,避免触碰听骨或伤及耳蜗。

3. 传导性听力损失 由砧骨与镫骨之间或砧骨与锤骨之间连接不好造成。如果术者要中断听骨链以减压到膝神经节及迷路段,则不能排除引起传导性听力损失的风险,术前要向患者进行交代。术者应具备娴熟的听骨链重建的手术技巧。

4. 脑脊液耳漏 术中减压膝神经节或迷路段时误伤硬脑膜所致。术中如发生硬脑膜撕裂、脑脊液漏,可使用颞肌筋膜修补脑膜,并以生物胶粘合。术后采用头高位、脱水、抗生素预防颅内感染等方法综合治疗。

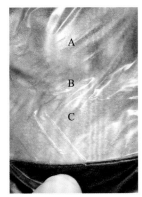

A. 耳郭背侧
B. 耳郭后沟
C. 乳突表面

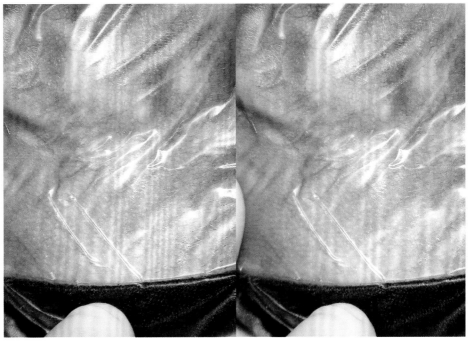

消毒、铺单、贴膜,暴露乳突表面皮肤(左)
手术术区消毒铺单,向前翻转耳郭,无菌塑料贴膜固定,暴露乳突表面的皮肤。

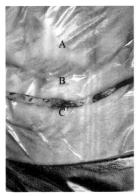

A. 耳郭背侧
B. 耳郭后沟
C. 耳后切口

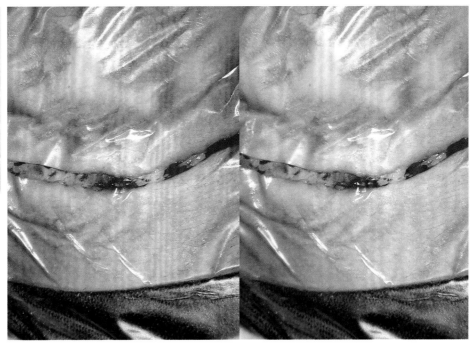

行耳后切口
于耳郭后沟后 0.5~1.0cm 处做一弧形切口,切开皮肤及皮下组织,切口上端至耳郭附着缘上,下方接近至乳突尖。

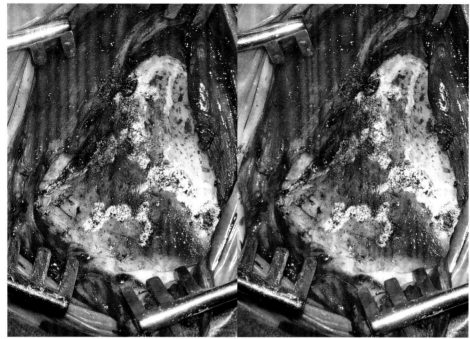

A. 外耳道后壁
B. 颞线
C. 筛区
D. 乳突皮质
E. 乳突尖

暴露乳突皮质

分层分离耳后皮瓣至外耳道后壁,暴露颞线、筛区、外耳道后上棘及乳突骨皮质。

电刀、双极电凝、牵开器、骨膜剥离子。

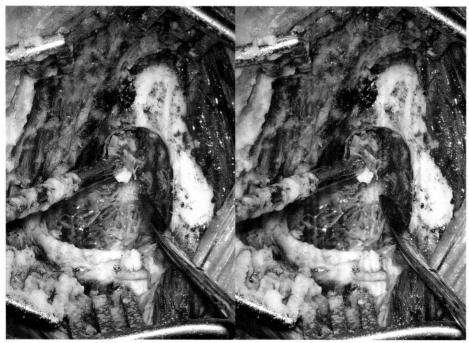

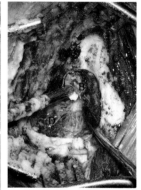

A. 外耳道后壁
B. 鼓窦内活动的碎骨块
C. 颞肌
D. 乳突内气房
E. 乳突尖

经筛区径路,开放乳突

经筛区径路,用电钻逐层磨除乳突皮质骨并切除乳突内气房,乳突呈气化型,沿乳突盖向前暴露鼓窦,鼓窦内有活动的碎骨块堵塞鼓窦入口。

切削钻、吸引器、剥离子。

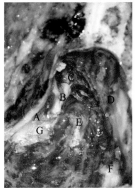

A. 外耳道后壁
B. 砧骨短突
C. 锤骨小头
D. 颅中窝板障
E. 外半规管
F. 窦脑膜角
G. 面神经隐窝（未开放）

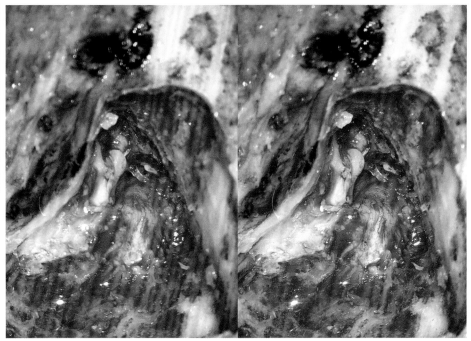

开放鼓窦，显露砧骨短突

清除鼓窦内组织，暴露鼓窦入口及砧骨窝，以砧骨短脚为标志，充分磨薄外耳道后壁，向前开放上鼓室，并磨低面神经平台，暴露面神经隐窝（未开放）。

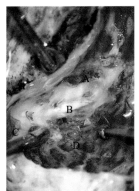

A. 面神经隐窝（未开放）
B. 面神经垂直段
C. 二腹肌嵴
D. 乳突气房

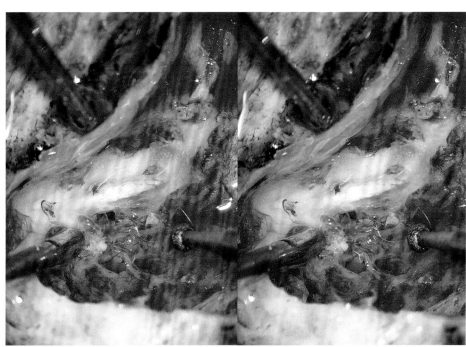

暴露面神经垂直段下部

逐层切除乳突内气房，以乳突尖二腹肌嵴及砧骨短脚为标志暴露面神经垂直段，仔细磨除面神经垂直段周围的气房，磨薄面神经表面的骨质，至仅剩鸡蛋壳样薄骨片。
吸引器、磨钻。

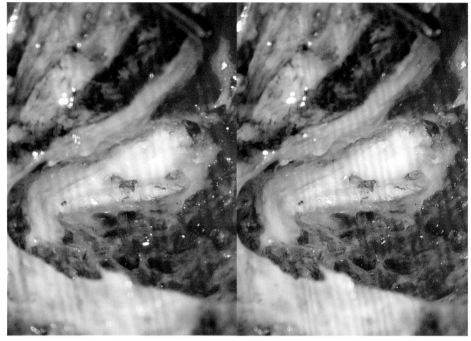

A. 面神经隐窝
B. 鼓索
C. 面神经垂直段
D. 二腹肌嵴
E. 后拱柱

修薄面神经垂直段下部骨质,轮廓化面神经垂直段和鼓索

充分磨薄外耳道后壁,磨薄垂直段面神经下部表面的骨质,至仅剩鸡蛋壳样薄骨片,至鼓索分叉处,行面神经及鼓索轮廓化,定位面神经隐窝开放的范围。

吸引器、磨钻。

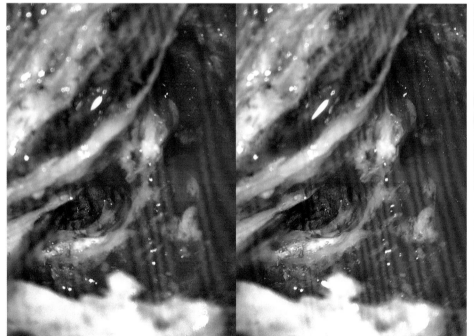

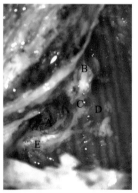

A. 面神经隐窝
B. 砧骨短突
C. 后拱柱
D. 外半规管凸
E. 面神经垂直段

开放面神经隐窝

选用直径 2.0mm 以下的磨钻,以面神经垂直段、鼓索、后拱柱为标志和边界,磨除骨质后开放面神经隐窝并逐步扩大,暴露后鼓室内结构。

磨钻。

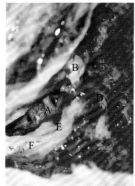

A. 镫骨
B. 砧骨短突及后拱柱
C. 上鼓室
D. 外半规管凸
E. 面神经锥段
F. 面神经垂直段

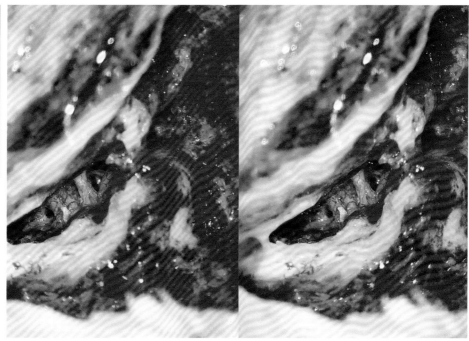

暴露锥段面神经

沿面神经垂直段向前上继续磨除面神经周围骨管,暴露面神经锥段,此过程中注意保护后半规管、外半规管及镫骨上结构。

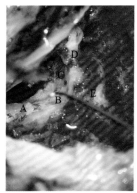

A. 面神经垂直段
B. 面神经锥段
C. 面神经水平段
D. 砧骨短突及后拱柱
E. 外半规管凸

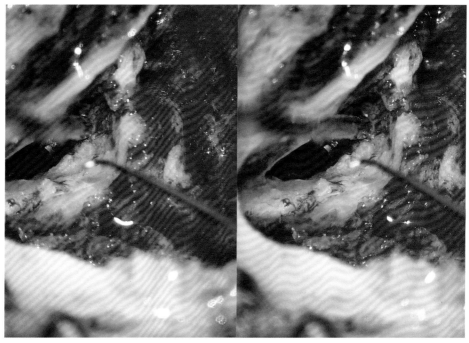

暴露水平段面神经

充分磨除锥段内侧骨质,并沿面神经锥段继续向前减压面神经水平段,吸引器指示处可见面神经水平段肿胀膨隆。

吸引器、钩针。

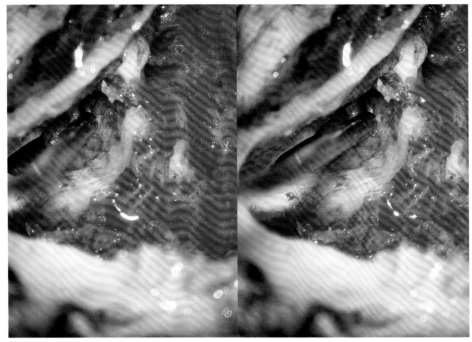

A. 面神经垂直段
B. 面神经锥段
C. 面神经水平段
D. 砧骨短突及后拱柱
E. 外半规管凸

清除面神经水平段周围的粘连带

清除肿胀面神经水平段及镫骨间的粘连带及骨片,充分减压面神经水平段。
吸引器。

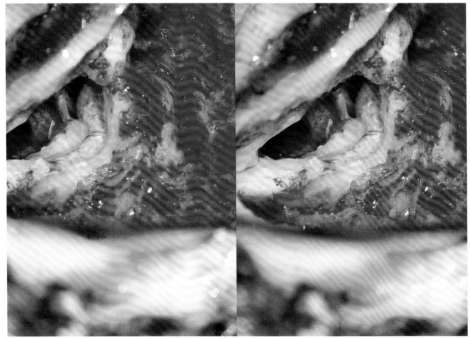

A. 镫骨及镫骨肌腱
B. 砧骨短突及后拱柱
C. 外半规管凸
D. 面神经水平段
E. 面神经锥段
F. 面神经垂直段

去除面神经表面薄层骨质

去除面神经水平段、锥段、垂直段表面的薄层骨质,暴露面神经鞘膜,面神经180°暴露,水平段肿胀明显。

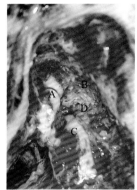

A. 锤砧关节
B. 鼓室盖
C. 外半规管
D. 上鼓室

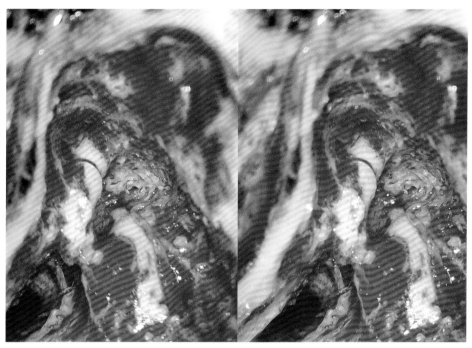

充分开放上鼓室及上鼓室前隐窝

经上鼓室径路,沿上鼓室盖,磨除气房,充分开放上鼓室及上鼓室前隐窝,并沿面神经水平段继续向前减压膝神经节。

小号磨钻。

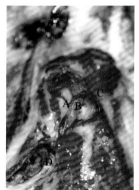

A. 锤砧关节
B. 膝神经节
C. 颅中窝硬脑膜
D. 面神经锥段

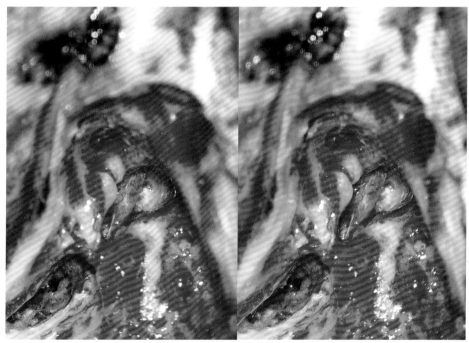

暴露及减压膝神经节

充分磨除暴露膝神经节,见膝神经节肿胀膨隆,神经表面鞘膜完整。

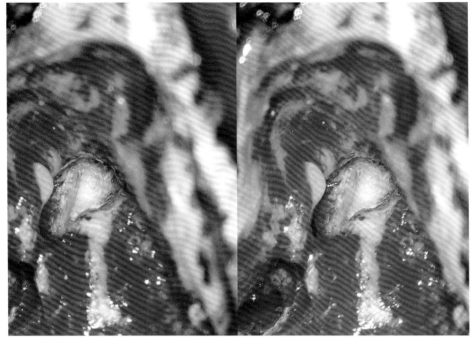

A. 锤砧关节
B. 膝神经节
C. 颅中窝硬脑膜
D. 面神经锥段

高倍镜下观察膝神经节

显微镜放大倍数观察膝神经节，膝神经节肿胀膨隆明显，神经表面的鞘膜完整。

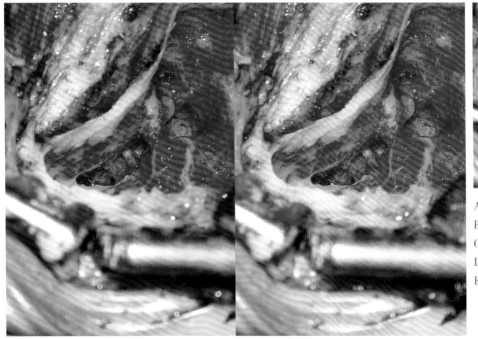

A. 砧镫关节
B. 砧骨及后拱柱
C. 锤骨小头
D. 外半规管凸
E. 二腹肌嵴

面神经次全程减压术腔全景

缩小显微镜倍数，观察减压后术腔全景。

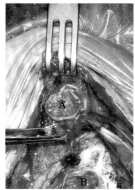

A. 耳甲腔软骨
B. 乳突术腔

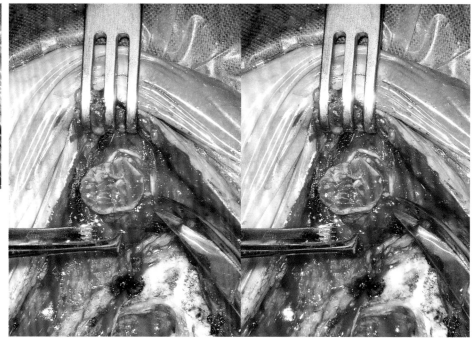

取耳郭背面软骨

在此术腔中，自耳郭背面切除合适大小的软骨，注意勿穿透耳郭前面皮肤。

固定镊、组织剪。

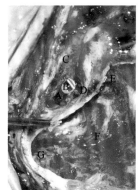

A. 外耳道
B. 部分人工听骨 PORP
C. 外耳道皮瓣
D. 外耳道后壁
E. 上鼓室
F. 乳突
G. 乳突尖

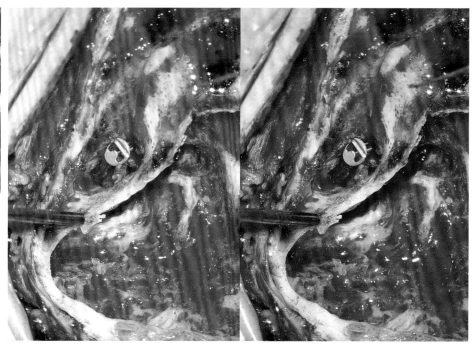

听骨链重建

自外耳道掀起外耳道后壁皮瓣及鼓膜，砧镫关节不连接，取出砧骨后，取部分型人工听骨（PORP）放置在镫骨小头上，重建听骨链及听力。

吸引器。

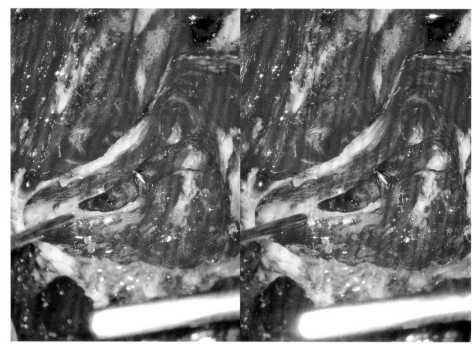

A. 外耳道
B. 外耳道后壁
C. 部分人工听骨（PORP）
D. 上鼓室
E. 外半规管凸
F. 窦脑膜角
G. 乙状窦
H. 面神经

植入 PORP

磨除后拱柱，保留外耳道后壁完整，从面神经隐窝内观察面神经及人工听骨，人工听骨一端与
镫骨小头连接可靠。

吸引器。

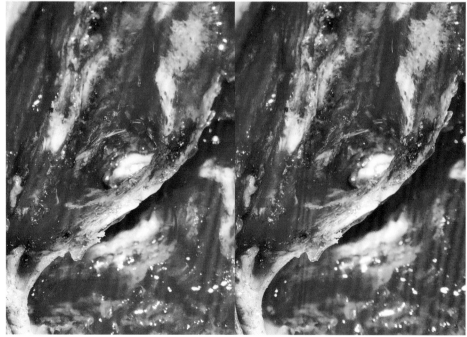

A. 外耳道
B. 植入的软骨
C. 外耳道后壁
D. 上鼓室
E. 面神经
F. 乳突尖

人工听骨外侧植入软骨

取小片耳郭背面软骨放置人工听骨表面，复位外耳道皮肤-鼓膜瓣，确认听骨链联动好。

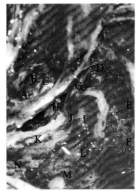

A. 外耳道
B. 外耳道皮肤-鼓膜瓣
C. 植入的软骨
D. 上鼓室
E. 颅中窝板障
F. 窦脑膜角
G. 面神经水平段
H. PORP
I. 外半规管凸
J. 面神经锥段
K. 面神经垂直段
L. 乳突
M. 乙状窦
N. 乳突尖

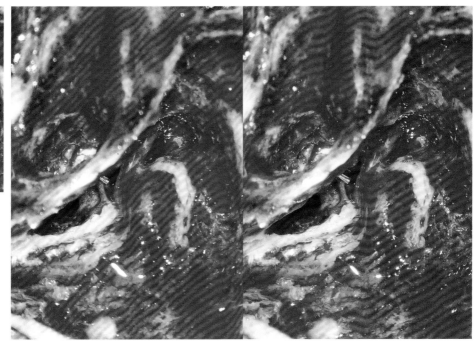

植入 PORP 后全景

复位外耳道后壁皮肤-鼓膜瓣后,听骨链联动好,观察术腔全景。

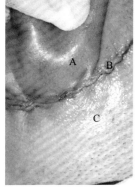

A. 耳郭背侧
B. 耳后切口
C. 乳突

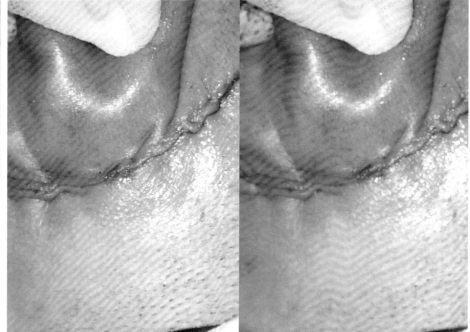

缝合切口

关闭术腔,分层缝合切口。

第二节 经乳突-迷路上径路面神经减压术

Facial Nerve Decompression via Transmastoid-Superior Labyrinthine Approach

手术步骤

详细步骤见本章第一节。

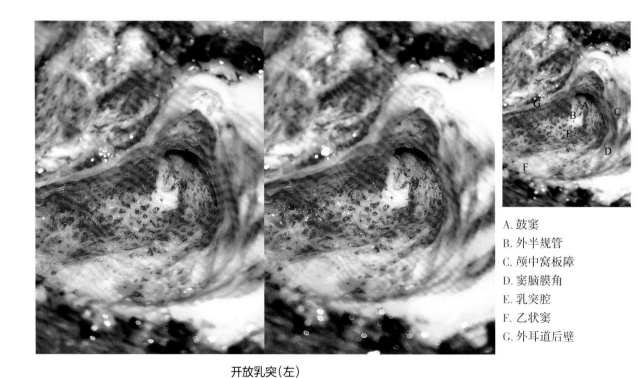

A. 鼓窦
B. 外半规管
C. 颅中窝板障
D. 窦脑膜角
E. 乳突腔
F. 乙状窦
G. 外耳道后壁

开放乳突（左）

常规沿耳郭后沟后 0.6~1.5cm 处作一弧形切口，上端至耳郭附着缘上，下方至乳突尖上方 1.0cm。切开皮肤及骨膜。沿骨面分离暴露骨性外耳道后壁。以外耳道后上棘和筛区为标志，经鼓窦径路，切除鼓窦和乳突气房，乳突为气化型，完成乳突轮廓化，修薄外耳道后壁。

15 号手术刀片、电刀、双极电凝、乳突牵开器、骨膜剥离子、切削钻、吸引器。

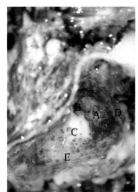

A. 鼓窦
B. 砧骨短脚
C. 外半规管
D. 乳突顶壁处的硬脑膜
E. 乳突

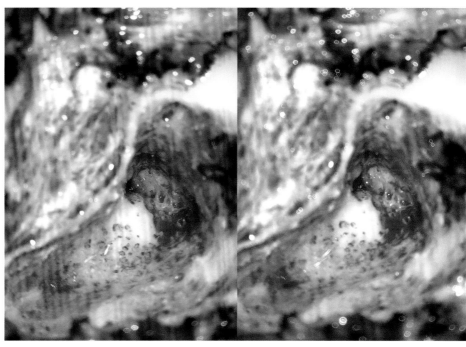

显露砧骨短脚

充分磨薄外耳道后壁,切除上鼓室外侧壁及鼓窦气房,该病例硬脑膜稍低垂,故将乳突盖骨质部分磨除,将硬脑膜用双极电凝电烧后向上推(D后方发黑部分),自鼓窦向前暴露上鼓室,暴露砧骨短脚。

切削钻、吸引器。

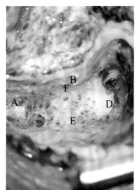

A. 乳突尖
B. 外耳道后壁
C. 砧骨短脚
D. 外半规管
E. 乳突
F. 面神经管垂直段

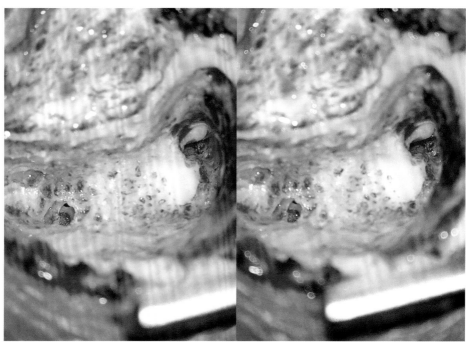

轮廓化乳突腔

以乳突尖二腹肌嵴为标志,充分磨除外耳道后壁及面神经垂直段气房,暴露面神经垂直段,磨薄面神经垂直段表面骨质。

切削钻、吸引器。

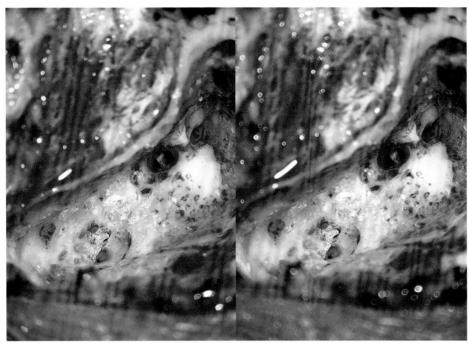

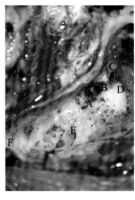

A. 面神经隐窝
B. 后拱柱
C. 砧骨短脚
D. 外半规管凸
E. 乳突
F. 二腹肌嵴

开放面神经隐窝

选用 2.0mm 以下的磨钻,以砧骨短脚、外半规管为标志,开放面神经隐窝,可见后鼓室内砧镫关节及镫骨肌腱。

2.0mm 以下磨钻。

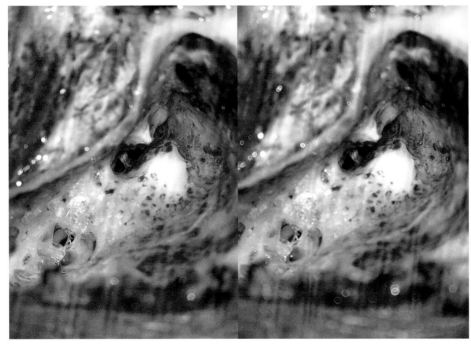

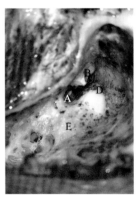

A. 面神经隐窝
B. 砧骨短脚
C. 乳突盖
D. 外半规管凸
E. 乳突

暴露面神经水平段

轮廓化乳突和上鼓室后,进一步用小号磨钻,小心磨除后拱柱内侧,保留砧骨窝部分砧骨扶壁,维持砧骨及听骨链正常解剖位置,通过面神经隐窝开放中、上鼓室,小心操作避免电钻触碰听骨。

小号磨钻。

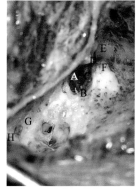

A. 砧镫关节

B. 面神经锥段

C. 面神经水平段

D. 砧骨短脚

E. 上鼓室

F. 外半规管凸

G. 膝神经节

H. 乳突尖

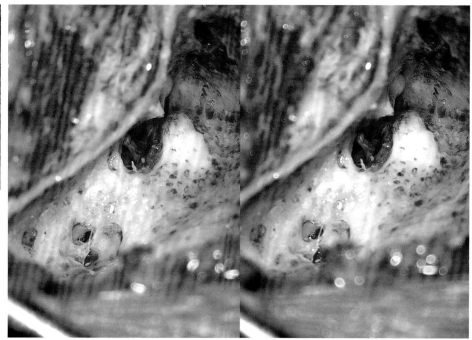

减压面神经水平段

沿面神经水平段向后逐步暴露面神经锥段,180°磨开自膝神经节至锥段的面神经管。见面神经水平段前方及膝神经节稍肿胀,鞘膜完整。

小号磨钻。

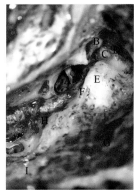

A. 砧镫关节

B. 砧骨短脚

C. 膝神经节

D. 上鼓室

E. 外半规管凸

F. 面神经锥段

G. 窦脑膜角

H. 面神经垂直段

I. 乙状窦

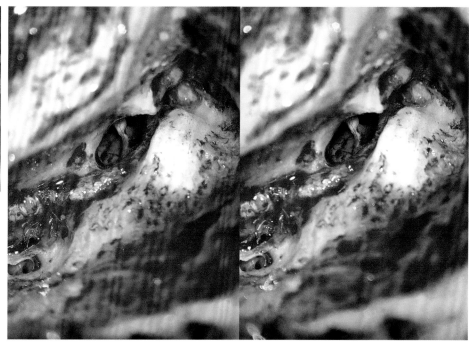

减压面神经垂直段

沿面神经锥段继续解剖及减压面神经垂直段,超过180°磨开面神经管,去除面神经管表面的蛋壳样薄片骨质,暴露面神经鞘膜,见面神经垂直段肿胀,鞘膜完整。

小号磨钻。

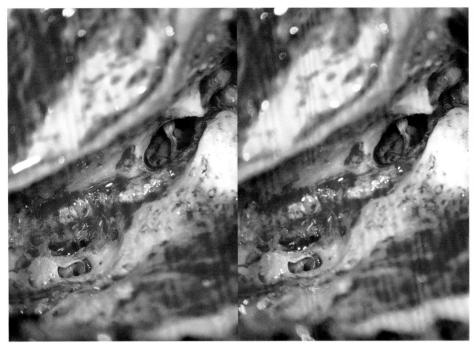

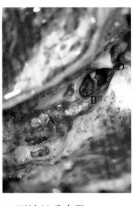

A. 面神经垂直段
B. 面神经锥段
C. 面神经水平段
D. 膝神经节

暴露膝神经节至垂直段面神经

完成自膝神经节至垂直段面神经的次全程减压,用地塞米松溶液冲洗术腔,减少面神经肿胀,检查无活动性出血。

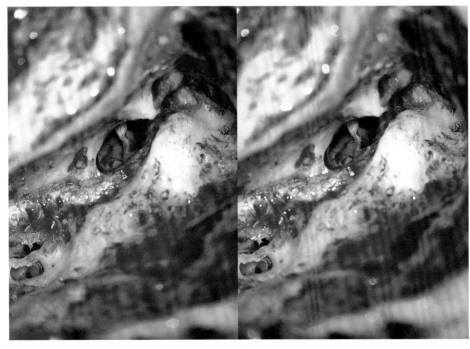

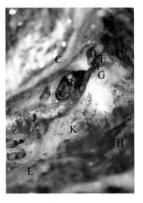

A. 蜗窗龛
B. 砧镫关节
C. 外耳道后壁
D. 砧骨短脚
E. 上鼓室
F. 乳突盖
G. 外半规管凸
H. 窦脑膜角
I. 面神经锥段
J. 面神经垂直段
K. 乳突
L. 乙状窦
M. 膝神经节

术后全景

显示自膝神经节至垂直段的面神经。

(朱玉华　韩维举　戴朴)

参考文献

1. 迟放鲁.面神经疾病［M］.上海：上海科学技术出版社,2007.
2. 斯拉特里三世,阿兹扎德.面神经学［M］.高志强,译.北京：中国协和医科大学出版社,2017.
3. 黄选兆,汪吉宝,孔维佳.实用耳鼻咽喉头颈外科学［M］.2版,北京：人民卫生出版社,2008.

第三节 经迷路径路面神经减压术
Facial Nerve Decompression via Translabyrinthine Approach

概述

经迷路径路面神经减压术要求切除乳突气房、骨迷路，充分显露内耳道，适用于病变累及面神经内耳道段及迷路段者。该术式的选择基于病变部位及患侧听力情况[1]。

适应证

经迷路径路可对面神经内耳道段及迷路段进行充分暴露及减压，可用于面神经全程减压。由于本术式使术侧听功能和前庭功能完全丧失，故适用于颞骨横行骨折、重度及以上感音神经性听力损失的面瘫患者。

禁忌证

1. 肌电图无随意性电活动、也无纤颤电位，此项是所有面神经减压术的禁忌证。
2. 术侧有实用听力或对侧前庭功能障碍者，要谨慎选择此术式。
3. 急性化脓性中耳炎。
4. 其他不适宜全麻手术的情况。

手术步骤

1. 耳后切口 一般采用耳后弧形切口，同乳突径路面神经减压术。切开并分离皮肤、皮下组织及骨膜，暴露乳突骨皮质。

2. 轮廓化乳突 以切削钻从筛区开始磨骨，暴露鼓窦。切除乳突气房，轮廓化乳突腔，暴露外半规管凸、砧骨短脚、窦脑膜角、乳突盖、乙状窦、颅后窝脑膜及二腹肌嵴，辨认面神经垂直段。注意保留外耳道后壁骨质，尽量磨薄。

3. 暴露面神经垂直段及鼓索 沿面神经走行方向逐层磨骨，直至面神经垂直段显露，轮廓化鼓索。

4. 暴露面神经水平段 为了便于操作及暴露，可以摘除砧骨、剪断锤骨小头。

5. 显露膝神经节 沿面神经水平段向前，追踪面神经膝神经节段。

6. 开放半规管、前庭 磨开外、上、后半规管，开放前庭，打开内耳道前先轮廓化内耳道。

7. 开放内耳道 沿面神经内耳道段向前外方，磨出面神经迷路段、膝神经节。亦可沿面神经水平段追踪膝神经节段、迷路段。

8. 切开神经鞘、神经减压 步骤同本章第一节。

9. 封闭术腔 用生理盐水彻底冲洗术腔内骨屑和血液，在暴露的面神经上覆盖筋膜或浸有地塞米松的明胶海绵。如内耳道已打开，为了避免脑脊液漏，可用颞肌或腹部脂肪填塞，其上方可用明胶海绵压紧。分层缝合骨膜及软组织。一般不需放置引流。若为开放式术腔，用外耳道皮肤-鼓膜瓣覆盖面神经、鼓窦入口及鼓室，必要时取裂层皮片覆盖乳突腔皮肤缺损处。

注意事项

1. 乳突腔轮廓化要彻底,尤其是乳突盖、乙状窦和颅后窝脑膜,以保证三个半规管和内耳道的充分暴露[2]。

2. 磨除外半规管时要注意自前向后,保留壶腹端前下骨片,以保护面神经水平段、锥段。磨除后半规管时注意自下向上,磨除壶腹端时注意保护面神经垂直段。磨除前半规管时注意自前向后,平行乳突盖,前半规管壶腹是内耳道的上界,保留壶腹端以保护面神经迷路段[3]。

3. 完成迷路切除后,根据前半规管壶腹和后半规管壶腹确定内耳道的上下界,磨除内耳道后方的骨质,180°到270°轮廓化内耳道,注意保留表面的薄层骨质,磨骨时电钻方向平行于内耳道的纵轴[4]。

并发症

1. **脑脊液漏**　主要是硬脑膜撕裂而发生脑脊液漏,可用脂肪、颞肌筋膜填塞。

2. **出血**　注意勿损伤颈静脉球、乙状窦。

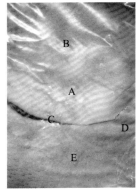

A. 耳郭后沟
B. 耳郭背面
C. 耳后切口
D. 乳突尖
E. 切口后方乳突表面皮肤

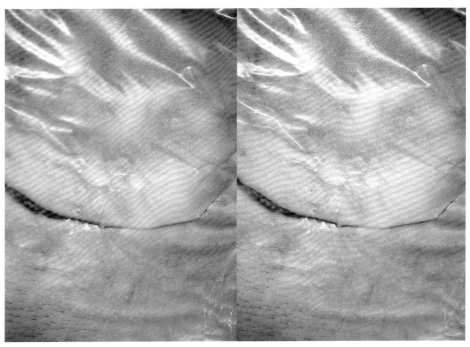

耳后切口(右)

常规耳后切口,平行于耳郭后沟,做自耳郭根部上缘至乳突尖的耳后弧形切口。皮肤切口中部距离耳郭后沟最宽处 1.5cm,切口上下分别距耳郭后沟 0.5cm 和 1.0cm。

15 号手术刀片、单极电刀、双极电凝。

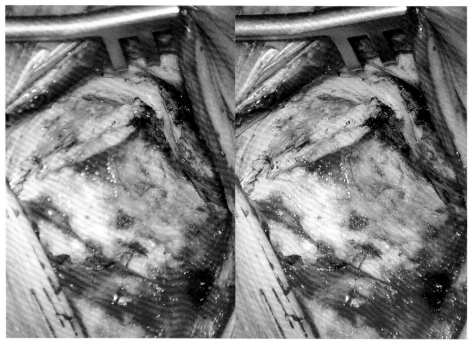

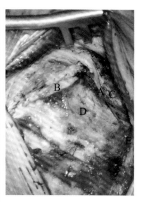

A. 前方肌骨膜切口
B. 上方肌骨膜切口
C. 外耳道后壁
D. 耳后肌骨膜瓣
E. 乳突尖

肌骨膜切口

以乳突牵开器撑开耳后切口,分离皮下组织,制作蒂在后方的耳后肌骨膜瓣,瓣上缘平颞线,下缘近乳突尖,前缘紧贴外耳道后壁骨缘。

15 号手术刀片、乳突牵开器、骨膜剥离子。

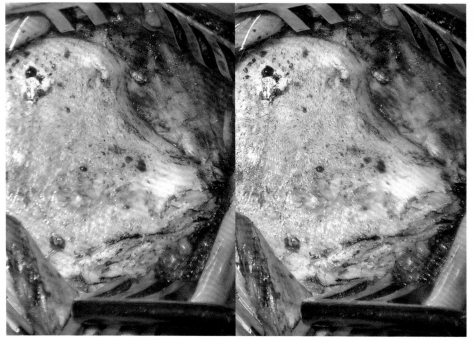

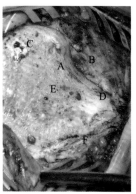

A. 筛区
B. 外耳道后壁皮瓣
C. 颞线
D. 乳突尖
E. 乳突皮质
F. 切断胸锁乳突肌上缘
   乳突附着处

暴露乳突皮质

以骨膜剥离子沿骨面向后分离肌骨膜瓣至顶切迹,向上暴露至颞线上方 1.0cm,为显露下方乳突尖,可用单极电刀切断附着在乳突尖表面的部分胸锁乳突肌。辨认颞线、筛区、乳突尖、颧弓根等解剖标志,妥善止血。

骨膜剥离子、单极电刀。

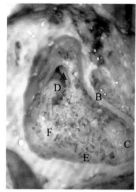

A. 砧骨短脚
B. 骨性外耳道后壁
C. 乳突尖
D. 外半规管凸
E. 乙状窦表面骨质
F. 窦脑膜角

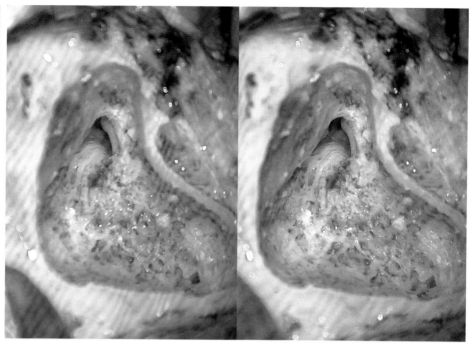

完成乳突轮廓化

自筛区开始,以切削钻磨除乳突皮质,削薄外耳道后壁,扩大鼓窦入口,显露砧骨短脚及外半规管。乳突开放区域前界为骨性外耳道后壁、上界为颅中窝板障、后界为乙状窦、下界为乳突尖。

大、中号切削钻。

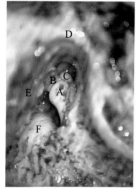

A. 砧骨体
B. 锤骨上韧带
C. 锤骨小头
D. 颧弓根
E. 乳突盖
F. 外半规管凸

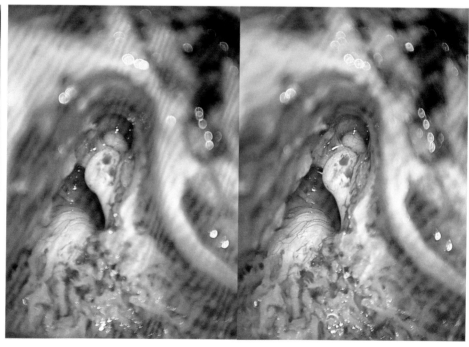

上鼓室完全开放暴露锤砧骨

磨钻轮廓化乳突盖,进一步磨除砧骨短脚外侧壁骨质,暴露锤砧关节、锤骨上韧带、鼓窦入口下方的砧骨窝及内侧的外半规管凸,注意钻头移动方向由内向外,避免损伤砧骨。

切削钻、磨钻。

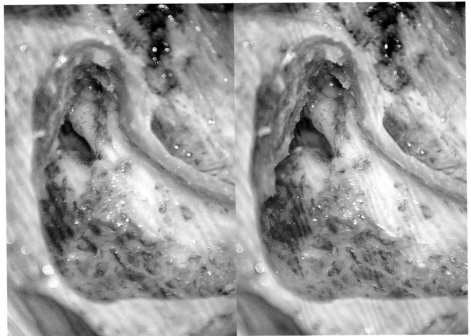

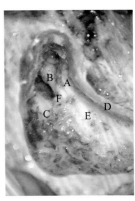

A. 后拱柱

B. 砧骨短脚

C. 外半规管凸

D. 磨薄的外耳道后壁

E. 面神经隐窝（未开放）

F. 砧骨窝

磨薄外耳道后壁

大号及中号磨钻磨薄外耳道后壁，以外半规管凸和砧骨短脚为标志定位面神经隐窝。沿面神经走行方向逐层磨骨，磨除面神经隐窝外侧气房。

切削钻、磨钻。

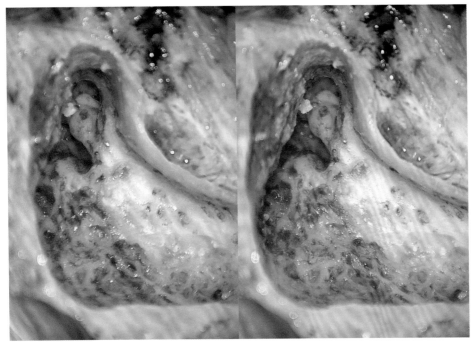

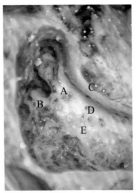

A. 砧骨窝

B. 外半规管凸

C. 磨薄的外耳道后壁

D. 面神经隐窝（未开放）

E. 面神经垂直段

面神经垂直段初现

以小号磨钻沿砧骨短脚延长线下方、外耳道后壁后内方、外半规管凸下方，沿面神经走行方向逐层磨骨，直至面神经垂直段显露，面神经管略微发红。注意在磨骨过程中充分冲水，以降低局部温度，并清除骨屑，有利于观察骨面颜色的变化。

小号磨钻、钩针。

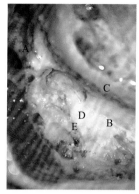

A. 砧骨短脚
B. 鼓索
C. 磨薄的外耳道后壁
D. 面神经隐窝（未开放）
E. 面神经垂直段

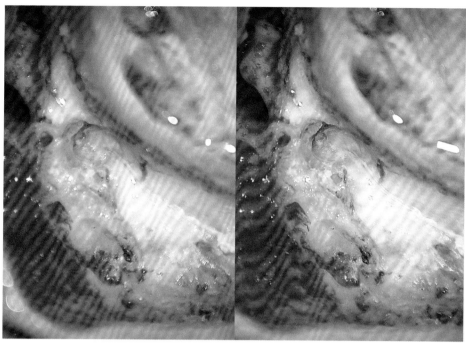

轮廓化面神经垂直段及鼓索

在面神经前方，沿鼓索走行方向逐层磨低面神经平台，显露鼓索。鼓索多起源自面神经垂直段下 1/2 部分，此病例鼓索起源于面神经垂直段下方近茎乳孔处。

小号磨钻。

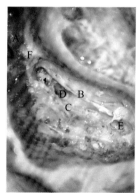

A. 砧骨短脚
B. 鼓索
C. 面神经垂直段
D. 面神经隐窝（部分开放）
E. 茎乳孔处的面神经垂直段
F. 后拱柱

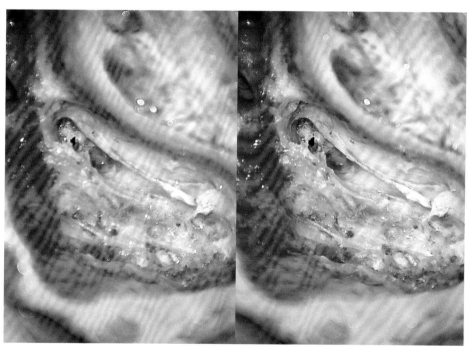

暴露茎乳孔

继续开放面神经隐窝，直至显露后鼓室黏膜，以中号磨钻沿面神经走行方向逐层磨骨，显露面神经，向下追踪面神经至茎乳孔。注意：轮廓化面神经垂直段时，仅能磨除其外侧及后方的骨质。开放面神经隐窝时可以磨薄面神经垂直段前面的骨质。

切削钻、磨钻。

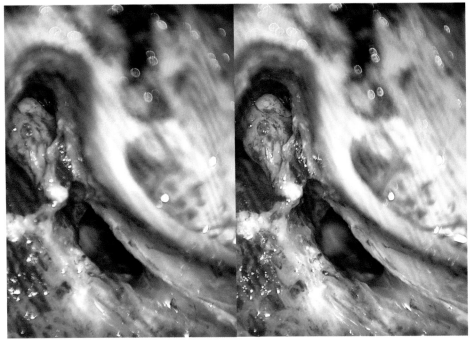

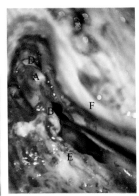

A. 砧骨短脚

B. 鼓索

C. 镫骨

D. 面神经锥段

E. 面神经垂直段

F. 鼓岬

磨除后拱柱

开放面神经隐窝,小号磨钻逐步磨除后拱柱骨质,显露面神经锥段、砧镫关节,注意磨骨方向应由内而外,避免损伤深部面神经。经面神经隐窝可见镫骨、镫骨肌腱以及鼓岬。

切削钻、磨钻。

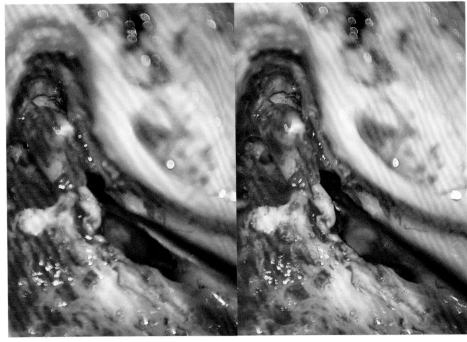

A. 砧骨短脚(移位)

B. 砧骨长脚(移位)

C. 镫骨

D. 锤骨小头

E. 面神经垂直段

F. 外耳道后壁

取出砧骨

以直角钩针小心分离砧镫关节并使其脱位,取出砧骨,注意保护深部的面神经和外侧的鼓索。

直角钩针、麦粒钳。

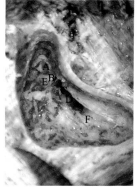

A. 锤骨关节面
B. 匙突
C. 镫骨
D. 鼓岬
E. 面神经水平段
F. 面神经垂直段

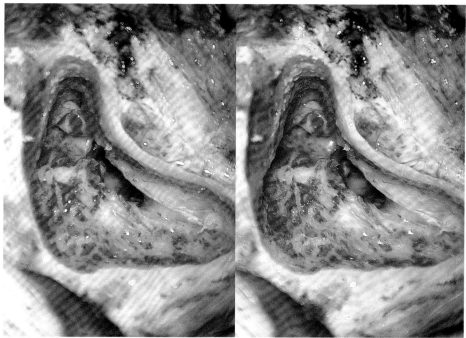

取出砧骨后的术野

取出砧骨,显露锤骨关节面、锤骨小头、锤骨上韧带、匙突,以及位于锤骨小头内侧、匙突上方的面神经管凸,其内走行着面神经水平段。

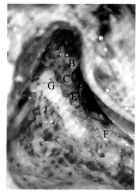

A. 上鼓室前隐窝
B. 匙突
C. 面神经水平段
D. 镫骨
E. 面神经锥段
F. 面神经垂直段
G. 外半规管凸

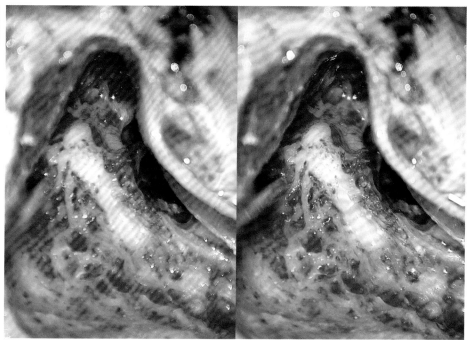

剪断锤骨小头并取出

游离锤骨,并于锤骨颈处剪断锤骨小头,显露上鼓室前隐窝,清晰显示匙突和面神经水平段。
锤骨头剪、麦粒钳。

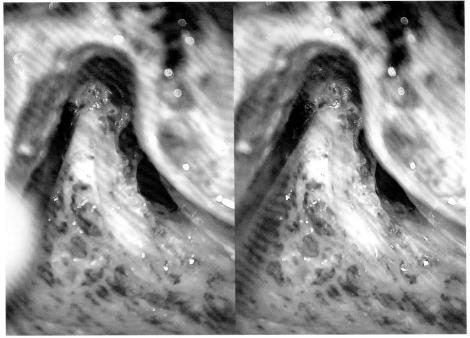
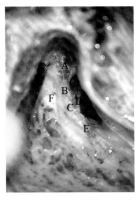

A. 匙突

B. 面神经水平段

C. 面神经锥段

D. 镫骨肌腱

E. 面神经垂直段

F. 外半规管凸

解剖面神经水平段

磨钻小心磨除面神经锥段外上方、外半规管凸下方、面神经水平段上方外侧骨质,扩大面神经锥段及水平段显露范围。

磨钻。

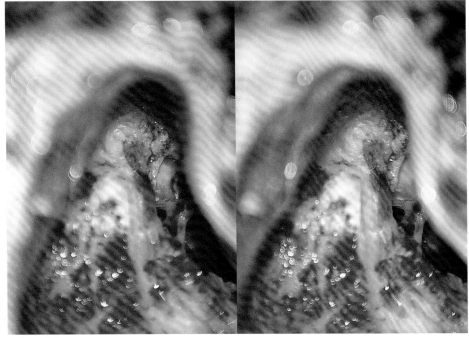

A. 面神经水平段前端

B. 面神经水平段

C. 面神经锥段

D. 镫骨肌腱

E. 镫骨

F. 鼓室盖

暴露面神经水平段前端

沿面神经水平段继续向前磨骨,磨除部分匙突,暴露水平段前端。

磨钻。

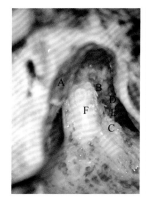

A. 乳突盖

B. 面神经水平段

C. 面神经锥段

D. 镫骨

E. 镫骨肌腱

F. 骨化的外半规管腔

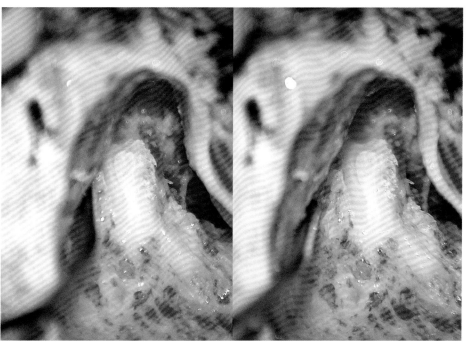

暴露外半规管骨化的管腔

由于操作空间狭小,难以暴露面神经膝神经节和迷路段,此病例为头颅外伤后全聋,故进一步磨除外半规管骨质,显露骨化的外半规管腔。

磨钻。

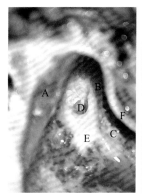

A. 乳突盖

B. 面神经水平段

C. 面神经锥段

D. 前庭池前端

E. 迷路骨质

F. 外耳道后壁

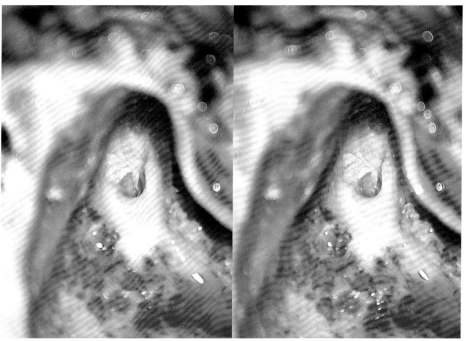

暴露前庭池

磨钻逐层磨除外半规管骨质,暴露深部的前庭池前端,此病例可见前庭池内壁欠光滑,可疑骨质增生。

磨钻。

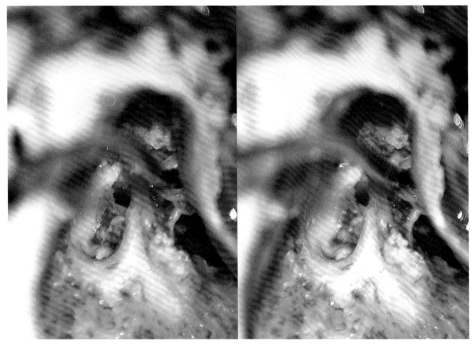

A. 面神经水平段

B. 镫骨足板（移位）

C. 镫骨肌腱

D. 前庭池

E. 前半规管壶腹

F. 面神经垂直段

取出镫骨

磨除前庭池上、前、外侧骨质，扩大暴露前庭池及前半规管壶腹，取出镫骨。此病例前庭池内可见增生的骨质、血管及纤维组织。

磨钻、钩针。

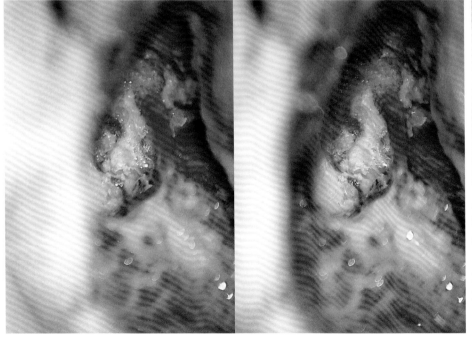

A. 面神经水平段

B. 膝神经节

C. 面神经迷路段外侧壁骨质

D. 面神经锥段

E. 前半规管壶腹残端

暴露膝神经节和迷路段面神经，但此时尚不能确认

磨除前半规管外侧骨质，注意保留前半规管壶腹端及前庭内侧壁骨质，以防内耳道开放、损伤深部的面神经迷路段，拟沿面神经水平段逐步显露膝神经节和迷路段面神经。

磨钻、钩针。

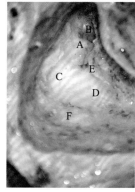

A. 前庭内侧壁增生的骨质
B. 开放的前庭池
C. 骨化的前半规管
D. 骨化的后半规管腔
E. 外半规管下壁残迹
F. 颅后窝板障

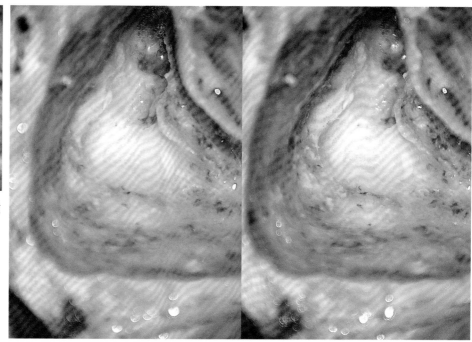

骨化的前半规管和后半规管

继续开放前庭,逐层磨除各半规管的骨性结构,显露骨化的总脚和后半规管腔,注意磨骨的方向应由前至后,以免损伤前方的面神经,保留外半规管下壁残迹以保护面神经锥段。

切削钻、磨钻。

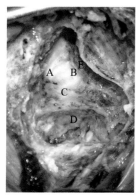

A. 骨化的前半规管腔
B. 骨化的后半规管腔
C. 颅后窝板障
D. 乙状窦
E. 面神经锥段

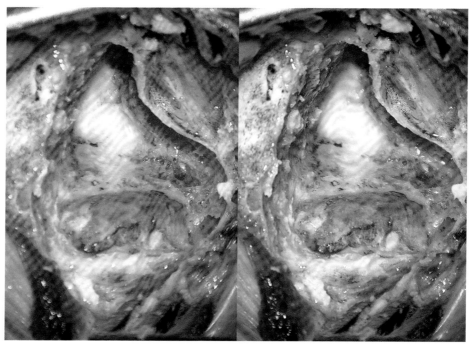

暴露乙状窦

扩大轮廓化乳突,磨钻磨薄乙状窦及颅后窝板障,注意保留乙状窦表面薄层骨板。

切削钻、磨钻。

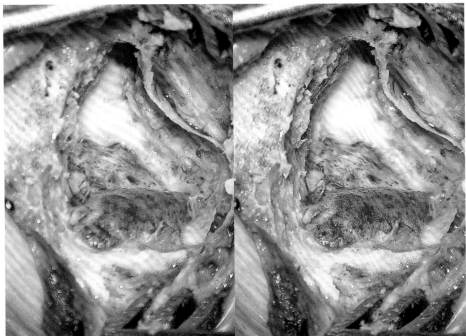

A. 骨化的前半规管腔

B. 骨化的后半规管腔

C. 颅后窝脑膜

D. 乙状窦

E. 面神经垂直段

暴露颅后窝脑膜

用中耳剥离子去除乙状窦表面菲薄骨质,使用双极电凝适度烧灼使乙状窦塌陷以扩大术野并显露颅后窝脑膜。注意乙状窦血管壁较薄弱,应小心操作,避免血管破裂。

磨钻、中耳剥离子、双极电凝。

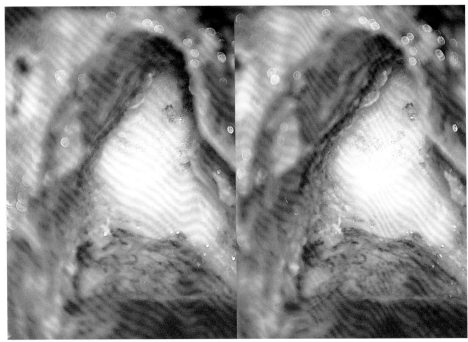

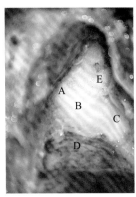

A. 骨化的前半规管腔

B. 骨化的总脚

C. 骨化的后半规管壶腹

D. 颅后窝脑膜

E. 前庭内侧壁

显露前半规管、总脚、后半规管壶腹端

继续磨除总脚上方骨质,显露骨化的前半规管腔,此时可清晰显示前半规管汇入总脚处,以及骨化的后半规管壶腹端。

磨钻。

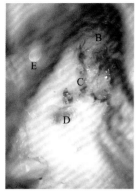

A. 面神经水平段

B. 膝神经节

C. 面神经迷路段外侧壁骨质

D. 内耳道外侧壁骨质

E. 颅中窝底

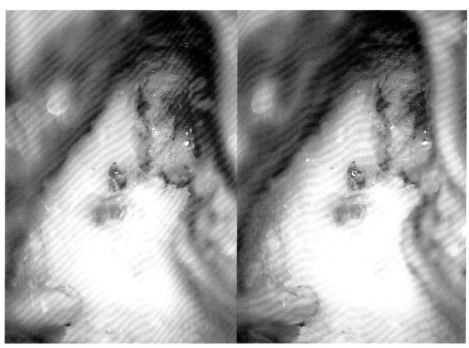

内耳道轮廓

完成迷路切除后,根据前半规管壶腹和后半规管壶腹定位内耳道上下界。沿内耳道走行方向定位面神经迷路段。

切削钻、磨钻。

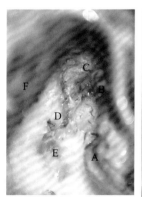

A. 面神经锥段

B. 面神经水平段

C. 膝神经节

D. 面神经迷路段外侧壁骨质

E. 内耳道外侧壁骨质

F. 颅中窝底

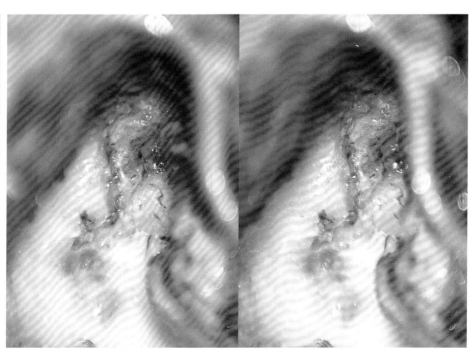

扩大内耳道轮廓化范围

定位内耳道上下界后,进一步磨除内耳道外侧壁骨质,轮廓化内耳道。在磨除内耳道底外侧壁骨质时,注意保护面神经迷路段,电钻磨骨方向始终与内耳道走行方向一致。此病例迷路段面神经走行曲折,需扩大暴露范围。

切削钻、磨钻。

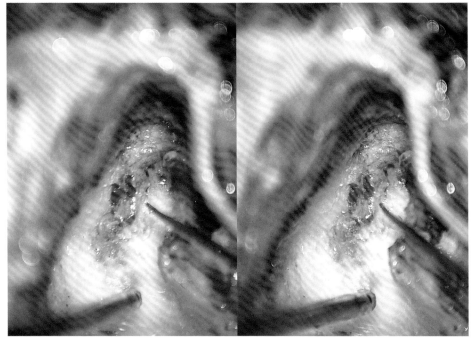

A. 面神经锥段
B. 面神经水平段
C. 膝神经节
D. 面神经迷路段
E. 内耳道外侧壁骨质
F. 颅中窝底

完全显露迷路段

磨除面神经迷路段外侧骨质,用钩针去除神经表面骨片,显露面神经迷路段全部。
钩针、磨钻。

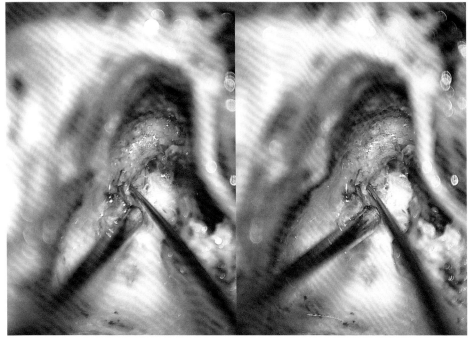

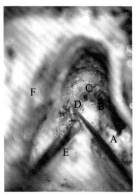

A. 面神经锥段
B. 面神经水平段
C. 膝神经节
D. 面神经迷路段内侧面
E. 内耳道外侧壁骨质
F. 颅中窝底

迷路段内侧面

用直针试探面神经迷路段的下面,确认神经的完整性,并观察有无面神经管骨折。
直针。

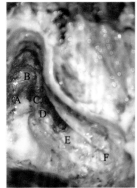

A. 面神经迷路段
B. 膝神经节
C. 面神经水平段
D. 面神经锥段
E. 面神经垂直段
F. 茎乳孔

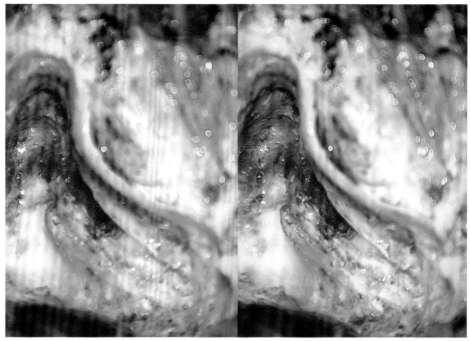

面神经全程减压的全景

至此,面神经全程已显露,暴露从茎乳孔到内耳道底的垂直段、水平段、膝神经节和迷路段面神经。面神经全程连续,水平段明显缺血变细。

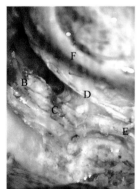

A. 面神经水平段
B. 面神经锥段
C. 面神经垂直段
D. 鼓索
E. 茎乳孔
F. 外耳道后壁

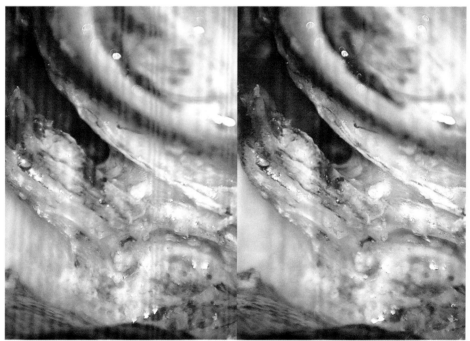

面神经垂直段及鼓索

放大显示面神经垂直段及茎乳孔,可见鼓索自面神经垂直段近茎乳孔处前方分出。
直针。

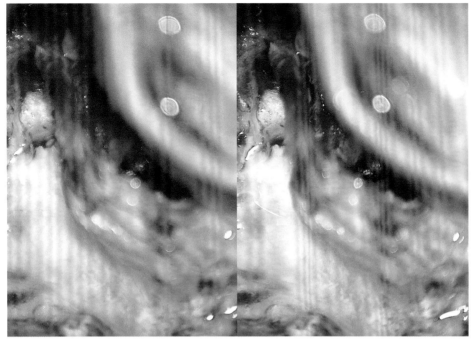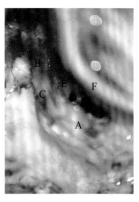

A. 面神经垂直段

B. 面神经水平段

C. 面神经锥段

D. 骨化的蜗窗

E. 鼓岬

F. 外耳道后壁

蜗窗区骨化

此患者右侧听力全部丧失，为预留今后人工耳蜗植入的机会，探查耳蜗情况。经面神经隐窝磨除蜗窗龛，暴露深部蜗窗，蜗窗区骨化，蜗窗膜为灰白色。

磨钻。

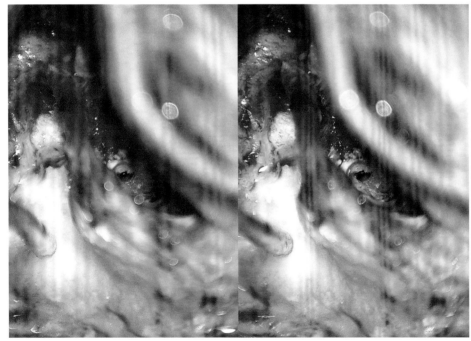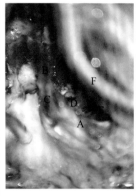

A. 面神经垂直段

B. 面神经水平段

C. 面神经锥段

D. 部分骨化的蜗管

E. 鼓索

F. 外耳道后壁

蜗管部分骨化

从蜗窗沿蜗管方向向前下继续磨骨，可见部分骨壁增厚，但蜗管管腔仍存在。

磨钻、钩针。

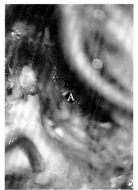

A. 正常蜗管

B. 鼓岬

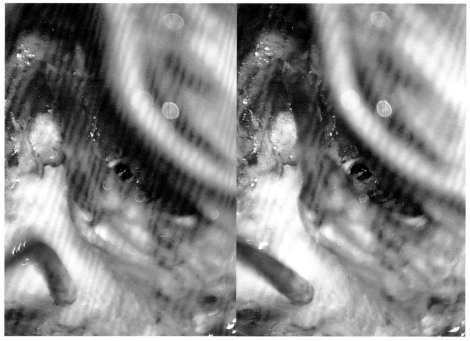

暴露正常蜗管

自蜗窗向前下继续磨骨 2.0mm，显露正常的蜗管管腔。

钩针、磨钻。

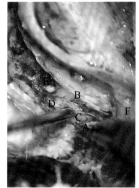

A. 眼科角膜刀

B. 鼓索

C. 切开的面神经鞘膜

D. 面神经垂直段

E. 明胶海绵覆盖耳蜗开
窗处

F. 乳突尖

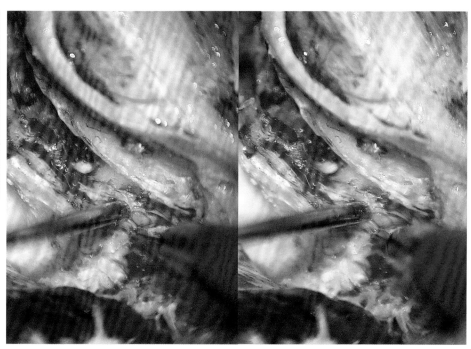

切开面神经垂直段鞘膜

用小块肌肉及地塞米松明胶海绵覆盖耳蜗开窗处，以眼科角膜刀沿面神经纤维走行的方向切
开神经鞘膜，行面神经减压。垂直段面神经切开后外侧鞘膜。

眼科角膜刀、9 号吸引器。

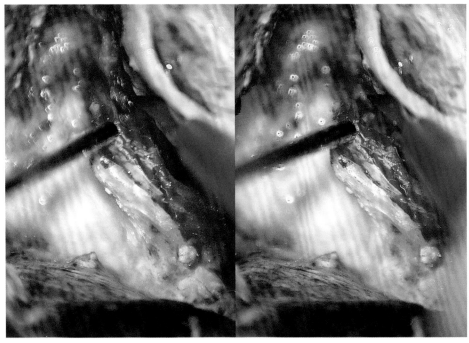

A. 切开鞘膜的垂直段
B. 切开鞘膜的锥段
C. 切开鞘膜的水平段
D. 膝神经节
E. 迷路段

切开面神经水平段鞘膜

于锥段面神经处切开外侧鞘膜,水平段面神经处切开下方鞘膜。

眼科角膜刀、9号吸引器。

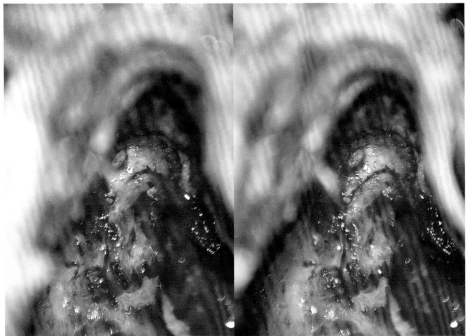

A. 切开鞘膜的膝神经节
B. 切开鞘膜的迷路段
C. 颅中窝底

切开面神经膝神经节和迷路段的鞘膜

于面神经水平段的前段(位于匙突前方)切开上方鞘膜,膝神经节处切开外侧鞘膜,迷路段切开外侧鞘膜。

眼科角膜刀、9号吸引器。

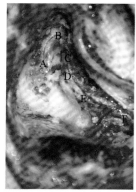

A. 面神经迷路段
B. 膝神经节
C. 面神经水平段
D. 面神经锥段
E. 面神经垂直段
F. 茎乳孔

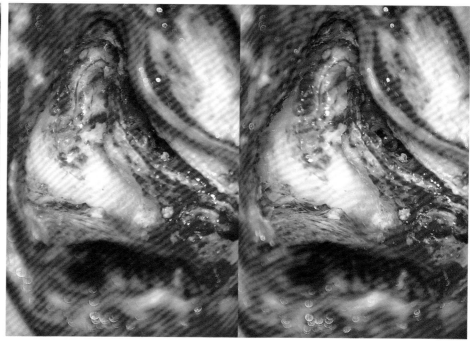

面神经全程切开鞘膜后的全景

观察面神经全程减压后术腔全景,面神经鞘膜切开遵循螺旋状原则。此病例内耳道轮廓化,未开放,故脑脊液未漏出。

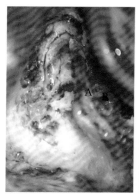

A. 切开鞘膜的面神经
B. 蜗管管腔

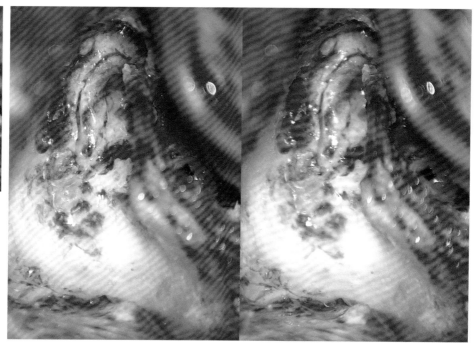

检查耳蜗开窗情况

取出覆盖于蜗窗周围的明胶海绵及小块肌肉,暴露开窗内侧的正常蜗管,用地塞米松注射液反复冲洗。

麦粒钳。

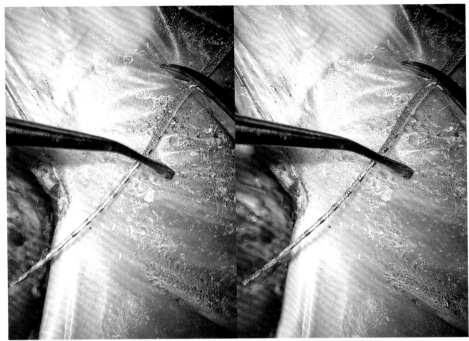

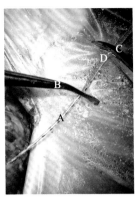

A. 试探电极
B. 电极镊
C. 剪刀
D. 电极导线

准备试探电极

为防止耳蜗进一步骨化,使未来植入人工耳蜗康复听力成为可能,此病例植入人工耳蜗试探电极。取试探电极,标志外 3.0mm 处剪断。

电极镊、眼科剪。

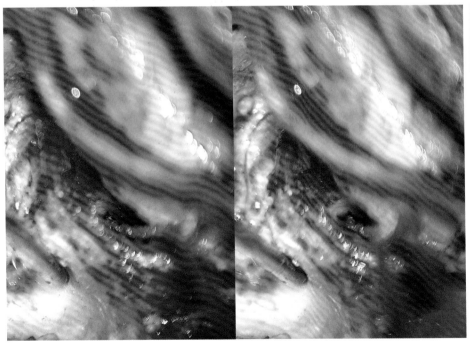

A. 植入蜗窗的试探电极
B. 外耳道后壁
C. 面神经垂直段

植入电极

按照常规人工耳蜗植入步骤植入电极。

电极镊、9 号吸引器。

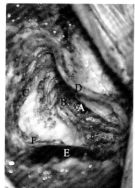

A. 电极完全植入后
B. 减压的面神经
C. 颅中窝底
D. 外耳道后壁
E. 乙状窦
F. 颅后窝硬脑膜

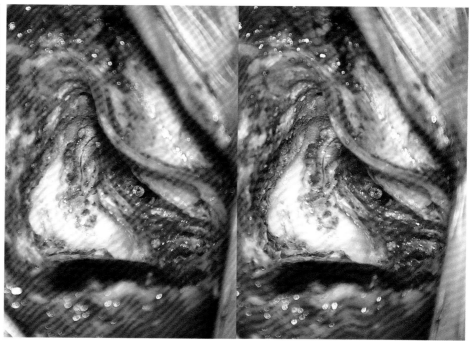

植入电极后

此例电极植入顺利，电极全部植入，电极的标志已位于耳蜗开窗处。

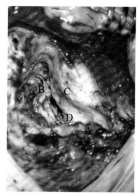

A. 耳后带蒂筋膜瓣根部
B. 覆盖在面神经水平段
   表面的筋膜
C. 外耳道后壁
D. 鼓索

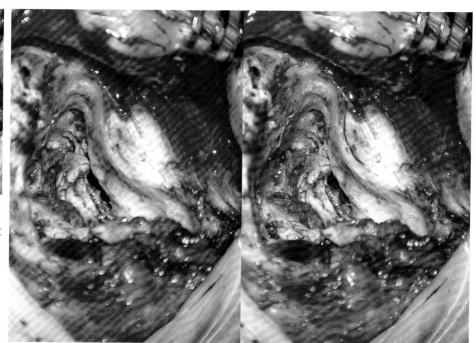

耳后带蒂筋膜转入术腔

面神经水平段纤细，呈缺血表现，且面神经管开放超过270°，为增加面神经水平段血供，取游离耳后带蒂筋膜瓣转入术腔，覆盖水平段面神经表面。
耳尖平镊、中耳剥离子。

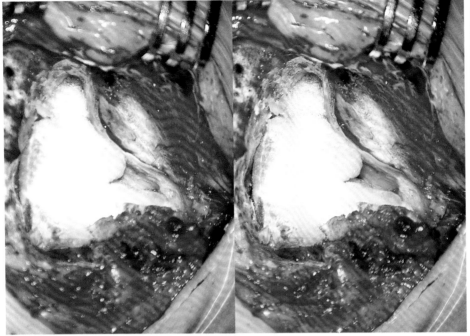

A. 填塞术腔的可降解耳
　鼻止血绵
B. 乳突表面肌骨膜瓣
C. 外耳道后壁

术腔填塞可降解耳鼻止血绵

可降解耳鼻止血绵填塞术腔。

耳尖平镊、可降解耳鼻止血绵。

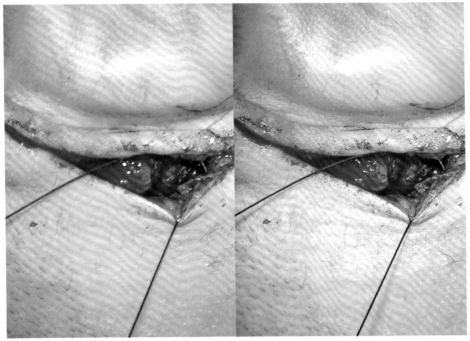

A. 可吸收线缝合皮下
B. 耳后切口

缝合皮下

4-0 可吸收线严密缝合皮下。

4-0 可吸收线。

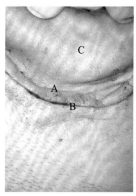

A. 耳郭后沟
B. 耳后切口
C. 耳郭背面

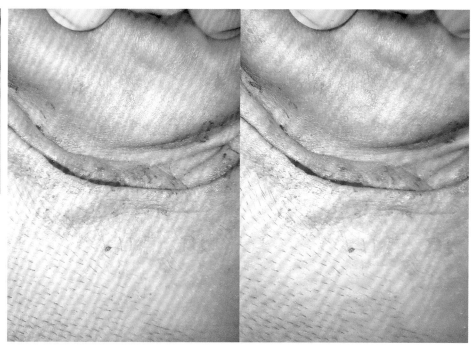

皮肤缝合

4-0 倒刺线缝合切口。

倒刺线(可吸收免打结缝合线)。

（高 雪　袁永一）

参考文献

1. 姜泗长,杨伟炎,顾瑞.耳鼻咽喉头颈外科手术学[M].北京:人民军医出版社,2007.

2. 戴朴,宋跃帅.耳外科立体解剖图谱[M].北京:人民卫生出版社,2016.

3. SANNA M,KHRAIS T,FALCIONI M,et al. The temporal bone:a manual for dissection and surgical approaches[M]. Stuttgart:Thieme,2005.

4. ANDRESEN N S,SUN D Q,HANSEN M R. Facial nerve decompression[J]. Curr Opin Otolaryngol Head Neck Surg,2018, 26(5):280-285.

第七章

内淋巴囊减压及半规管填塞术

Endolymphatic Sac Decompression and Triple Semicircular Canal Occlusion

概述

眩晕外科治疗的主要目的是控制耳源性眩晕,阻断异常前庭传入。当顽固性眩晕无法通过药物有效控制时,可考虑手术治疗。术式包括内淋巴囊减压术、半规管填塞术、前庭神经切断术、迷路切除术等,术式选择需综合考虑患者的年龄、患耳听力、健耳听力及全身情况,功能性手术要尽可能保留听力。对于双侧重度以上听力损失患者,可同期行人工耳蜗植入术。涉及外科治疗的周围性眩晕疾病主要包括梅尼埃病、良性阵发性位置性眩晕、迷路瘘管、前半规管裂综合征等[1]。本章重点介绍临床应用最广泛的内淋巴囊减压术和半规管填塞术。

一、内淋巴囊减压术

旨在降低内淋巴压力,减轻内淋巴囊积水,适用于术侧有实用听力或者双侧受累的患者。该术式对眩晕的缓解率为 65%~90%,术后引起听力下降的发生率为 1%~2%[2]。

适应证

难治性或进行性梅尼埃病 3 期及 4 期且药物治疗无效者。

禁忌证

1. 先天性内耳发育不良,如前庭水管扩大。
2. 中耳存在感染。
3. 眩晕急性发作期。
4. 其他不适宜全麻手术的情况。

手术步骤

1. 做耳后切口暴露乳突皮质 一般采用耳后弧形切口,上起耳郭附着处上缘,下达乳突尖,切口中段距耳郭后沟 1.5cm 左右。切开并分离皮肤、皮下组织及骨膜,暴露乳突骨皮质。

2. 暴露鼓窦 以切削钻从筛区开始磨骨,暴露鼓窦。鼓窦位于外耳道上三角的深部,成人鼓窦距离乳突表面 1.0~1.5cm。

3. 轮廓化乳突 切除乳突气房,轮廓化乳突腔,辨认外半规管、后半规管、乙状窦、窦脑膜角、面神经位置。乳突盖、乙状窦和后半规管之间为 Trautmann 三角区,此三角区深面为颅后窝板障。

4. 定位内淋巴囊　内淋巴囊位于外半规管所在平面的下方、后半规管后下、乙状窦前内、面神经垂直段后、颈静脉球上方的颅后窝硬脑膜内。在不损伤半规管、面神经垂直段、乙状窦等周围结构的前提下,用小号磨钻在颅后窝骨板磨除约 1.0cm×2.0cm 骨质,用微型剥离子分离周围脑膜,即可显露色白、质厚、无血管走行的内淋巴囊壁,易与周围呈淡蓝色的颅后窝硬脑膜区分。在定位内淋巴囊时,可沿通过后半规管的外半规管延长线绘制一条假想线,也称 Donaldson 线,内淋巴囊位于该线以下的颅后窝硬脑膜中[3]。

5. 切开内淋巴囊　确定好内淋巴囊位置后,用尖刀切开内淋巴囊外侧壁,可见少量淋巴流出。为使引流通畅,切口尽可能大,将内淋巴囊的外侧壁向前翻转至岩骨后壁和脑膜间使其不能复回,或置入引流管,达到引流目的。

6. 冲洗术腔、缝合切口　抗生素生理盐水彻底冲洗术腔后,分层缝合切口。一般不需放置引流。

二、半规管填塞术

旨在阻断半规管功能。该术式对眩晕的缓解率大于 90%,听力保留率约 70%[4]。近年的报道显示,内淋巴囊减压术联合半规管填塞术对眩晕的治疗有效率接近 100%,其中完全缓解率为 97.8%,术后听力保留率为 54.35%~70.80%[5]。

适应证

药物治疗无效的顽固性良性阵发性位置性眩晕、难治性 3 期及 4 期梅尼埃病、内淋巴囊手术后复发的梅尼埃病。

禁忌证

1. 梅尼埃病无明显听力下降的患者。
2. 中耳存在感染。
3. 眩晕急性发作期。
4. 其他不适宜全麻手术的情况。

手术步骤

1. 切口及乳突轮廓化　步骤同内淋巴囊减压术步骤 1~3。

2. 半规管轮廓化　轮廓化外半规管、前半规管和后半规管,由半规管弧线最突出处逐层磨薄直至显露"蓝线"。

3. 半规管填塞　用小号磨钻围绕蓝线外周到下方骨内膜对半规管进行 180° 轮廓化,范围长约 3.0mm,暴露膜半规管后,以筋膜或肌肉填塞骨性半规管,压实使膜迷路完全闭塞,以骨粉和耳脑胶覆盖骨窗加强。

4. 冲洗术腔,缝合切口　抗生素生理盐水彻底冲洗术腔后,分层缝合切口。一般不需放置引流。

注意事项

1. 乳突轮廓化要彻底,尤其是乳突盖和乙状窦,以保证颅后窝脑膜和前半规管的充分暴露。
2. 磨除乙状窦表面气房,仅保留其表面菲薄骨质。如乙状窦明显前移影响颅后窝脑膜的暴露,可以部分或全部去除乙状窦表面骨质,以保证充分暴露内淋巴囊。

3. 术中难以确定内淋巴囊位置时,可扩大颅后窝脑膜的暴露范围,用剥离子轻压颅后窝脑膜,在岩骨后侧显露锥形缩窄的内淋巴管进入前庭水管。解剖出内淋巴管有助于判断内淋巴囊的位置[6]。

4. 切开内淋巴囊前壁时需控制力度及深度,以免损伤硬脑膜造成脑脊液漏。

5. 若误切开硬脑膜须及时缝合,并以肌肉或筋膜封堵,以防脑脊液漏。

6. 膜迷路具有很好的抗剪切和抗撕裂能力,填塞时应确认填塞物压紧压实,以完全闭塞半规管腔。

7. 术后患者可出现一定程度的平衡失调或不稳,通常为轻度,常在数日或数周后缓解。

并发症

1. 听力下降乃至全聋 常由术中损伤迷路所致。在硬化型乳突中,半规管的密质骨与周围骨质不易分辨,轮廓化半规管时易将其损伤。此时应避免在损伤处吸引,并立即取小块筋膜组织覆盖缺损处。

2. 面神经损伤 发生率<1%,如乳突气化差、乙状窦前置,在磨除面神经垂直段与颅后窝骨板间隙时,尽可能轮廓化面神经垂直段并注意保护。面神经损伤轻者行面神经减压术效果较好,损伤重时须行面神经断端吻合、耳大神经移植,必要时行面神经-舌下神经吻合术。

3. 脑脊液漏 去除硬脑膜表面骨质时,可能撕裂硬脑膜;或内淋巴囊定位不准确,切开内淋巴囊时误切开硬脑膜,遇到此情况时可直接缝合硬脑膜,缺损大时用颞肌筋膜或腹部脂肪修补,并用肌肉块封堵缝合口。

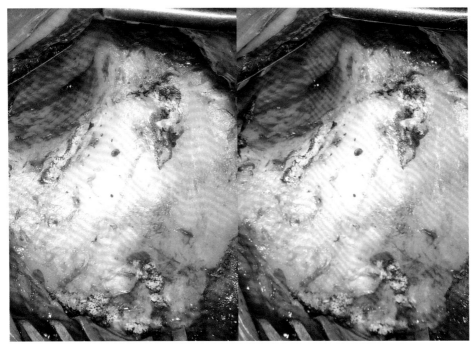
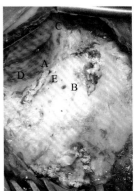

A. 外耳道上棘(Henle 棘)
B. 颞线
C. 颧弓根
D. 鼓乳裂
E. 筛区(道上三角)

暴露乳突皮质(左)

平行于耳郭后沟,做自耳郭根部上缘至乳突尖的耳后弧形切口。错层切开皮肤及皮下组织,切口中部距离耳郭后沟最宽处 1.5cm,切口上下分别距耳郭后沟 0.5cm 和 1.0cm,以骨膜剥离子沿骨面向前分离皮瓣至骨性外耳道后缘,向后分离至顶切迹,向下暴露至乳突尖,以乳突牵开器牵开耳后切口,辨认外耳道上棘、颞线、筛区、道上三角、鼓乳裂、颧弓根等解剖标志,妥善止血。

手术刀、骨膜剥离子、乳突牵开器、双极电凝。

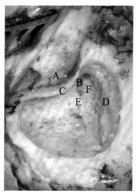

A. 外耳道后壁皮瓣

B. 砧骨短脚

C. 骨性外耳道后壁

D. 乳突盖

E. 外半规管

F. 鼓窦入口

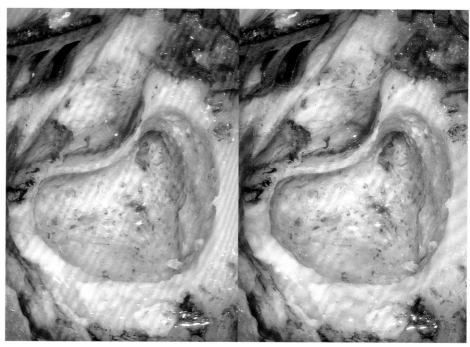

完成乳突轮廓化的术腔

以切削钻磨除乳突皮质,轮廓化乳突,前界为骨性外耳道后壁,上界为颞线,后界为乳突尖至顶切迹的连线。削薄外耳道后壁,继续扩大鼓窦入口,显露砧骨短脚及外半规管前界,磨钻轮廓化乳突盖及乙状窦。

切削钻、磨钻。

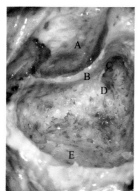

A. 外耳道后壁皮瓣

B. 骨性外耳道后壁

C. 砧骨短脚

D. 外半规管

E. 乙状窦

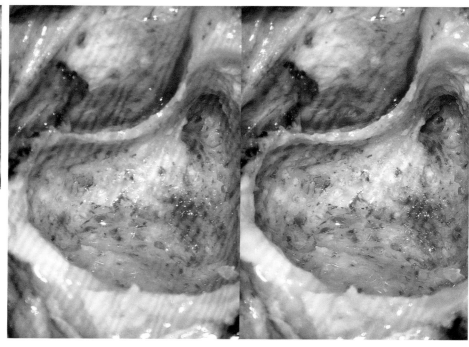

暴露砧骨、定位面神经隐窝

调整显微镜,充分磨薄外耳道后壁,以外耳道后壁、外半规管凸和砧骨短脚为标志定位面神经隐窝(上界为后拱柱,前界为外耳道后壁及鼓索,后界为面神经垂直段)。

磨钻。

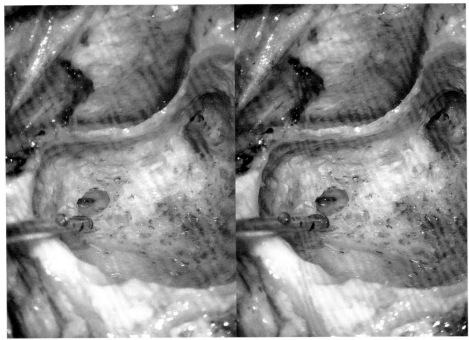
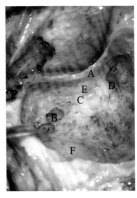

A. 骨性外耳道后壁

B. 面后气房

C. 面神经垂直段

D. 外半规管凸

E. 面神经隐窝

F. 乙状窦

面神经管垂直段轮廓化

以小号磨钻沿砧骨短脚延长线下方、外耳道后壁后内方、外半规管凸下方，沿面神经走行方向逐层磨骨，直至面神经垂直段骨管显露，小心磨除其外侧及后方骨质。注意在磨骨过程中充分冲水，以降低局部温度、清除骨屑，有利于观察骨面颜色的变化。

小号磨钻、钩针。

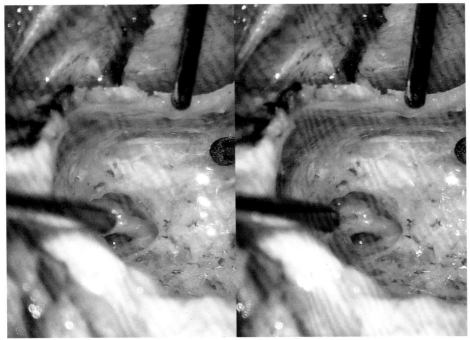
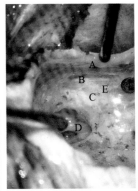

A. 骨性外耳道后壁

B. 鼓索

C. 面神经垂直段

D. 面后气房

E. 面神经隐窝

鼓索轮廓化

磨薄骨性外耳道后壁，在面神经前方，沿鼓索走行方向逐层磨低面神经平台，显露鼓索。鼓索可以起源自面神经垂直段中下部分的任何部位，多于面神经垂直段下 1/3 处分出。

小号磨钻。

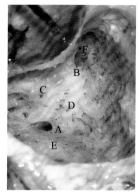

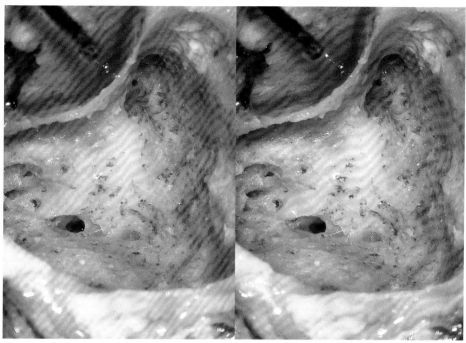

A. 迷路周围气房
B. 外半规管凸
C. 面神经垂直段
D. 后半规管
E. 乙状窦
F. 鼓窦入口

骨性半规管轮廓化

依据外半规管行程可以初步定位上、后半规管,以粗砂磨钻逐层磨去迷路周围骨质,此时外、后半规管暴露良好。在气化型乳突中,三个半规管较容易显露,后半规管壶腹端紧靠面神经,操作过程中应注意保护。注意:不可一次磨骨过深,以免直接开放半规管管腔,损伤膜迷路甚至大部分半规管结构。

切削钻、中号及小号磨钻。

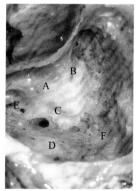

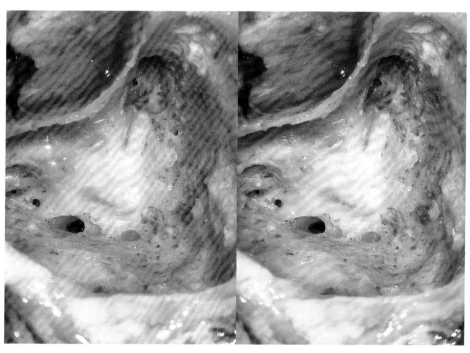

A. 面神经垂直段
B. 外半规管"蓝线"
C. 后半规管"蓝线"
D. 乙状窦
E. 面后气房
F. 窦脑膜角

外、后半规管"蓝线"

骨性半规管轮廓化完毕后,以中号磨钻逐层磨除外半规管和后半规管外侧骨壁,至菲薄的骨壁透其内侧的半规管腔,即半规管"蓝线"。在此过程中,需以磨钻耐心逐层磨骨,争取磨至半规管管腔的骨壁薄而不透。

中号磨钻。

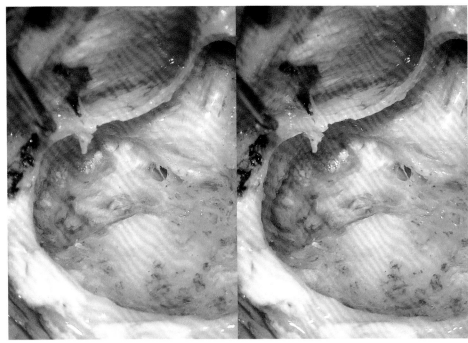

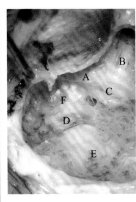

A. 面神经垂直段
B. 外半规管"蓝线"
C. 后半规管"蓝线"
D. 颅后窝脑膜
E. 乙状窦
F. 内淋巴囊表面骨质

颅后窝脑膜解剖

以磨钻逐层磨薄乙状窦表面骨板至其菲薄,轮廓化乙状窦,沿乙状窦内侧、后半规管后下方继续磨骨,逐步显露颅后窝骨板,磨至菲薄,用中耳剥离子小心去除硬脑膜表面骨质。在外半规管延长线的下方、后半规管后下方寻找内淋巴囊的位置。

磨钻、中耳剥离子。

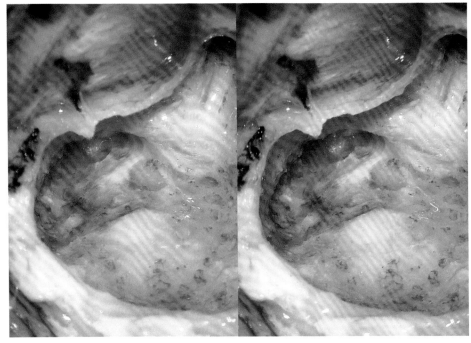

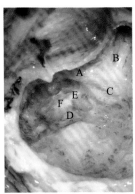

A. 面神经垂直段
B. 外半规管"蓝线"
C. 后半规管"蓝线"
D. 颅后窝脑膜
E. 内淋巴管
F. 内淋巴囊

显露内淋巴管及内淋巴囊

小心磨除乙状窦、颅后窝板障和后半规管之间骨质,以外半规管、后半规管、乙状窦及面神经垂直段为标志定位内淋巴囊。用剥离子压迫囊壁时在岩骨后侧可以看到锥形缩窄的内淋巴管进入前庭水管。解剖出内淋巴管有助于判断内淋巴囊的位置。

小号磨钻、中耳剥离子。

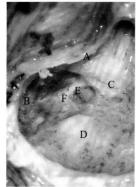

A. 骨性外耳道后壁
B. 乳突尖
C. 后半规管"蓝线"
D. 乙状窦
E. 内淋巴管
F. 内淋巴囊

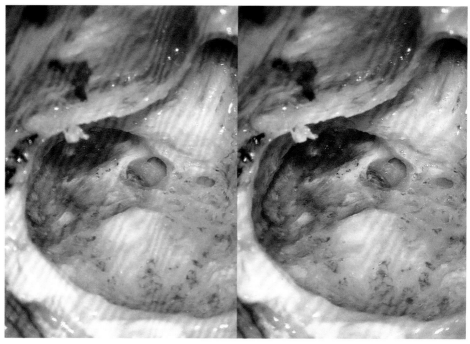

显露内淋巴囊

充分暴露内淋巴囊。内淋巴囊位置不恒定,可结合多种方法寻找确认。一是使用剥离子,沿颅后窝脑膜由上向下滑动,当遇到阻力无法通过时要考虑被内淋巴管阻挡。二是根据颜色判断,内淋巴囊外侧壁呈扇形,较周围硬脑膜质地稍厚、色泽较白。

磨钻、剥离子。

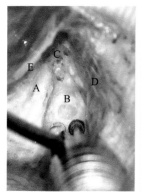

A. 外半规管"蓝线"
B. 前半规管"蓝线"
C. 鼓窦入口
D. 乳突盖
E. 骨性外耳道后壁

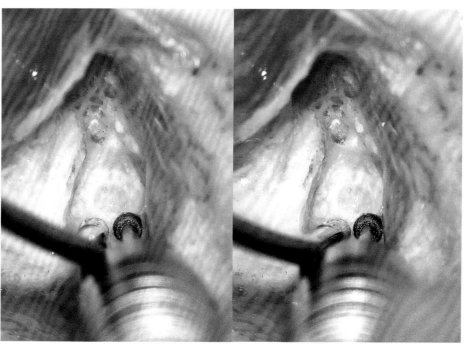

显露前半规管"蓝线"

根据外半规管行程可初步判断前半规管位置及走行。磨钻逐层磨除前半规管外侧骨质,前半规管上段紧邻颅中窝硬脑膜,操作中应注意保护。前半规管中心有弓下动脉走行。

小号磨钻。

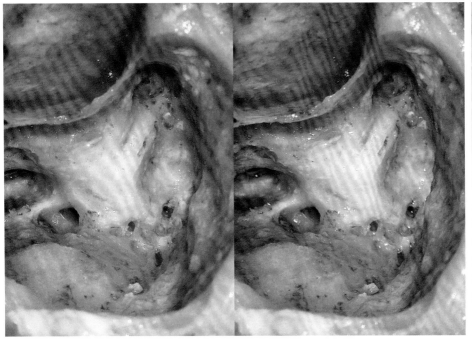

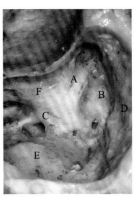

A. 外半规管"蓝线"

B. 前半规管"蓝线"

C. 后半规管"蓝线"

D. 乳突盖

E. 乙状窦

F. 面神经垂直段

显露三个半规管"蓝线"

以中号或小号磨钻逐层磨除前半规管外侧骨壁,至菲薄的骨壁透出其内侧的管腔,即前半规管"蓝线"。观察三个半规管行程,可见三个半规管互为垂直关系。

中号、小号磨钻。

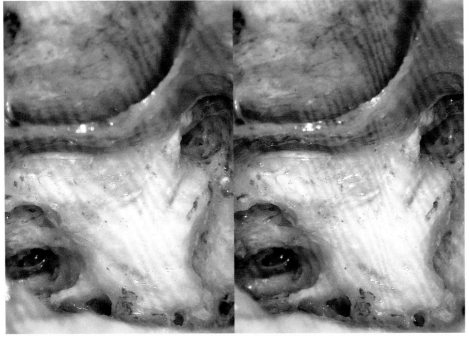

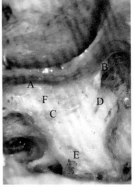

A. 鼓索

B. 砧骨短脚

C. 面神经垂直段

D. 外半规管"蓝线"

E. 后半规管"蓝线"

F. 面神经隐窝(未开放)

面神经隐窝轮廓(未开放)

充分磨薄外耳道后壁,以外半规管凸和砧骨短脚为解剖标志定位面神经隐窝,其上界为后拱柱,前界为外耳道后壁内端及鼓索,后为面神经垂直段。

大号、中号磨钻。

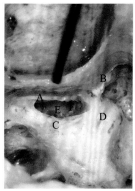

A. 鼓索

B. 砧骨短脚

C. 面神经垂直段

D. 外半规管"蓝线"

E. 开放的面神经隐窝

F. 镫骨肌腱

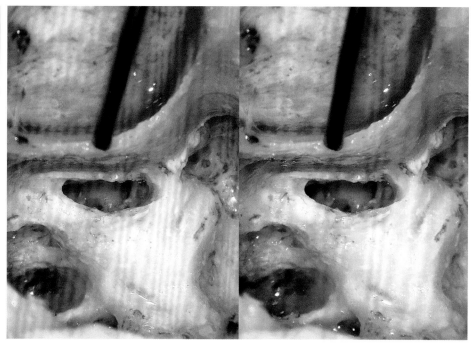

开放面神经隐窝

此病例术侧为重度感音神经性听力损失,拟同时植入人工耳蜗,故开放面神经隐窝。从面神经隐窝最宽阔处(后拱柱下方)开放面神经隐窝较为安全,磨骨过程中需注意:逐层磨除骨质,防止磨骨过深;充分冲水;磨骨方向需与面神经走行方向平行,以免损伤面神经。

小号磨钻。

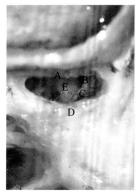

A. 鼓索

B. 镫骨肌腱

C. 锥隆起

D. 面神经垂直段

E. 鼓岬

F. 蜗窗龛和蜗窗膜

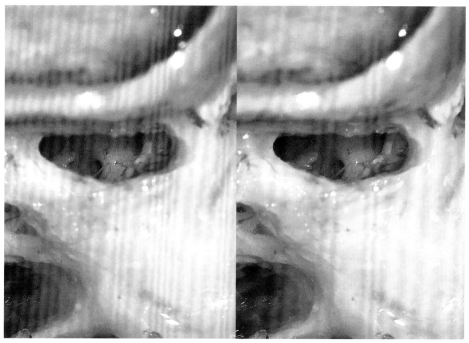

暴露蜗窗龛

面神经隐窝充分扩大可显露后鼓室及蜗窗龛。通过面神经隐窝可观察到锥隆起、镫骨肌腱及砧镫关节,多数情况下面神经隐窝扩大开放可充分显露蜗窗龛。

小号磨钻。

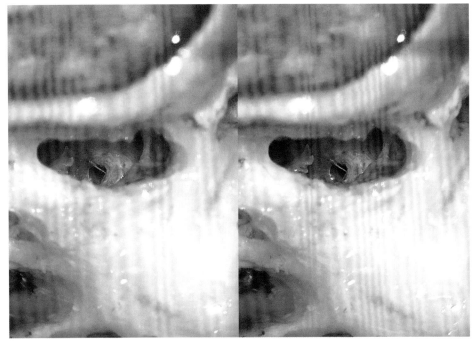

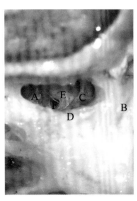

A. 下鼓室
B. 外半规管"蓝线"
C. 锥隆起
D. 面神经垂直段
E. 部分磨除的蜗窗龛
F. 蜗窗膜

磨除蜗窗龛上缘

磨除蜗窗龛前、上缘骨质,充分显露深部的蜗窗及蜗窗膜,有时可见蜗窗龛膜,需注意与蜗窗膜鉴别。

小号磨钻。

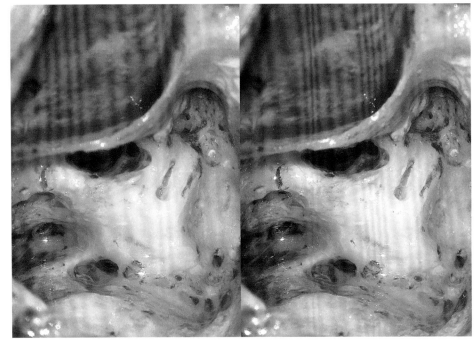

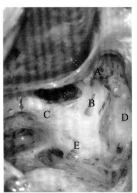

A. 砧骨短脚
B. 开放的外半规管
C. 面神经垂直段
D. 前半规管"蓝线"
E. 后半规管"蓝线"
F. 镫骨肌腱

开放外半规管

以小号磨钻头继续磨薄外半规管外侧骨壁,至部分骨壁菲薄不完整时以钩针去除外半规管菲薄的骨壁,开放外半规管管腔,注意保持膜迷路完整,切勿使用吸引器对管腔进行吸引。

小号磨钻、钩针。

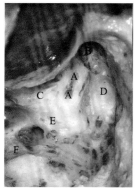

A. 用肌肉填塞外半规管

B. 鼓窦入口

C. 面神经垂直段

D. 前半规管"蓝线"

E. 后半规管"蓝线"

F. 颅后窝脑膜

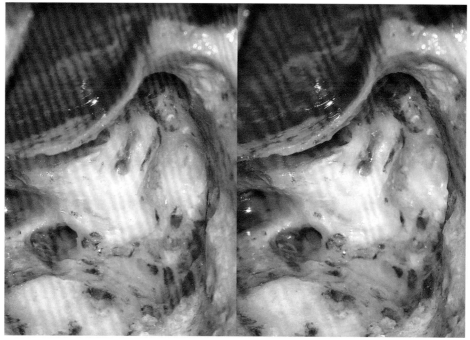

外半规管肌肉填塞

使用小块肌肉填塞开窗处前后侧的外半规管管腔,填塞时要注意压紧压实,以完全闭塞半规管腔。

直针。

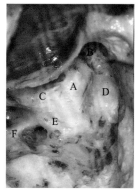

A. 用骨粉加强填塞的外半规管

B. 鼓窦入口

C. 面神经垂直段

D. 前半规管"蓝线"

E. 后半规管"蓝线"

F. 内淋巴囊

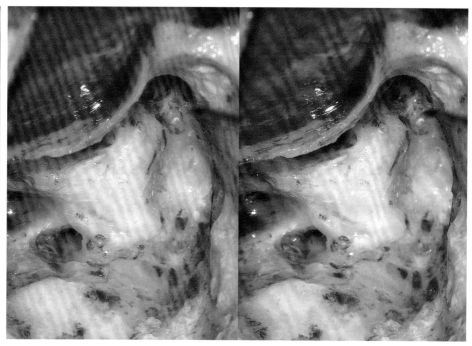

用骨粉加强半规管填塞

使用骨粉在填塞肌肉的外半规管处进一步加强,可使用耳脑胶进行骨粉的固定,以防半规管管腔再通。

中耳剥离子。

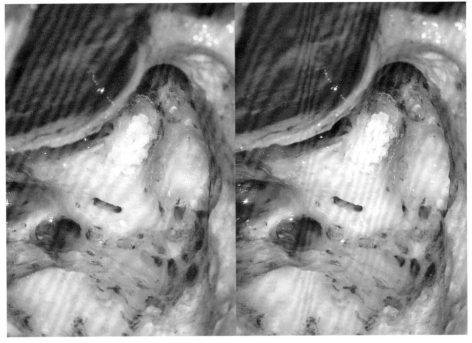

A. 鼓窦入口
B. 用骨粉加强填塞的外半
   规管
C. 面神经垂直段
D. 开放的后半规管
E. 前半规管"蓝线"
F. 迷路周围气房

开放后半规管

以钩针去除后半规管菲薄的骨壁，开放后半规管管腔。

钩针。

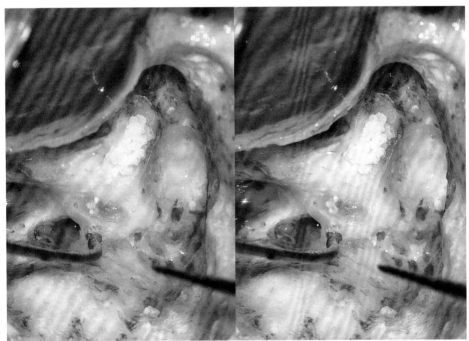

A. 内淋巴管
B. 用骨粉加强填塞的外半
   规管
C. 面神经垂直段
D. 肌肉填塞后半规管
E. 前半规管"蓝线"
F. 迷路周围气房

用肌肉填塞后半规管管腔

使用小块肌肉填塞开窗处上下两端后半规管管腔。

直针。

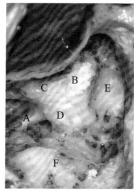

A. 内淋巴管
B. 用骨粉加强填塞的外半规管
C. 面神经垂直段
D. 用骨粉加强填塞的后半规管
E. 前半规管"蓝线"
F. 乙状窦

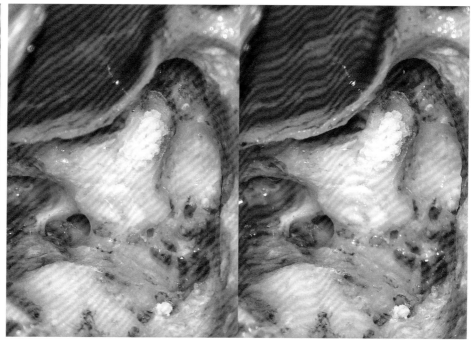

用骨粉加强后半规管填塞

使用骨粉在已填塞肌肉的后半规管表面进一步加强,使用耳脑胶进行骨粉的固定。
中耳剥离子。

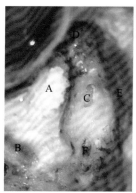

A. 用骨粉加强填塞的外半规管
B. 用骨粉加强填塞的后半规管
C. 开放的前半规管
D. 鼓窦入口
E. 乳突盖
F. 迷路周围气房

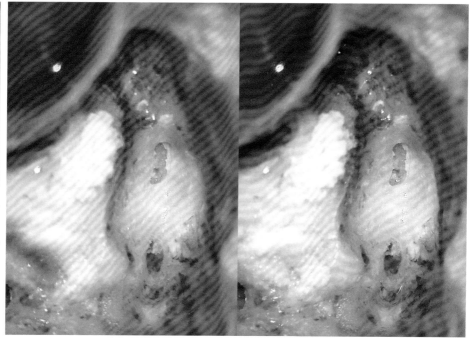

开放前半规管

以钩针去除前半规管外侧菲薄的骨壁,开放前半规管管腔。

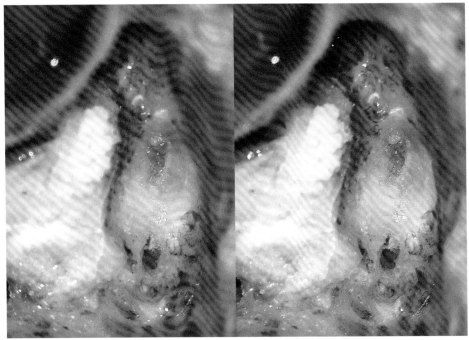

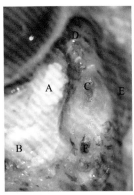

A. 用骨粉加强填塞的外半规管
B. 用骨粉加强填塞的后半规管
C. 以肌肉填塞的前半规管
D. 鼓窦入口
E. 乳突盖
F. 迷路周围气房

肌肉填塞前半规管

使用小块肌肉填塞开窗处前后两端前半规管管腔。

直针。

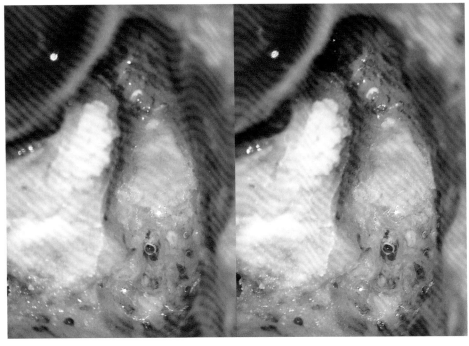

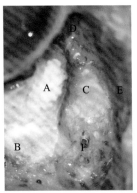

A. 用骨粉加强填塞的外半规管
B. 用骨粉加强填塞的后半规管
C. 用骨粉加强填塞的前半规管
D. 鼓窦入口
E. 乳突盖
F. 迷路周围气房

用骨粉加强填塞

使用骨粉在填塞肌肉的前半规管处进一步加强,使用耳脑胶进行骨粉的固定。

中耳剥离子。

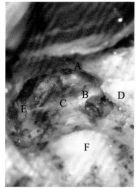

A. 面神经垂直段
B. 内淋巴管
C. 内淋巴囊
D. 骨粉加强填塞后半规管
E. 乳突尖
F. 乙状窦

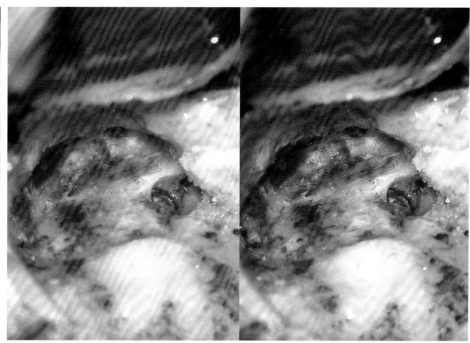

显露内淋巴囊

显露内淋巴囊,注意观察白色的内淋巴囊与周围蓝色颅后窝硬脑膜的区别,确定内淋巴囊、内淋巴管位置。

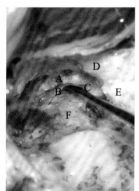

A. 岩骨后缘
B. 内淋巴囊外侧壁
C. 内淋巴管
D. 面神经垂直段
E. 骨粉加强填塞后半规管
F. 颅后窝硬脑膜

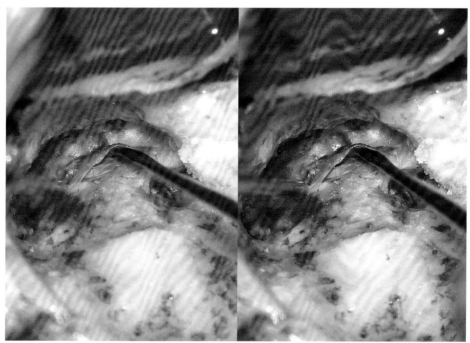

切开内淋巴囊

确定内淋巴囊位置后,用尖刀向上挑开内淋巴囊外侧壁,中耳剥离子分离,确认内淋巴囊腔。
注意:内淋巴囊外侧壁切口应尽可能大,并控制好剖开外侧壁的力度和深度,以免损伤内淋巴囊内侧壁,引起脑脊液漏。
尖刀、中耳剥离子。

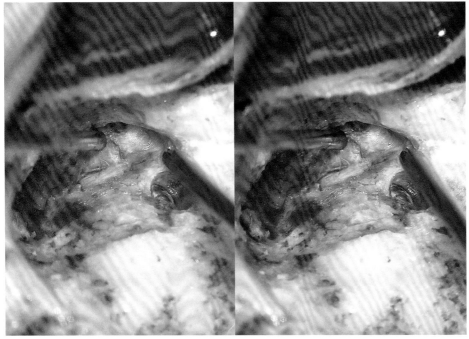

A. 内淋巴囊外侧壁
B. 内淋巴囊内侧壁
C. 颅后窝硬脑膜
D. 内淋巴管
E. 面神经垂直段
F. 填塞的后半规管

掀起内淋巴囊外侧壁

做蒂在前方的 U 形瓣，将内淋巴囊外侧壁翻向前方，塞到前方硬脑膜与岩骨之间固定，也可切除一部分内淋巴囊外侧壁，但该方法有外侧壁及内侧壁再次愈合的可能性。

中耳剥离子、钩针

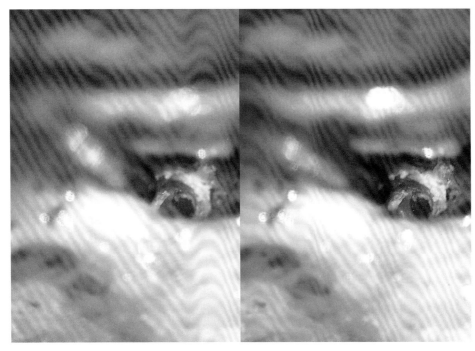

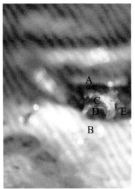

A. 鼓索
B. 面神经垂直段
C. 充分磨除的蜗窗龛
D. 蜗窗膜
E. 锥隆起

完全暴露蜗窗膜

定位蜗窗后，用小号磨钻磨除蜗窗前方、上方及后方的蜗窗龛，充分显露蜗窗膜。

小号磨钻。

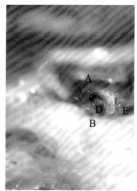

A. 鼓索

B. 面神经垂直段

C. 蜗窗前下骨质磨除后
暴露鼓阶

D. 蜗窗膜

E. 锥隆起

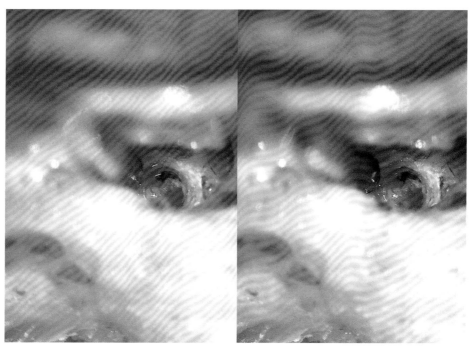

扩大蜗窗、切开蜗窗膜

用小号磨钻磨除蜗窗前下方骨质,扩大蜗窗,切开蜗窗膜前下部分,暴露与蜗窗前下相邻的部分鼓阶腔。

小号磨钻。

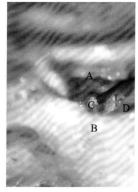

A. 鼓索

B. 面神经垂直段

C. 透明质酸封闭蜗窗周围

D. 锥隆起

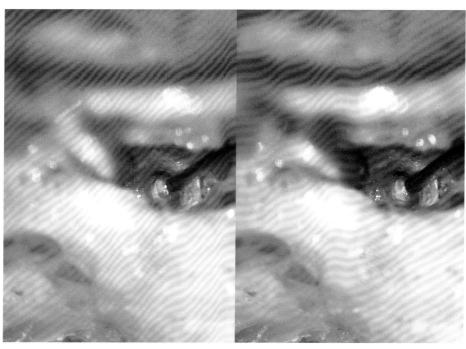

滴入透明质酸以保护内耳

于耳蜗开窗处及周围滴入透明质酸。透明质酸的作用主要是,防止血液进入鼓阶,润滑电极,减少淋巴的损失。

小号磨钻。

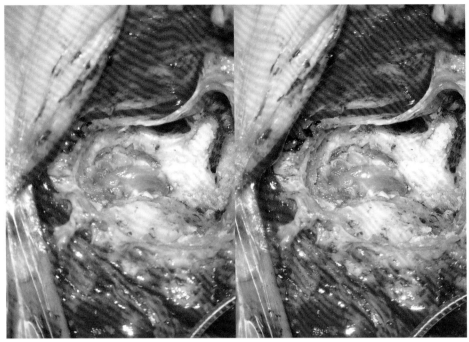

A. 面神经垂直段
B. 填塞的外半规管
C. 填塞的后半规管
D. 乙状窦
E. 砧骨短脚
F. 肌肉填塞内淋巴囊外
侧区域

用肌肉填塞内淋巴囊防止脑脊液漏

用大块肌肉封堵内淋巴囊外侧区域,防止脑脊液漏。对于内淋巴囊减压术,此步骤非必须,本例患者同期植入人工耳蜗,肌肉填塞旨在降低感染风险。

中耳剥离子。

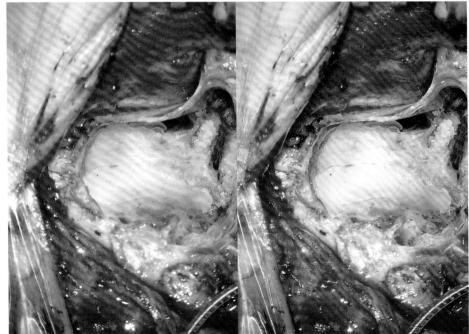

A. 面神经垂直段
B. 填塞的外半规管
C. 填塞的后半规管
D. 乙状窦
E. 砧骨短脚
F. 用骨蜡加强填塞的内
淋巴囊外侧区域

用骨蜡填塞加强保护内淋巴囊区域

用骨蜡于乳突腔下部加强填塞肌肉外侧,保护内淋巴囊区域,并使乳突腔体积缩减。

中耳剥离子。

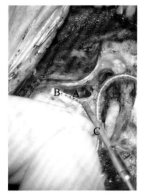

A. 面神经隐窝
B. 人工耳蜗电极
C. 推进器

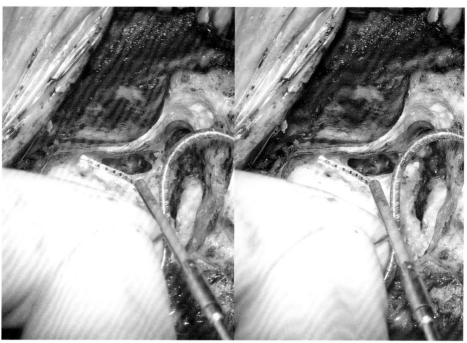

组装人工耳蜗电极植入器

将电极置入植入器,组装时需注意轻柔操作,以防损伤电极。
植入器。

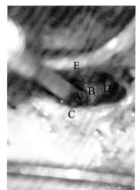

A. 推进器植入电极
B. 蜗窗龛
C. 面神经垂直段
D. 镫骨肌腱
E. 骨性外耳道后壁

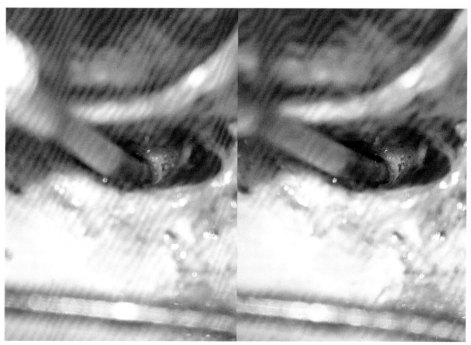

推进器植入电极

将推进器置于扩大的蜗窗膜外侧贴紧,注意推进器的缺口方向朝前朝上,以保证电极顺利植入鼓阶并使电极触点朝向蜗轴。对于需要植入辅助植入的电极,注意面神经隐窝开放时要尽量扩大,同时蜗窗要向前向下适当扩大。
推进器、小号吸引器。

283

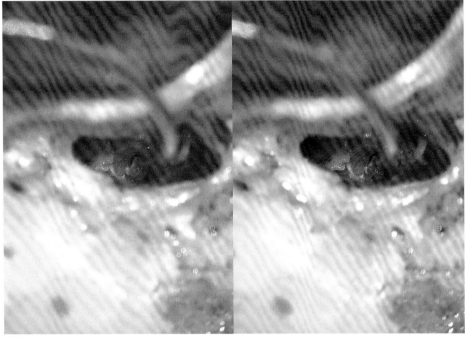

A. 电极尾端指示标志
B. 电极导线
C. 面神经垂直段
D. 镫骨肌腱
E. 鼓索

电极全部植入

待电极全部阵列进入耳蜗后,轻柔取出推进器,注意撤出推进器时要缓慢,注意观察,以防将植入的电极带出或移位。

推进器、小号吸引器。

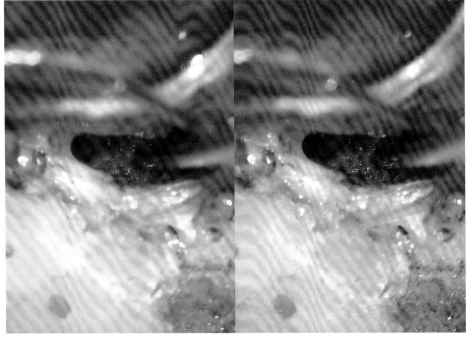

A. 肌肉封闭蜗窗
B. 直针
C. 面神经垂直段
D. 鼓索

填塞肌肉封闭蜗窗

以直针用小块肌肉封闭耳蜗开窗及电极周围,封堵后注意观察是否有淋巴漏出,操作时避免直接吸引肌肉,以免将已封堵好的肌肉吸出。

直针、小号吸引器。

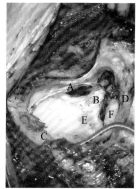

A. 人工耳蜗电极导线

B. 填塞的外半规管

C. 乳突腔后缘

D. 乳突盖

E. 填塞的后半规管

F. 填塞的前半规管

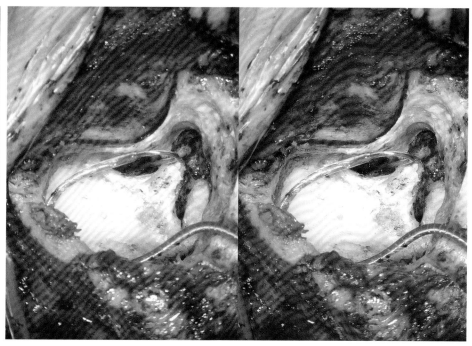

将电极导线盘于乳突腔

将电极导线仔细盘于乳突腔内,并借助乳突骨皮质边缘形成的骨檐固定电极导线,分隔导线与耳后皮瓣(在开放乳突腔时,注意磨除乳突腔上、后、下缘乳突骨皮质内侧的部分气房,使之形成一个骨檐,备容纳固定耳蜗电极导线)。

电极镊。

（高 雪 王伟倩）

参考文献

1. 黄选兆,汪吉宝,孔维佳. 实用耳鼻咽喉头颈外科学［M］. 2 版. 北京:人民卫生出版社,2008.

2. HABERMAN II R S. Middle ear and mastoid surgery［M］. Stuttgart:Thieme,2006.

3. 戴朴,宋跃帅. 耳外科立体解剖图谱［M］. 北京:人民卫生出版社,2016.

4. JIANG Y M,XU M X,YAO Q X,et al. Changes of vestibular symptoms in Menière's disease after triple semicircular canal occlusion:a long-term follow-up study［J］. Front Neurol,2022,13:797699.

5. XIE B B,WANG M Q,JIANG Y X,et al. Triple semicircular canal occlusion combined with endolymphatic sac decompression:an effective surgical strategy for vertigo control of intractable Meniere's disease［J］. Clin Otolaryngol,2022,47(2):319-322.

6. SANNA M,KHRAIS T,FALCIONI M,et al. The temporal bone:a manual for dissection and surgical approaches［M］. Stuttgart:Thieme,2005.

第八章

微创人工耳蜗植入术

Minimally Invasive Cochlear Implant Surgery

概述

人工耳蜗植入术是目前治疗重度-极重度感音神经性听力损失最有效的手段。国内外报道的主要手术径路包括：经乳突-面神经隐窝径路、经外耳道上径路、经颅中窝径路等，其中乳突-面神经隐窝径路应用最为广泛。主要因其具备良好的手术视野，耳蜗开窗部位显露充分，电极植入方向与鼓阶走行较为接近，利于电极的送入，且风险性较低、并发症较少，并能最大程度地维持中耳正常结构，适用于大多数人工耳蜗植入患者。目前随着人工耳蜗植入临床实践的不断扩展，微创人工耳蜗植入技术因手术创伤小、能保存患者的残存听力，越来越受到重视和普及。下面主要以经乳突-面神经隐窝径路为例介绍微创人工耳蜗植入术。

适应证

（一）12 月龄至 24 月龄的幼儿（实际临床工作中，婴幼儿植入年龄下限常常为不低于 6 月龄[1-2]）

1. 双侧重度（听阈为 71~90dB HL）或极重度（听阈超过 90dB HL）感音神经性听力损失[2]。

2. 听觉技能发育缺失和经行为观察确认最小助听获益[2-3]。

3. 语前聋或语后聋。

4. 无手术禁忌证。

5. 监护人对人工耳蜗植入有适当的期望值[3]。

6. 接受过强化听觉发育教育项目的治疗。

7. 具备听觉言语康复教育的条件[3]。

（二）25 月龄至 18 岁前

1. 双侧重度至极重度听力损失（主观听力学评估：行为观察测听裸耳平均阈值 >80dB HL[3]）。

2. 听觉技能发育缺失和最小助听获益（儿童患者配戴助听器获益有限是指进行 60dB HL 声压级（SPL）的声场言语识别测试，助听后言语识别率（闭合式双音节词）得分≤70%；在多音节词汇邻域测试或词汇邻域测试中，正确率≤30%[3]）。

3. 低频听力较好，但 2kHz 及以上频率听阈 >80dB HL，配戴助听器不能满足交流需要者[3]。

4. 语前聋或语后聋。

5. 无手术禁忌证。

6. 监护人和/或植入者本人对人工耳蜗植入有适当的期望值[3]。

7. 接受过强化听觉发育教育项目的治疗。

8. 具备听觉言语康复教育的条件。

（三）18 岁以上成人

1. 双侧重度（听阈为 71~90dB HL）或极重度（听阈超过 90dB HL）听力损失。

2. 传统助听器获益小（通常在最佳助听条件下言语识别率 <50%~60%）。

3. 无手术禁忌证。

禁忌证

绝对禁忌证

1. **内耳严重畸形** 耳蜗未发育、耳蜗严重骨化电极无法植入者，如 Michel 畸形。

2. **听神经中断或缺如** 耳蜗骨折引起听神经损害者。

3. **蜗后病变引起的神经性听力损失** 如听神经瘤术后。

4. **中耳感染因素** 为防止中耳感染侵及内耳，化脓性中耳炎发作期不宜行人工耳蜗植入手术。

5. **有脑膜炎病史者** 脑膜炎发作期不宜手术，但应在脑膜炎病情控制后，耳蜗骨化之前尽早手术[4]。

相对禁忌证

1. 癫痫频繁发作不能控制者。

2. 严重精神、智力、行为及心理障碍，无法配合听觉言语训练者。

手术步骤

1. **做耳后切口** 采用耳后微创小切口，距耳郭后沟 0.5cm、在乳突尖上方 0.5cm 处做斜向上的直切口，切口上端距耳郭后沟 0.8~1.0cm。切开皮肤、皮下组织，充分止血。切口长度：儿童约 3.0cm，成人 4.0~5.0cm。

2. **切开乳突和颅骨表面的肌肉筋膜和骨膜** 于外耳道上棘处，紧贴骨性外耳道后缘切开骨膜直至乳突骨面，向下沿乳突前缘切开至乳突尖，向上切至颞线时向后上转折 45° 切开颞肌，并弧形延长肌筋膜瓣切口约 4.0cm；两层切口之间需错层切开，避免重叠。

3. **分离乳突骨膜及颞肌** 以剥离子贴乳突骨面向前后分离耳后皮瓣。

4. **乳突切开** 行筛区径路乳突切开术。

5. **切除部分乳突气房** 即仅削薄外耳道后壁，其余各壁的暴露程度以能暴露砧骨短脚、便于开放面神经隐窝，不影响刺激电极的植入即可，不要求轮廓化乳突盖、乙状窦、二腹肌嵴等结构。乳突骨皮质磨除范围约为 2.0cm × 2.5cm（前后径 × 上下径）。

6. **定位面神经隐窝** 在暴露外半规管和砧骨短脚后，磨薄外耳道后壁，定位面神经隐窝。

7. **开放面神经隐窝** 此时改用小号的切削钻头或磨钻头，解剖的方向与外耳道后壁和面神经垂直段方向平行。此区域出现的任何软组织均需以钩针轻触探查，必要时可开放软组织上下方骨质，以鉴别是否是面神经。偶尔可见面前气房，易误认为已进入鼓室，可以以钩针探查、鉴别。如遇面神经隐窝狭窄，应轮廓化面神经垂直段及鼓索，充分扩大面神经隐窝。

8. **面神经隐窝开放后应能够观察到蜗窗龛、锥隆起、镫骨肌腱和镫骨**

9. **暴露蜗窗膜** 磨除蜗窗龛口前、上缘骨质，暴露蜗窗膜。如拟通过蜗窗前下径路植入电极，在蜗窗膜前下磨除骨质开放耳蜗底周鼓阶时，将耳蜗造孔磨成圆盘状，略大于拟插入电极，骨内膜暂时保留完整,不要一次磨穿耳蜗骨壁。

10. 磨植入体骨床 拉钩辅助下暴露乳突后上方骨质,应用接受刺激器模具定位,按不同品牌的人工耳蜗的植入要求为接受刺激器钻磨一骨床。

11. 磨电极骨槽 骨床和乳突腔之间磨一骨槽以容纳电极。骨槽应有足够富余的空间容纳电极,过分狭窄可能会导致术后骨质增生压迫电极。可在骨床边缘打孔,并穿线将植入体接收刺激器进行固定,有助于防止术后移位。

12. 耳蜗开窗前准备 开放蜗窗膜或开窗处骨内膜前,先使用地塞米松冲洗,吸除开窗处及其附近的骨粉和血液,并做好止血工作。

13. 开放蜗窗膜或开窗处骨内膜 在地塞米松浸泡中划开蜗窗膜或开窗处骨内膜,暴露鼓阶,注意不要以吸引器直接吸引耳蜗开窗处外淋巴。耳蜗开窗后应用地塞米松再次冲洗。然后,使用透明质酸凝胶暂时封闭开窗处,以减少血液和骨粉进入内耳,预防内耳感染及纤维化的发生,同时可减少外淋巴外流而造成耳蜗内环境失衡。

14. 植入电极 将耳蜗电极自耳蜗开窗处送入鼓阶,应使用专用的电极镊和电极叉,将所有的作用电极插入耳蜗内,当电极插入至标志点即表明电极植入到位。

15. 封闭开窗口 如蜗窗或鼓阶开窗较大,为避免外淋巴漏,可以用小块颞肌严密封闭开窗口(如刺激电极与蜗窗贴合密切,则无需用肌肉封闭蜗窗)。

16. 固定电极导线 使用明胶海绵辅助固定电极导线,防止电极移位及脱出。

17. 缝合 缝合颞肌筋膜和骨膜,保证缝合后筋膜骨膜能够完全覆盖植入体,植入体不直接和皮肤切口相通。缝合皮肤。

注意事项

1. 开放后鼓室时,向前勿磨破外耳道后壁,向后勿损伤面神经垂直段。

2. 从最宽阔处(后拱柱下方)开放面神经隐窝更为安全,磨骨过程中注意:①逐层磨除骨质,防止局部磨骨过深;②充分冲水,以降低局部温度、清除骨粉,并有利于观察骨面颜色变化;③电钻移动方向必须与面神经走行方向平行,以免损伤面神经。

3. 磨植入体骨床时勿损伤硬脑膜,以免造成脑脊液漏;如损伤硬脑膜要及时以肌肉等进行修补。

4. 在磨除蜗窗龛骨质暴露蜗窗膜时,应选用小直径(1.0~1.5mm)磨钻头,降低钻速,避免电钻接触蜗窗膜[5]。

5. 开窗前需保证人工耳蜗已经放置于植入床,以保证开窗后立即植入电极[5]。

6. 插入植入电极时注意插入方向及深度,夹持电极时勿损伤其绝缘层。

7. 电极植入动作需轻巧匀速,植入时间控制在2~3min,避免电极插入过快导致内耳压力骤增、淋巴震荡对耳蜗精细结构造成损伤[5]。

8. 电极植入方向,无论术耳是左耳还是右耳,术者是在左侧还是右侧施术,始终记住朝患者鼻尖方向插入,保证电极顺滑地进入鼓阶[6]。

9. 术中彻底止血,逐层缝合切口,以防术后形成血肿。

10. 在儿童患者同期行双侧人工耳蜗植入时要严格控制手术时间、出血量等[7]。

并发症

1. 眩晕 是人工耳蜗植入后最常见的并发症,一般较多见于成人和内耳畸形患者,患者手术时年龄越大术后出现眩晕概率越大。经蜗窗径路和耳蜗造口术相比,耳蜗造口术后眩晕明显增加[8]。人工耳蜗植入术后眩晕多为短暂性眩晕,一般可不予处理,绝大多数患者在卧床休息 3 天后可缓解。如眩晕较重且伴恶心、呕吐症状,可对症治疗。围手术期地塞米松注射液的使用,可减少术后眩晕的发生率。

2. 皮下血肿、感染　术中严格无菌操作、彻底止血、加压包扎能有效预防血肿的发生。血肿继发感染可导致皮肤破溃,植入体外露。加压包扎力量应适度、一旦出现血肿,应及时处理。

3. 面神经损伤　开放面神经隐窝时注意勿损伤面神经垂直段。如术中面神经裸露,可用含有地塞米松的明胶海绵覆盖裸露的面神经,术后给予类固醇激素;如出现术后即刻的周围性面瘫,应立即行面神经探查减压术。如术中面神经鞘膜未暴露、术后迟发性面瘫,可能与电钻热传导或牵拉鼓索等有关,可以给予类固醇激素及甲钴胺等药物口服,观察面瘫恢复情况。

4. 脑脊液漏　磨植入体骨床时注意勿损伤硬脑膜,如损伤,应术中及时用肌肉填塞、修补。耳蜗畸形自耳蜗开窗处易发生脑脊液漏,此时耳蜗开窗应较常规开窗略大,植入电极后以肌肉"哑铃型"塞紧耳蜗开窗处并仔细观察,确认无脑脊液漏的情况下才能关闭术腔。

5. 皮肤切口裂开　避免该并发症的措施包括缝合时逐层减张、植入体骨床磨制适宜,勿使皮肤张力过大。

6. 植入装置过敏导致皮瓣感染及坏死　考虑植入装置过敏而致切口迁延不愈,且药物无法控制时,需及时取出植入体,保留电极,待皮瓣愈合后二期植入。

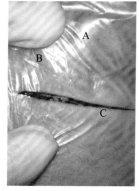

A. 耳郭
B. 耳郭附着处(耳郭后沟)
C. 乳突尖上 0.5cm

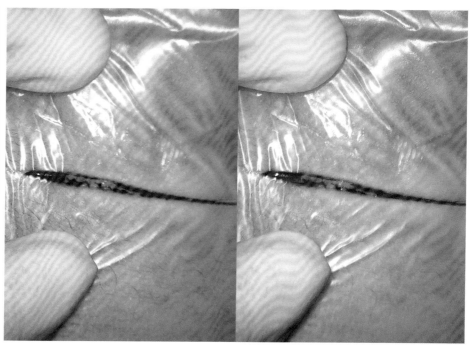

皮肤切口(右)

采用耳后微创小切口,距耳郭后沟 0.5cm、在乳突尖上方 0.5cm 处做斜向上的直切口,切口上端距耳郭后沟 0.8~1.0cm,切开皮肤、皮下组织,充分止血。切口长度:儿童约 3.0cm,成人 4.0~5.0cm。

15 号手术刀片、双极电凝。

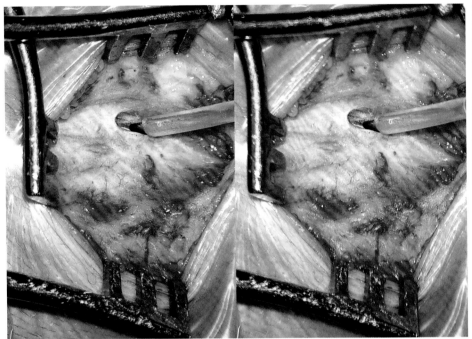
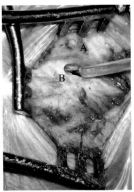

A. 颞肌
B. 骨膜筋膜切口

做骨膜筋膜切口

置入乳突牵开器,自皮肤切口分离皮下组织与颞肌筋膜,用电刀于外耳道上棘处切开颞肌及乳突皮质骨骨膜。

电刀、乳突牵开器。

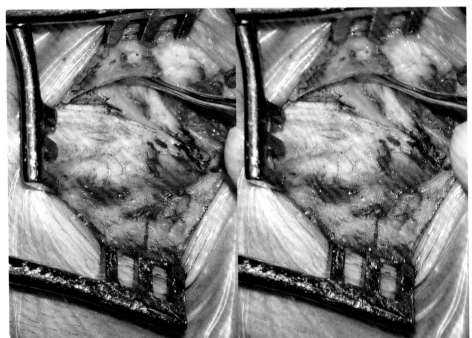

A. 乳突骨膜及颞肌
B. 乳突皮质骨

切开乳突骨膜及颞肌

向上切至颞线时向后上转折 45°切开颞肌,并弧形延长肌筋膜瓣切口约 4.0cm,向下沿乳突前缘切开至乳突尖。

电刀、骨膜剥离子。

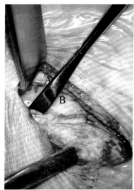

A.乳突骨膜及颞肌

B.乳突皮质骨

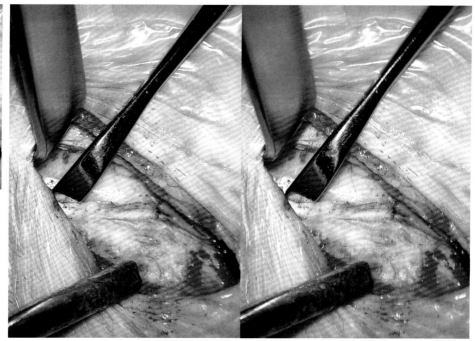

前后分离乳突骨膜及颞肌

以剥离子前后分离乳突骨膜及颞肌。

骨膜剥离子。

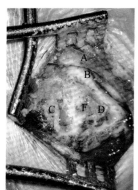

A.乳突骨膜及颞肌

B.乳突前缘

C.颞线

D.乳突尖

E.乳突后缘

F.乳突皮质

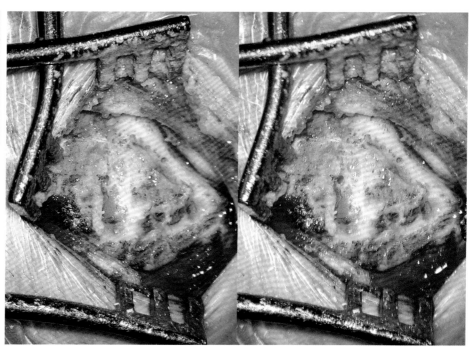

确定乳突切开范围

确定乳突切开范围,从乳突表面自筛区开始磨除乳突皮质。

大号切削钻。

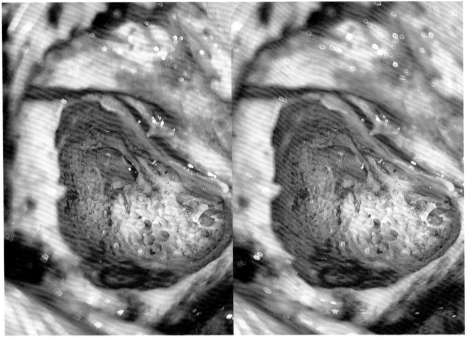

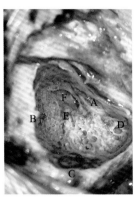

A. 外耳道后壁
B. 乳突盖
C. 乳突后缘
D. 乳突尖
E. 外半规管凸
F. 上鼓室
G. 乙状窦

开放乳突暴露外半规管凸

切除部分乳突气房,磨薄外耳道后壁。识别骨性外耳道、乳突盖、乙状窦。暴露鼓窦及外半规管。

大号切削钻、中号磨钻。

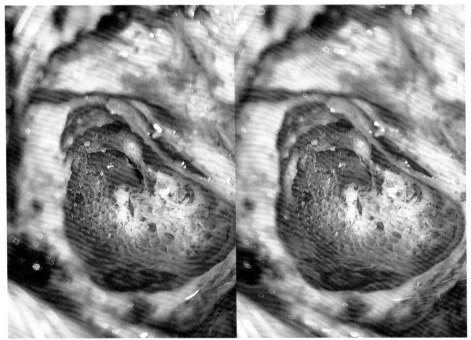

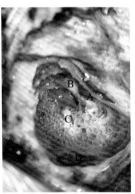

A. 外耳道后壁
B. 砧骨短脚
C. 外半规管凸
D. 乙状窦

显露砧骨短脚定位面神经隐窝

明确外半规管和砧骨短脚,磨薄外耳道后壁,适度显露乳突腔后部及下部,逐层磨除面神经隐窝气房。

中号切削钻及磨钻。

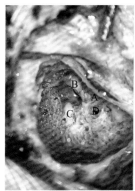

A. 外耳道后壁
B. 砧骨短脚
C. 外半规管凸
D. 神经隐窝气房

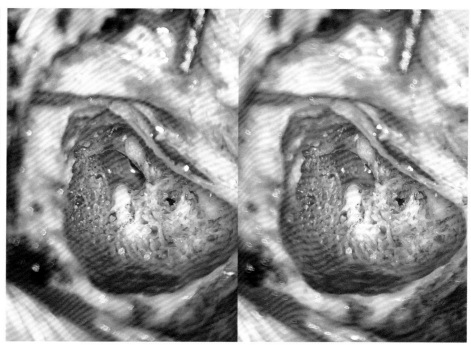

开放面神经隐窝气房

开放面神经隐窝气房。面神经隐窝的投影像一个直角三角形,其底边为砧骨短脚下的后拱柱,鼓索为平行于外耳道的斜边,面神经垂直段为直角边。

小号磨钻。

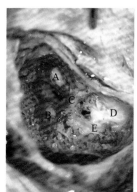

A. 砧骨短脚
B. 外半规管凸
C. 后拱柱
D. 鼓索
E. 面神经垂直段

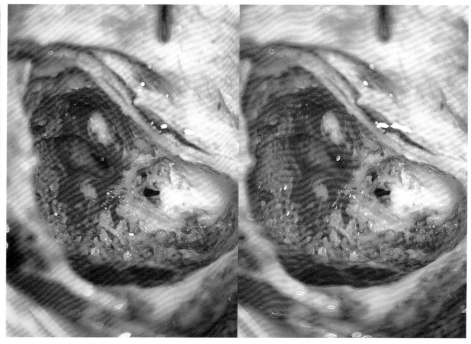

磨除面神经隐窝骨质轮廓化鼓索

定位面神经隐窝后以小号磨钻逐层开放面神经隐窝,为防止神经损伤,必要时轮廓化鼓索及面神经垂直段。

小号磨钻、直角钩针。

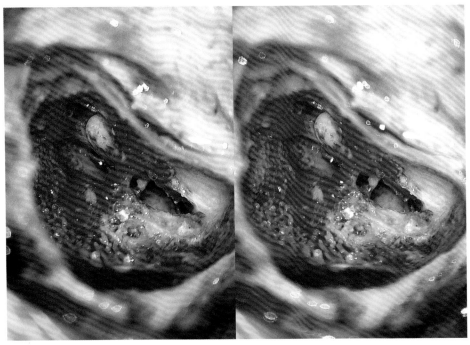

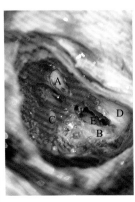

A. 砧骨短脚
B. 面神经垂直段
C. 外半规管凸
D. 鼓索
E. 开放的面神经隐窝
F. 砧镫关节

开放面神经隐窝，暴露听骨链

钩除后鼓室黏膜，开放面神经隐窝，显露后鼓室。通过面神经隐窝可以观察到砧镫关节及部分鼓室内侧壁。以钩针探查后鼓室范围，为进一步扩大开放面神经隐窝做准备。

小号磨钻、直角钩针。

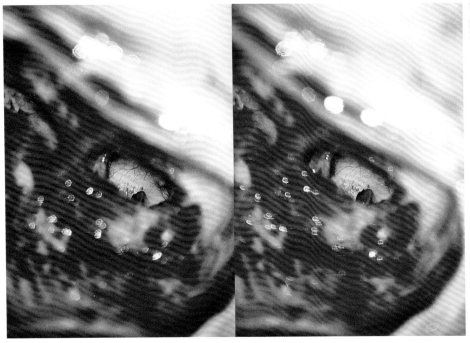

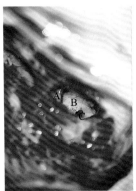

A. 砧镫关节
B. 扩大的面神经隐窝
C. 蜗窗龛

扩大开放面神经隐窝，显露蜗窗龛

平行于鼓索及面神经垂直段逐步扩大面神经隐窝。磨骨过程中需保持充分冲水，密切观察骨面颜色变化，以明确是否显露面神经鞘膜。

小号磨钻。

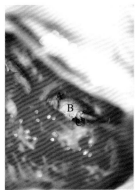

A. 镫骨肌腱
B. 鼓岬
C. 蜗窗龛

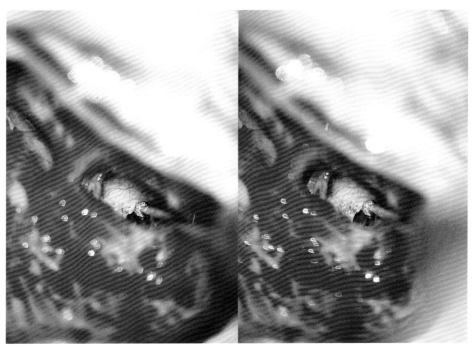

切除蜗窗龛前、上缘骨质,显露蜗窗及蜗窗膜

调高显微镜放大倍数观察鼓岬及蜗窗龛。蜗窗深居蜗窗龛内,经面神经隐窝一般仅可观察到蜗窗龛口及覆盖于其上的鼓室黏膜,切除蜗窗龛前、上缘骨质,显露蜗窗及蜗窗膜。

小号磨钻。

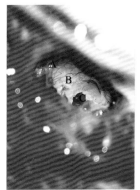

A. 镫骨
B. 鼓岬
C. 磨骨后的蜗窗龛

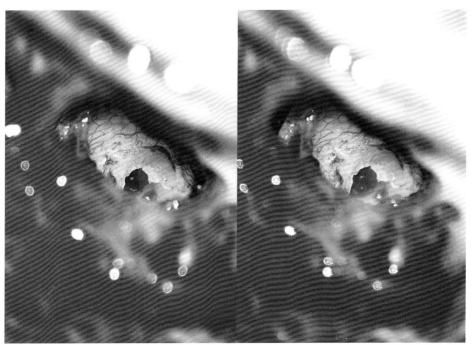

暴露蜗窗及蜗窗膜

磨除蜗窗龛骨质,暴露蜗窗膜。注意:如拟经蜗窗前下径路植入电极,在蜗窗膜前下磨除骨质开放耳蜗底周鼓阶时,不要一次磨穿耳蜗骨壁,而是磨到接近骨内膜、呈现小蓝点时停止。

直径 1.0~1.5mm 的磨钻。

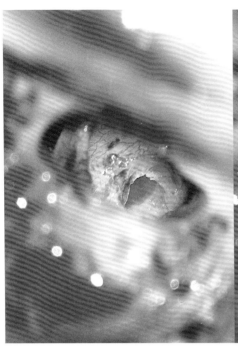 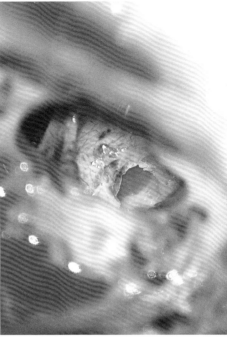 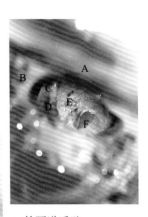

A. 外耳道后壁

B. 后拱柱

C. 镫骨

D. 镫骨肌腱

E. 鼓岬

F. 蜗窗龛

充分显露蜗窗膜

调整显微镜角度取得显露蜗窗及蜗窗膜的最佳视角。

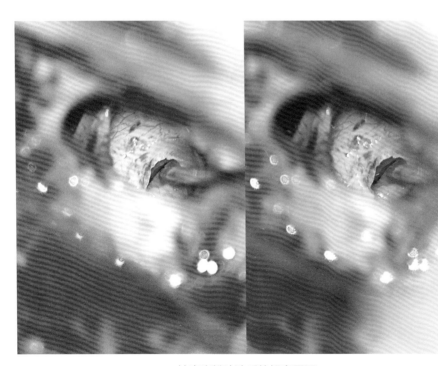 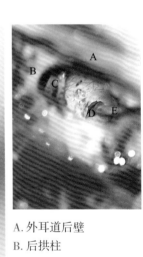

A. 外耳道后壁

B. 后拱柱

C. 镫骨及其肌腱

D. 切开的蜗窗膜

E. 直针

地塞米松冲洗后的蜗窗周围

开放蜗窗膜或开窗处骨内膜前,先使用地塞米松冲洗,吸除开窗处及其附近的骨粉和血液,并做好止血工作。

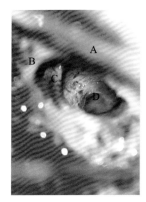

A. 外耳道后壁
B. 后拱柱
C. 镫骨及其肌腱
D. 蜗窗处的地塞米松

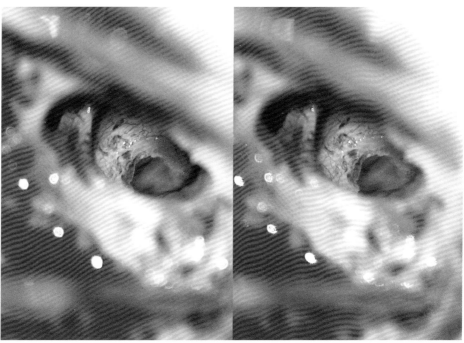

切开蜗窗膜

在地塞米松浸泡下使用直针或钩针切开蜗窗膜，耳蜗开窗后应用地塞米松再次冲洗。
直针或钩针。

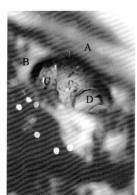

A. 外耳道后壁
B. 后拱柱
C. 镫骨及其肌腱
D. 封闭蜗窗的透明质酸
　凝胶

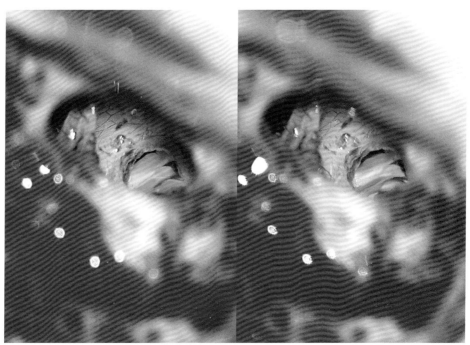

用透明质酸封闭开放的蜗窗

应用透明质酸凝胶暂时封闭开窗处，以减少血液和骨粉进入内耳，预防内耳感染及纤维化的
发生，同时可减少外淋巴外流而造成耳蜗内环境失衡。

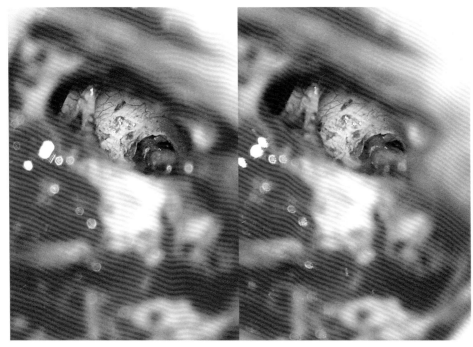

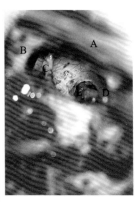

A. 外耳道后壁
B. 后拱柱
C. 镫骨及其肌腱
D. 耳蜗电极
E. 蜗窗

经蜗窗植入电极

以电极叉和电极镊辅助插入人工耳蜗电极,电极植入动作须轻巧匀速,植入时间控制在2~3min,避免电极插入过快导致内耳压力骤增、淋巴震荡而对耳蜗精细结构造成损伤。

电极叉、电极镊。

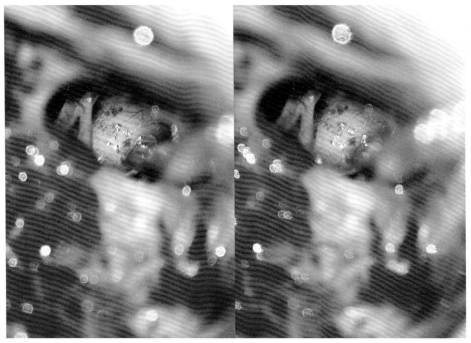

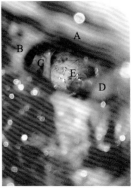

A. 外耳道后壁
B. 后拱柱
C. 镫骨及其肌腱
D. 人工耳蜗电极
E. 电极植入标志点

将电极植入到位

图示为人工耳蜗直电极,其植入末端有标志点,将电极插入至标志点即表明电极植入到位,如刺激电极与蜗窗贴合密切,则无须封闭蜗窗。

电极叉、电极镊。

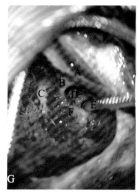

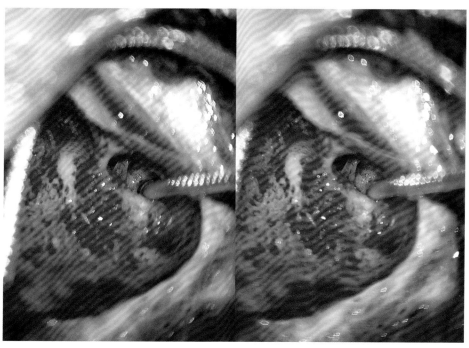

A. 外耳道后壁

B. 后拱柱

C. 外半规管凸

D. 砧镫关节

E. 耳蜗电极

F. 面神经管垂直段

G. 电极槽

电极植入后乳突全景

电极植入后乳突全景。采用以上细致微创的操作,可以实现以下几方面目标:①保护手术径路相关区域结构,避免发生面瘫、味觉丧失等并发症;②保护耳蜗内精细结构;③保护电极,保持其良好的物理学性能和正常寿命。

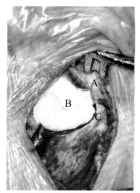

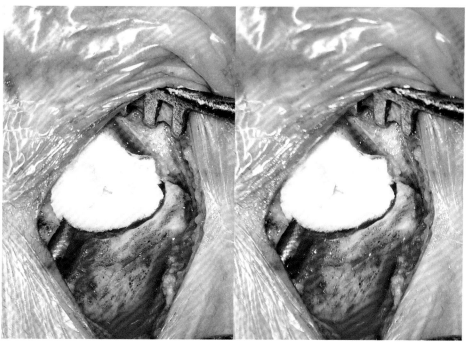

A. 耳后皮瓣

B. 明胶海绵

C. 乳突尖

D. 电极导线

E. 容纳植入体的骨槽

明胶海绵覆盖电极导线防止其移位

使用明胶海绵填充乳突腔,轻压电极导线防止其移位。

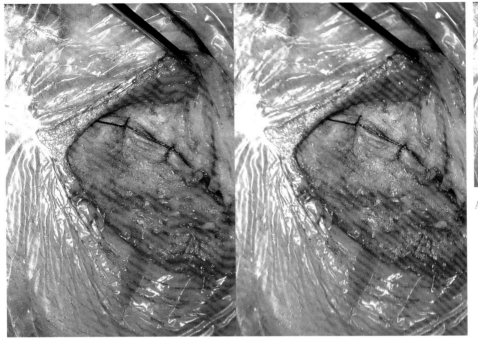

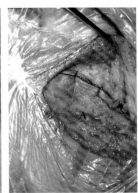

A. 颞肌

缝合乳突骨膜及颞肌切口

圆针 4-0 可吸收线连续缝合乳突骨膜、颞肌筋膜、颞肌切口。

圆针、4-0 可吸收线。

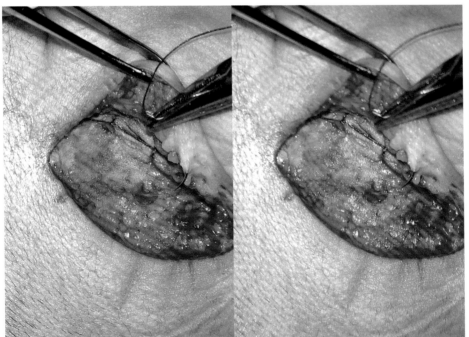

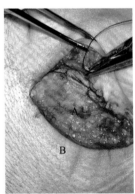

A. 皮下组织
B. 耳后皮肤

水平褥式缝合皮下组织

4-0 可吸收线水平褥式缝合皮下组织,避免张力过大。

4-0 可吸收线。

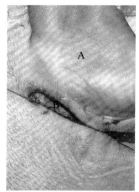

A. 耳郭
B. 皮肤切口

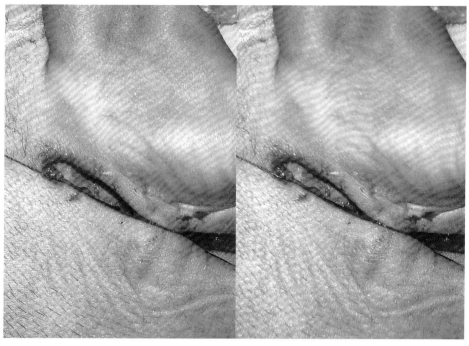

水平褥式缝合皮下组织

水平褥式缝合过程中注意皮肤创缘要对合整齐,避免皮肤外翻。

4-0 可吸收线。

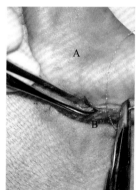

A. 耳郭
B. 皮肤切口

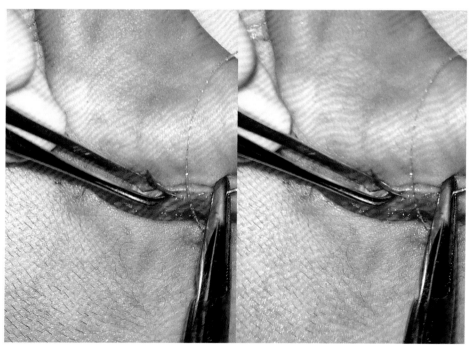

皮内缝合

倒刺线皮内缝合皮肤切口。

倒刺线(可吸收免打结缝合线)。

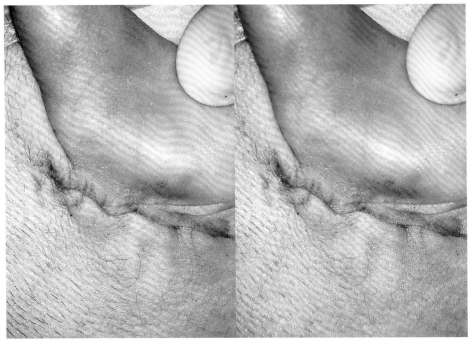

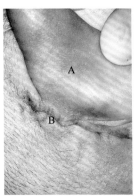

A. 耳郭
B. 缝合后切口

切口缝合后

切口缝合后观察皮肤创缘对合良好。

（崔 勇 张 茜 袁永一）

参考文献

1. 刘军,杨仕明.人工耳蜗及相关技术的进展[J].中国耳鼻咽喉颅底外科杂志,2019,25(05):449-455.

2. MESSERSMITH J J,ENTWISLE L,WARREN S,et al. Clinical practice guidelines:cochlear implants[J]. J Am Acad Audiol,2019,30(10):827-844.

3. 中华耳鼻咽喉头颈外科杂志编辑委员会,中华医学会耳鼻咽喉头颈外科学分会,中国残疾人康复协会听力语言康复专业委员会.人工耳蜗植入工作指南(2013)[J].中华耳鼻咽喉头颈外科杂志,2014,49(02):89-95.

4. HELMSTAEDTER V,BUECHNER A,STOLLE S,et al. Cochlear implantation in children with meningitis related deafness:the influence of electrode impedance and implant charge on auditory performance:a case control study[J]. Int J Pediatr Otorhinolaryngol,2018,113:102-109.

5. 袁永一,戴朴.微创人工耳蜗植入手术策略[J].中华医学杂志,2021,101(02):87-91.

6. 高志强.人工耳蜗精准微创植入术[J].山东大学耳鼻喉眼学报,2017,31(05):1-3.

7. 王斌,杨华,陈晓巍,等.人工耳蜗技术:过去、现在与未来[J].中国科学:生命科学,2021,51(08):1040-1049.

8. HANSEL T,GAUGER U,BERNHARD N,et al. Meta-analysis of subjective complaints of vertigo and vestibular tests after cochlear implantation[J]. Laryngoscope,2018,128(09):2110-2123.

第九章

面神经肿瘤切除及耳大神经移植

Resection of Facial Nerve Tumors and Facial
Nerve Grafting with Great Auricular Nerve

概述

面神经肿瘤是一种比较少见的原发于面神经的肿瘤,包括面神经鞘膜瘤、面神经纤维瘤、面神经血管瘤等,其中面神经鞘膜瘤最常见[1]。面神经肿瘤可以发生于从小脑脑桥角到颅外的任何一段面神经,根据肿瘤的范围及面瘫的程度,治疗方案存在差异。迄今为止,面神经肿瘤的治疗包括显微外科手术治疗、立体定向放射治疗和随诊观察[2]。手术切除是面神经神经鞘瘤的主要治疗方法之一,手术过程主要包括:面神经肿瘤的切除、面神经功能的修复重建和/或听力保护及重建。

适应证

（一）面神经肿瘤切除

1. 面瘫 House-Brackmann（H-B）分级Ⅲ级以上（不包括Ⅲ级）。

2. 面神经肿瘤巨大、严重影响内耳及重要器官功能。

3. 面神经血管瘤。

（二）面神经功能重建

在肿瘤切除后应该同期修复、重建面神经。面神经重建修复的具体方式主要取决于面神经缺损的长短,是否有可以利用的面神经中枢端等。

1. 面神经吻合术

（1）端-端吻合术:适用于神经离断或缺损不多的两断端吻合而无张力的病例。

（2）改道吻合术:神经两断端相距不远,但不能实现无张力端-端吻合的病例,需要采用颞骨内或颞骨外改道吻合术。

2. 面神经移植桥接术　面神经移植桥接术[2]适用于离断面神经的中枢端和外周端存在,但二者间距较大,无法通过手术直接或改道吻合的病例。常用的供体神经有耳大神经、腓肠神经、股内侧皮神经等。其中,耳大神经是面神经缺损桥接修复的常用供体,当耳大神经被腮腺肿瘤、颅底大肿瘤侵犯或先前手术中被切除而不能利用时,可选择腓肠神经、股外侧皮神经或其他颈前皮神经为供体。

3. 神经替代手术　面神经肿瘤累及小脑脑桥角,接近脑干,肿瘤切除后,面神经的中枢端不能利用,而存在可利用的面神经外周端,面部肌肉无纤维化者,可行神经替代手术,例如面神经-舌下神经吻合、面神经-咬肌神经吻合术,以及多重修复术。

禁忌证

1. 全身情况影响不能耐受全麻手术者。

2. 面神经功能正常或轻微面瘫的患者(H-B 分级为Ⅲ级或低于Ⅲ级者)应根据患者具体情况,个性化决定。

3. 如果患者面神经废用时间超过 2 年,长期的失神经支配,面肌电图检查提示无运动单元电位、无纤颤电位、面肌萎缩、纤维化时,面神经移植效果差,不建议行面神经重建。

手术径路选择

主要有经乳突径路、经颅中窝径路、经迷路径路,或联合径路,根据患者面神经肿瘤的范围、位置和是否需要保留听力做出相对应的选择[2-3]。

1. 经乳突径路　大多数手术者采取此径路进行面神经减压术,此径路可保持中耳正常解剖和生理功能,适用于肿瘤未侵犯颅内,仅累及水平段、锥段、垂直段者。

2. 经颅中窝径路　可保存耳蜗及前庭功能,适用于有实用听力,肿瘤累及膝神经节、迷路段及内耳道段者。

3. 经迷路径路　适用于无实用听力,肿瘤范围较大累及迷路段、内耳道段及小脑脑桥角段者。

手术步骤

(一)面神经肿瘤切除

1. 经乳突径路

(1)该径路适用于肿瘤累及面神经垂直段、锥段及水平段的患者。

(2)手术关键步骤

1)做耳后切口:于耳郭后沟 1.5~2.0cm 做一弧形切口,切开皮肤及骨膜,上端至耳郭上附着缘,下方至乳突尖,分离皮肤及皮下组织,暴露筛区、乳突皮质及外耳道后壁。

2)开放乳突:以筛区和外耳道后上棘为标志,切除乳突皮质骨,经鼓窦径路切除鼓窦和乳突气房,暴露外半规管凸、砧骨短脚和二腹肌嵴,确认乳突盖和乙状窦骨板。

3)暴露面神经肿瘤:开放乳突后,通常可以观察到乳突腔内垂直段面神经肿瘤,以二腹肌嵴为标志,确认并解剖出面神经肿瘤远端正常面神经,沿面神经肿瘤向面神经锥段及水平段追踪,逐步开放面神经隐窝及上鼓室,直至面神经肿瘤近端正常面神经。

4)切除面神经肿瘤:游离面神经及肿瘤,将两端距肿瘤 4.0~5.0mm 处切断,保留足够的安全缘,完整切除面神经肿瘤。

2. 经颅中窝径路

(1)该径路适用于肿瘤累及面神经膝神经节、迷路段及内耳道段,听力正常的患者。

(2)手术关键步骤:采用 S 形或倒 U 形手术切口,S 形切口起自耳屏前方,垂直向上至耳轮水平时向后上弯曲,然后向前上弯曲。颞肌表面分离皮瓣,然后 C 形切开颞肌,暴露颞骨和颞线。颞线上方行颞骨开窗术,安置颅中窝牵开器,可暴露面神经内耳道段、迷路段、膝神经节段、面神经水平段和垂直段一部分。

3. 经迷路径路

(1)该径路适用于迷路段、内耳道段或小脑脑桥角段面神经肿瘤且患侧听力损失较重的患者。患侧耳是唯一有听力耳是该径路禁忌。

（2）手术关键步骤：采用耳后切口，行乳突轮廓化，轮廓面神经管后切除外半规管、后半规管、前半规管。该径路可以充分暴露水平段、膝神经节段、迷路段及内耳道段面神经肿瘤。轮廓化内耳道，磨除内耳道周围 2/3 以上骨质，充分暴露内耳道后切开脑膜，暴露内耳道及小脑脑桥角段面神经。

（二）耳大神经桥接-面神经重建

1. 耳大神经定位 乳突尖和下颌角连线中点的垂直线是耳大神经的体表投影，耳大神经多和颈外静脉伴行。耳大神经有两点相当恒定，即胸锁乳突肌后缘中点和耳垂后下。

2. 耳大神经切取和吻合 根据术中面神经缺损的大小，切除适当长度的耳大神经进行移植，通常情况下，切取的神经段较缺损的神经长 0.5~1.0cm，保证切断收缩后仍可在无张力下缝合；耳大神经切取后在显微镜下去除其周围的结缔组织，两断端用锐刀切齐，将其放置于面神经缺损区域，检查无张力后进行显微缝合；缝合时神经吻合口应准确对拢，切忌神经扭曲或旋转；切取神经时，神经系膜不能与神经干分开，以保持该神经的血管来源。

注意事项

1. 术前对患者面瘫程度分级，面神经功能正常或轻微下降者不主张早期手术治疗，需定期观察。
2. 面瘫时间较短患者需要尽可能一期行面神经功能重建。
3. 面神经肿瘤切除后，神经断端用利刀或利剪将离断两端的面神经剪切整齐。
4. 切取神经供体长度需要略长于缺损段，确保缝合后的神经无张力。
5. 取耳大神经切口可与耳后切口相延续，也可在胸锁乳突肌中上部表面做横行切口，在胸锁乳突肌浅层找到耳大神经。
6. 术后应用激素及营养神经药物，并进行功能锻炼。

并发症

1. 皮下血肿、感染 术中严格无菌操作，彻底止血，术后应用抗生素以防止形成血肿、感染，导致皮肤破溃。

2. 颅内感染 部分面神经肿瘤位于内耳道段或小脑脑桥角段，术中需进入颅内，术后可能并发颅内感染。

3. 听力损失或全聋 根据肿瘤范围，尽可能保护听骨链及内耳，避免意外损伤导致感音神经性听力损失及全聋。

4. 面神经肿瘤复发 尽可能完全切除肿瘤。

5. 局部皮肤感觉异常 耳大神经或腓肠神经的截取，会造成相应的局部皮肤感觉异常，一般经过代偿和适应后缓解。

6. 面神经功能恢复欠佳 神经移植吻合后一般可恢复到 H-B 分级的Ⅲ~Ⅳ级，但如果患者面神经损伤时间较久，即使较好地完成移植手术并行术后肌肉训练，面神经功能恢复可能仍不理想。另外，可能会伴有面部联带运动。

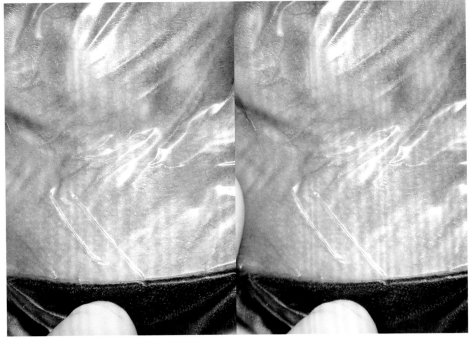

A. 耳郭背侧
B. 耳郭后沟
C. 乳突表面

暴露乳突表面皮肤（左）

手术术区消毒铺单，进行酒精脱碘后，向前翻转耳郭，无菌塑料贴膜固定，暴露乳突表面的皮肤。

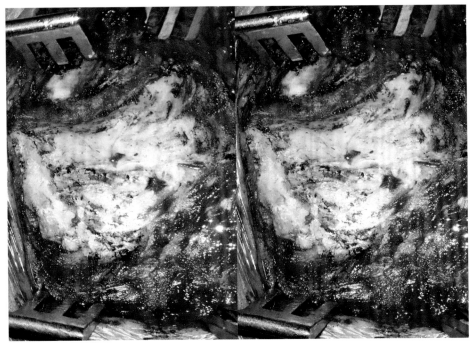

A. 外耳道顶壁
B. 筛区
C. 乳突骨皮质
D. 外耳道后壁皮瓣

行耳后切口，暴露乳突骨皮质

于耳郭后沟 1.5~2.0cm 做一弧形切口，切开皮肤及骨膜，上端至耳郭上附着缘，下方接近乳突尖前方，暴露筛区、乳突皮质及外耳道后壁。

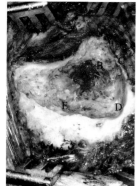

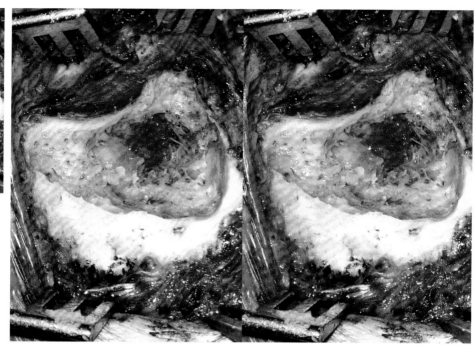

A. 面神经肿瘤
B. 鼓窦
C. 颅中窝板障
D. 窦脑膜角
E. 乙状窦
F. 外耳道后壁

暴露鼓窦开放乳突，显露面神经肿瘤

以筛区和外耳道后上棘为标志，经鼓窦径路，切除鼓窦和乳突气房，向上至颅中窝板障，向后上至窦脑膜角，向后至乙状窦，向下至二腹肌嵴，向前至外耳道后壁。乳突为气化型，乳突腔上部及鼓窦可见淡红色质脆肿物，无明显包膜，冰冻病理学检查提示神经源性肿瘤。

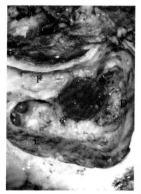

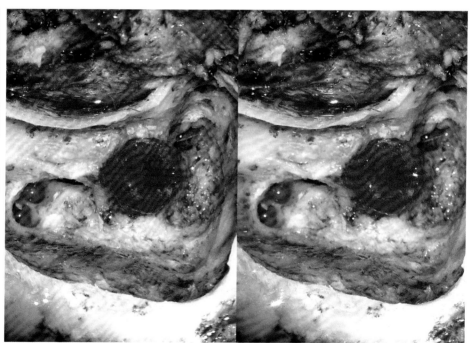

A. 面神经肿瘤
B. 砧骨短脚
C. 外半规管凸
D. 颅中窝板障
E. 乙状窦
F. 外耳道后壁

暴露听骨和肿瘤

轮廓化颅中窝板障，乙状窦。磨除部分上鼓室外侧壁骨质，暴露上鼓室及砧骨短脚，沿面神经肿瘤磨除周围骨质及气房，充分暴露肿瘤。

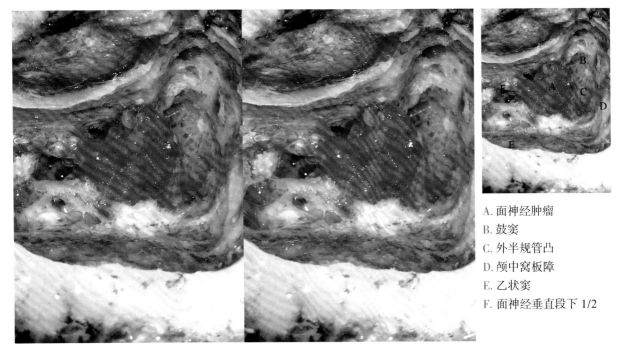

A. 面神经肿瘤
B. 鼓窦
C. 外半规管凸
D. 颅中窝板障
E. 乙状窦
F. 面神经垂直段下 1/2

暴露面神经垂直段和肿瘤

充分磨薄外耳道后壁，暴露垂直段正常面神经及肿瘤边界，见面神经肿瘤下至垂直段 1/2，上方至外半规管下方，后至后半规管前方。

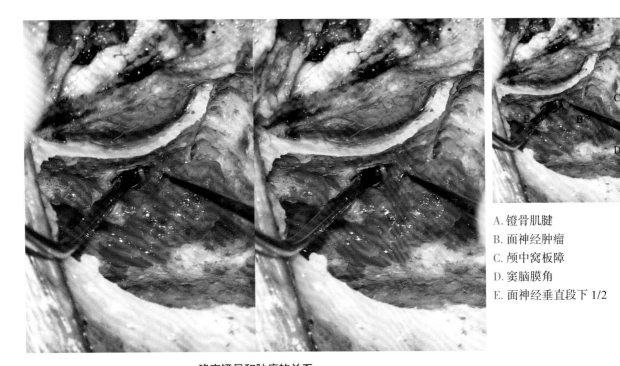

A. 镫骨肌腱
B. 面神经肿瘤
C. 颅中窝板障
D. 窦脑膜角
E. 面神经垂直段下 1/2

确定镫骨和肿瘤的关系

充分磨薄外耳道后壁，切除部分肿瘤，在肿瘤的下方磨除骨质后开放及扩大面神经隐窝，暴露镫骨肌腱及镫骨，明确镫骨与面神经肿瘤的关系。

12 号吸引器头、钩针。

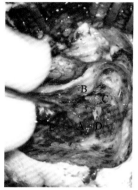

A. 面神经肿瘤
B. 外耳道后壁
C. 上鼓室
D. 外半规管
E. 面神经垂直段下 1/2

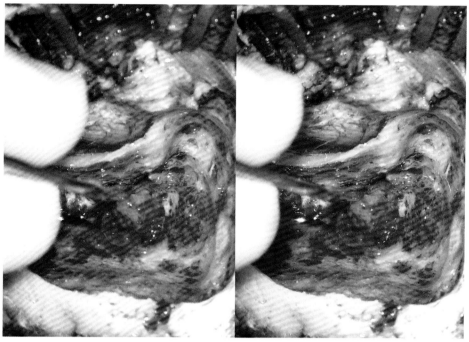

取出砧骨后

仔细分离砧镫关节,取出砧骨,见镫骨上结构完整,活动好,磨除后拱柱,向前继续开放上鼓室及暴露至水平段面神经正常部分。

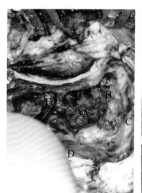

A. 面神经肿瘤
B. 上鼓室
C. 颅中窝板障
D. 乙状窦
E. 面神经垂直段下 1/2

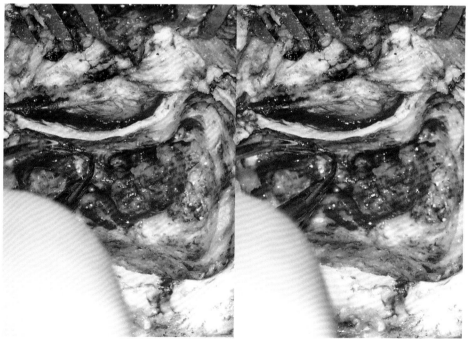

剪断肿瘤下缘面神经

磨除部分面神经水平段骨管至暴露正常面神经。游离面神经及肿瘤,将垂直段面神经距肿瘤 4.0~5.0mm 处切断,保留足够的安全缘。

显微剪。

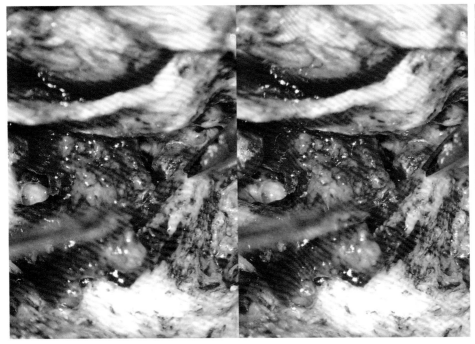

A. 面神经肿瘤
B. 外耳道后壁
C. 外半规管凸
D. 窦脑膜角

剪断肿瘤上缘面神经

　　垂直段面神经远端切断后,向中枢端仔细分离面神经肿瘤,至肿瘤的另一端,保留足够安全缘后,沿面神经水平段中部切断面神经,连同肿瘤一并切除。

眼科剪。

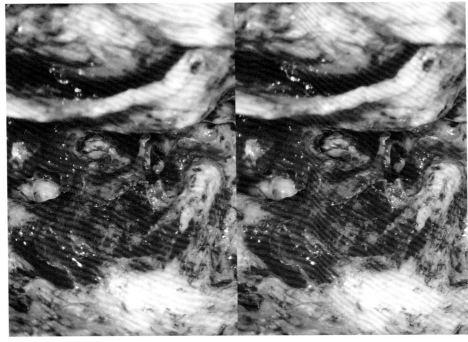

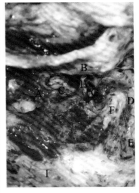

A. 面神经垂直段断端
B. 外耳道后壁
C. 蜗窗龛
D. 颅中窝板障
E. 前半规管
F. 外半规管凸及瘘管
G. 面神经水平段断端
H. 镫骨
I. 乙状窦

切除肿瘤后术区全景

　　完整切除面神经肿瘤后,冲洗术腔,观察术腔全景,肿瘤前方至面神经水平段镫骨平面,下方至面神经垂直段中部,镫骨上结构完整,活动好,外耳道后壁保留完整。

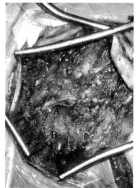

A. 耳大神经
B. 胸锁乳突肌

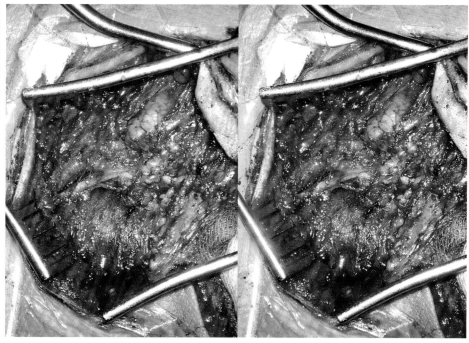

切口下延切取耳大神经

延长切口近下颌角下方,分离皮下组织至胸锁乳突肌表面,暴露耳大神经,游离后切取长约
3.0cm 的耳大神经。

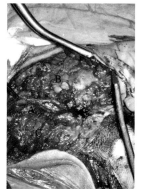

A. 颈外静脉
B. 腮腺
C. 胸锁乳突肌

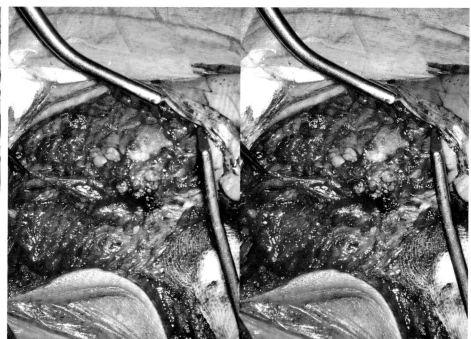

取静脉,同时保护面神经吻合处

截取 2.0cm 静脉备用,乳突腔使用纱布覆盖保护。

311

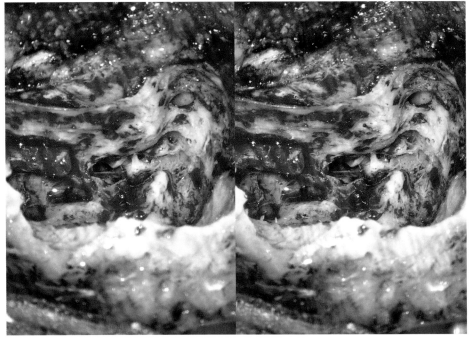
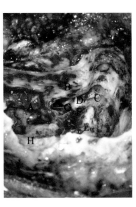

A. 面神经垂直段断端

B. 外耳道后壁

C. 锤骨小头

D. 匙突

E. 外半规管凸

F. 面神经水平段断端

G. 镫骨

H. 乙状窦

人工听骨及耳大神经植入前场景

修齐面神经肿瘤切除后外周端及中枢端断端,冲洗术腔后,准备进行听力重建及面神经功能重建。

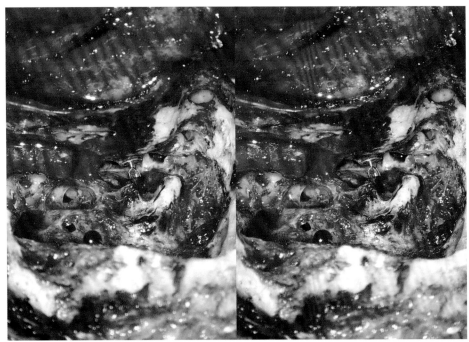
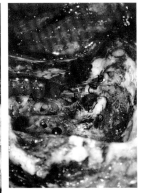

A. 面神经垂直段断端

B. 锤骨小头

C. 匙突

D. 外半规管凸

E. 面神经水平段断端

F. 人工听骨(PORP)

植入人工听骨(PORP)

取部分人工听骨(钛合金,PORP)放于镫骨头,外侧圆盘与锤骨柄内侧相贴,并用耳甲腔小软骨片覆盖,耳脑胶固定连接处,检查听骨联动好。

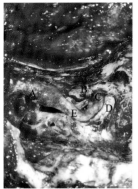

A. 面神经垂直段断端

B. 人工听骨

C. 面神经水平段断端

D. 外半规管凸

E. 移植的耳大神经

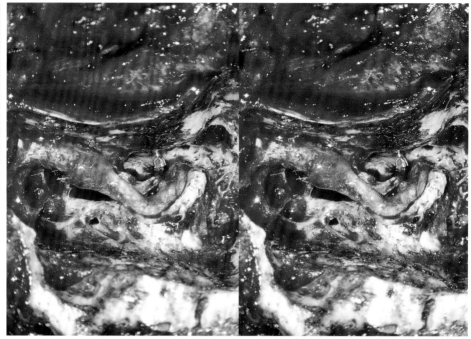

耳大神经移植

取切取的耳大神经,与面神经两端进行无张力桥接,远端用 8-0 Prolene 线缝合 2~4 针,中枢端与面神经水平段残端生物蛋白胶粘贴,断端吻合处用静脉壁套包裹保护。

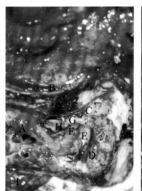

A. 面神经远端缝合端

B. 外耳道后壁

C. 锤骨小头

D. 窦脑膜角

E. 外半规管凸

F. 面神经近端粘合处

G. 匙突

H. 人工听骨

I. 乙状窦

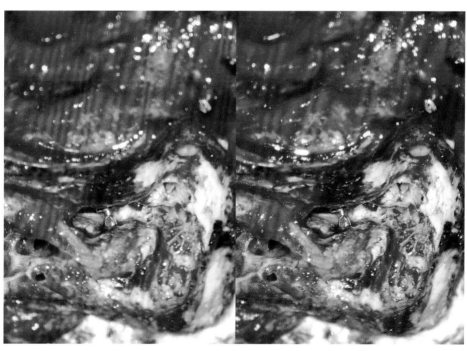

术腔全景

(朱玉华 韩维举)

参考文献

1. 迟放鲁. 面神经疾病 [M]. 上海：上海科学技术出版社，2007.

2. 斯拉特里三世，阿兹扎德. 面神经学 [M]. 高志强，译. 北京：中国协和医科大学出版社，2017.

3. 黄选兆，汪吉宝，孔维佳. 实用耳鼻咽喉头颈外科学 [M]. 2 版. 北京：人民卫生出版社，2008.

第十章

搏动性耳鸣手术治疗
Surgery of Pulsatile Tinnitus

第一节　乙状窦压迫整复术
Compression Reconstruction of Sigmoid Sinus

概述

搏动性耳鸣是指与脉搏节律一致的外源性声音。静脉源性耳鸣的病理机制主要为血流动力学的改变,即局部血流经过异常的血管结构时由层流变为涡流或湍流[1-3]。颈内静脉系统是颅内静脉回流的主要通路,右侧颈内静脉系统为常见优势引流侧,优势引流侧的横窦与乙状窦交界区在解剖上存在蛛网膜颗粒,炎症时易导致血管腔粘连、狭窄,血流通过狭窄处时发生血流动力学改变[4]。静脉源性耳鸣的临床特征主要包括运动或者体位改变后耳鸣声会发生明显的改变;压颈试验阳性,即以手指轻压同侧颈内静脉或向对侧转头,则耳鸣会明显减轻,甚至消失;常伴有轻度上坡型听力损失。压颈试验是以三种不同力度压迫颈静脉部位来判断耳鸣响度的变化:轻度或中度压迫时耳鸣响度减小或消失,静脉源性耳鸣可能性大,即压颈试验阳性;重度压迫时耳鸣响度轻微减小或无变化,动脉源性耳鸣可能性大,即压颈试验阴性。

影像学检查在诊断静脉性耳鸣病因方面发挥着重要且不可替代的作用[5]。颞骨高分辨率 CT 可清晰显示复杂的解剖结构及细微的骨质改变。颞骨双期增强 CT 动脉期不仅能够显示颈内动脉形态、密度差异,还可以根据回流静脉有无提前显影而提示诊断动静脉瘘;静脉期 CT 可显示脑回流静脉管壁及管腔内异常改变,以及血管与骨质之间的空间位置关系。全脑 MRA、MRV 平扫用来评估动、静脉系统。全脑 DSA 常用于评估动静脉畸形、动静脉瘘或富血供性肿瘤,其可多方位、多角度显示血管形态异常,可实时观察血液流动。

静脉源性搏动性耳鸣的治疗主要为外科手术和血管内支架治疗。外科手术治疗旨在改变血管形态或恢复异常的血管形态结构以纠正血流紊乱的状态,避免了介入治疗后血栓形成及介入材料移位的发生,同时术后不需要抗凝治疗。本节重点介绍局麻下经乳突入路乙状窦压迫整复术,该术式可有效地改变横窦-乙状窦-颈内静脉系统内局部形成的涡流或湍流,使其恢复至层流状态,从而达到消除或有效降低搏动性耳鸣响度的目的[6]。另外,局麻状态下颅内静脉压更接近正常生理状态,术中能动态实时观察患者耳鸣的变化。因此,作者推荐手术在局麻下进行,以便根据患者的反馈调整压迫力度。

适应证

1. 耳鸣与脉搏节律一致。

2. 压颈试验阳性。

3. 影像学检查提示乙状窦憩室、颈静脉球憩室、血管畸形、颈静脉球高位、乙状窦前移、乳突导静脉增粗等。

禁忌证

1. 其他原因引起的搏动性耳鸣 如动脉源性病变、动静脉痿、前半规管裂、镫骨肌肌痉挛、鼓室球体瘤、颈静脉球瘤等。

2. 对侧横窦-乙状窦-颈内静脉系统未发育或严重畸形。

手术步骤

1. **横窦-乙状窦交界处体表定位** 星点（即枕乳缝、顶乳缝及人字缝的交点）是目前应用最为广泛的定位横窦与乙状窦移行处的骨性标记，即外耳道上缘与枕外隆突连线上方 1.5cm，外耳道中心点后约 3.5cm 处。

2. **皮肤切口** 以乙状窦与横窦投影交角为中点做一耳后发际线内斜行直切口，长度约 3.0cm。

3. **开窗** 以星点为中心磨出大约直径 1.5cm 的圆形骨窗，暴露部分乙状窦外侧壁。

4. **乙状窦压迫整复术** 分离乙状窦前、下壁与骨板之间的空间，然后用骨蜡和可吸收止血绵混合后。填塞在乙状窦与前方骨壁之间，压迫部分乙状窦前壁直至患者诉搏动性耳鸣消失。

5. **封闭骨窗** 用骨蜡封闭开放的骨槽。

6. **缝合切口** 以可吸收线缝合皮下，丝线缝合皮肤，或用 5-0 的可吸收倒刺线进行皮内缝合，皮肤拉膜贴敷切口。

并发症

1. **颅内高压** 术前充分评估双侧静脉系统发育程度，术中根据患者耳鸣响度改变情况把握对乙状窦壁的压迫力度，避免对静脉窦压迫过度造成静脉压升高，从而升高颅内压。此外，术中严格无菌操作，避免术后颅内外感染。

2. **静脉窦血栓形成** 术中尽量避免损伤乙状窦血管壁或过度牵拉、压迫乙状窦壁；避免因填塞过多的骨蜡刺激而引发乙状窦内血栓形成。

3. **耳源性脑积水** 避免引起颅内高压和静脉窦血栓形成的诱发因素，预防脑积水的形成。

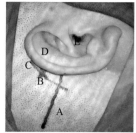

A. 外耳道上缘与枕外隆突连线
B. 星点的皮肤投影
C. 纵行切口
D. 耳郭
E. 外耳道口

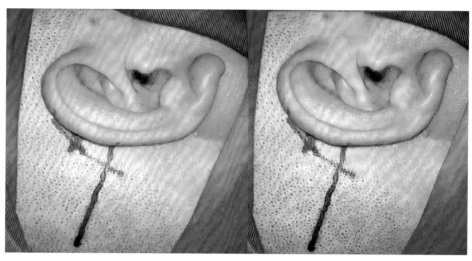

横窦-乙状窦移行处体表定位（右）

乳突后皮肤切口定位：外耳道上缘与枕外隆突连线上方 1.5cm、外耳道中心点后约 3.5cm 的交点，即为星点的皮肤投影，以星点为中心在发际线内做约 3.0cm 长的斜行直切口。
记号笔。

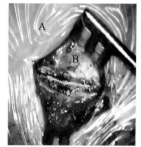

A. 耳后皮肤
B. 乳突皮质及其表面骨膜
C. 骨膜切口

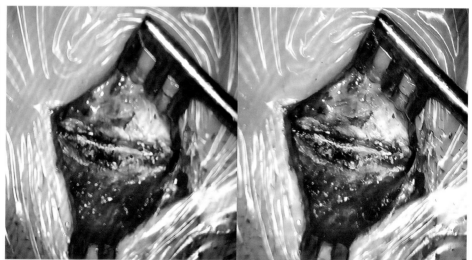

皮肤、骨膜切口

切开皮肤、逐层分离耳后组织、暴露骨膜，用电刀错位切开骨膜。注意：不要切透外耳道皮肤，不要一次性切开乳突表面骨膜。
15 号手术刀、单极电刀、双极电凝、乳突牵开器。

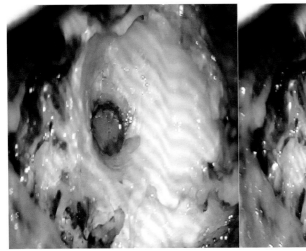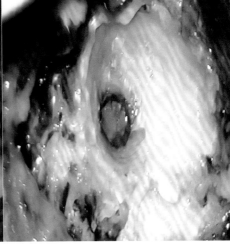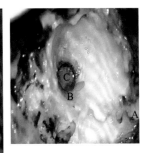

A. 乳突骨质
B. 骨槽
C. 乙状窦外侧壁

暴露部分乙状窦外侧壁

以星点为中点磨出大约直径 1.5cm 的圆形骨窗,暴露部分乙状窦外侧壁。在乙状窦前、下壁与周围骨板之间充分分离。外侧磨骨可使用切削钻,接近乙状窦时需更换为磨钻,避免损伤血管壁。

大号、中号切削钻和磨钻、中耳剥离子。

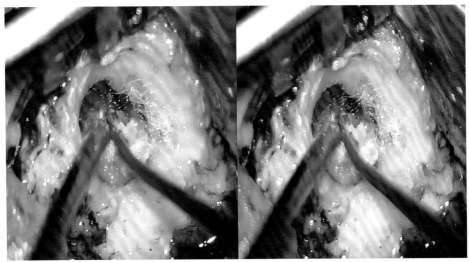

A. 骨蜡和可吸收止血棉混合填塞物
B. 中耳剥离子
C. 18 号吸引器

压迫乙状窦前下壁

取与骨槽直径大约相同的圆形骨蜡和可吸收止血棉混合填塞物,填塞至乙状窦外侧壁与前方骨壁之间进行乙状窦前、下外侧壁塑形、整复。

麦粒钳、中耳剥离子、18 号吸引器。

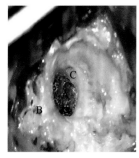

A. 骨蜡和可吸收止血棉
　 混合填塞物
B. 乳突骨质
C. 骨槽

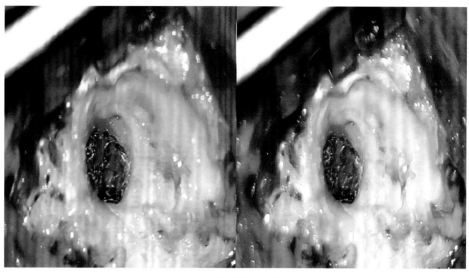

乙状窦外侧壁压迫

再取一直径相同的圆形填塞物填至骨槽,即压迫整复后的乙状窦外侧壁,直至患者诉搏动性耳鸣消失。

麦粒钳、中耳剥离子。

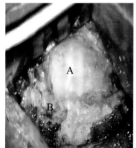

A. 骨蜡封闭骨槽
B. 乳突骨质

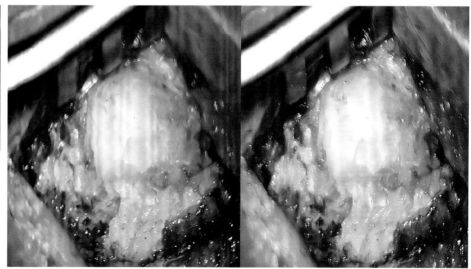

骨蜡封闭骨槽

取与骨槽体积大小相同的骨蜡均匀填塞骨槽。注意:填塞时不要加压,勿使乙状窦继续被压缩。

中耳剥离子。

（陈继跃　韩东一）

参考文献

1. LYU A R,Park S J,KIM D,et al. Radiologic features of vascular pulsatile tinnitus-suggestion of optimal diagnostic image workup modalities [J]. Acta Otolaryngol,2018,138(2):128-134.

2. HOFMANN E,BEHR R,NEUMANN-HAEFELIN T,et al. Pulsatile tinnitus:imaging and differential diagnosis [J]. Dtsch Arztebl Int,2013,110:451-458.

3. MU Z X,QIU X Y,ZHAO D W,et al. Hemodynamic study on the different therapeutic effects of SSWD resurfacing surgery on patients with pulsatile tinnitus [J]. Computer Methods and Programs in Biomedicine,2020,19(2020):1-9.

4. 贾凌云,华扬,唐煜,等. 正常人颈内静脉结构和血流动力学的超声评估[J]. 中华超声影像学杂志,2018,27(12):1025-1029.

5. 中华医学会放射学分会头颈学组. 搏动性耳鸣影像学检查方法与路径指南[J]. 中华医学杂志,2013,93(33):2611-2612.

6. CHEN J Y,SU Y,DAI J,et al. Treatment of venous pulsatile tinnitus by compression reconstruction of sigmoid sinus [J]. Acta Otolaryngol,2021,141(3):242-249.

第二节　乳突入路乙状窦骨壁重建术
Transmastoid Reconstruction of Sinus Sigmoid Wall Anomalies

概述

搏动性耳鸣主要是由头颈部血管、肌肉或其他结构所产生的通过血流、骨骼等传送到内耳而使患者感知到的搏动性的声音。其中由血管因素引起的，称为血管性搏动性耳鸣。同时根据责任血管类型不同，搏动性耳鸣又被分为动脉性搏动性耳鸣和静脉性搏动性耳鸣，后者更为多见，其病因主要包括特发性颅内压增高症（idiopathic intracranial hypertension，IIH）、乙状窦相关病变、颈静脉球高位、横窦狭窄或憩室、乳突导静脉粗大、鼓室球体瘤、颈静脉球瘤等。乙状窦相关病变引起的耳鸣，是近年来发现的引起静脉性搏动性耳鸣的重要病因之一，这一类搏动性耳鸣患者的乙状窦会出现骨壁缺损，甚至会突破缺损形成乙状窦憩室。关于其机制，目前比较公认的假说是：静脉回流在乙状窦狭窄或憩室处产生了运动形式的改变，形成湍流，引起液体振动，产生声波，在含气的乳突腔内声波振动波幅被放大，从而被人体所感知。随着对静脉窦狭窄在搏动性耳鸣中的认识不断增强，越来越多的证据支持乙状窦相关病变也源于静脉窦狭窄，其中横窦狭窄的发生率33%~83%，多见于横窦近心端。横窦狭窄造成上矢状窦到颈静脉球的压力梯度增加，导致经狭窄处的血流速度增加和湍流的产生[1-3]。

静脉性搏动性耳鸣的外科手术治疗方案如下。

1. 针对表现为单侧优势乙状窦及颈内静脉而无血管畸形的搏动性耳鸣患者，对其扩大、外移的乙状窦实施压迫术。该手术在局麻下进行，结合颞骨CT，经耳后径路找到乙状窦最凸起处，磨除1.5cm×1.0cm大小骨质。暴露乙状窦最凸起处后，以明胶海绵、自体耳郭背面软骨等压迫乙状窦，根据患者对搏动性耳鸣是否减轻或消失的反馈决定加压力度。该手术不需要开放乳突气房[4]，详见本章第一节。

2. 针对乙状窦憩室患者，实施经乳突憩室还纳、乙状窦骨壁重建术[2,5]。

3. 针对乙状窦骨壁缺损的乙状窦骨壁重建术[2,5-6]。

4. 针对特发性搏动性耳鸣患者（排除动静脉畸形、狭窄、前半规管裂、乙状窦骨壁缺损、憩室、肿瘤等），实施经颞骨静脉减压手术。减压范围从窦脑膜角到乙状窦与颈静脉球交界处[7]。

5. 针对横窦、乙状窦交界处血管狭窄的患者，可行球囊扩张和/或静脉窦支架植入术[8-9]。

本节所阐述的经乳突径路乙状窦骨壁缺损修复术适用于伴或不伴横窦狭窄的搏动性耳鸣患者，是将乙状窦进行窦外填塞压迫，目的是通过改变血液回流通道的形态而消灭湍流的产生，达到治疗耳鸣的目的。

适应证

接受手术的患者需满足下列条件。

1. 耳鸣与脉搏节律一致。

2. 压颈试验阳性。

3. 相关检查提示为乙状窦相关性疾病引起的搏动性耳鸣，并排除其他可能引起耳鸣的原因。

4. 耳鸣严重影响患者生活质量，同时患者理解手术风险及必要性，有强烈的手术愿望。

禁忌证

1. 术区存在感染。
2. 严重的颅脑血管畸形。
3. 引起搏动性耳鸣的其他疾病,如颈静脉球高位、鼓室球体瘤等。
4. 患者对手术期望值过高。
5. 严重心理疾患。
6. 其他不适宜局麻或全麻手术的情况。

手术步骤

1. 做耳后切口 行耳后皮肤切口,距耳郭附着部(耳郭后沟)0.8cm 做弧形切口,切开皮肤及皮下组织,距耳郭后沟 0.3~0.5cm 错位切开肌骨膜,分离暴露乳突骨皮质、外耳道后壁及底壁。

2. 轮廓化乙状窦 以切削钻经筛区入路打开乳突气房,磨除乙状窦骨壁表面气房,轮廓化乙状窦。注意:应同时收集骨粉备用。

3. 显露乙状窦血管壁 面积约 1.0cm×1.0cm。乙状窦骨壁缺损者,可直接磨除缺损处周围气房显露血管壁;乙状窦憩室,可于乳突腔最隆起处之骨壁磨除乙状窦骨壁,以显露乙状窦血管壁。

4. 骨蜡加压乙状窦血管壁 以骨蜡均匀地覆盖于暴露的乙状窦血管壁外侧面,视情况加压乙状窦血管壁。局麻手术时,加压力度以患者不能听见耳鸣为度。

5. 压实骨蜡表面 将骨粉洗净,与耳脑胶混合后覆盖在骨蜡表面,均匀压实,在乙状窦壁表面形成"帽状"保护。

6. 缝合切口 缝合耳后肌骨膜瓣、皮下组织及皮肤。以敷料、绷带包扎,结束手术。

注意事项

1. 导致搏动性耳鸣的病因十分复杂,如血管源性、肿瘤源性、脑脊液源性、肌源性疾病及其他罕见疾病,术前应仔细鉴别,完善相关检查非常重要。

2. 重建乙状窦骨壁时,窦外压迫程度多少为宜,目前并未有量化标准。压迫较少手术无效,过多则会导致颅内血液回流障碍,造成严重的颅内水肿,甚至威胁生命。

3. 术中应充分轮廓化乙状窦,充分磨薄血管壁周围骨质。

4. 骨蜡与骨粉应分层压实,同时骨粉可与黏合剂混合,防止骨粉与乙状窦分离。

并发症

1. 颅内并发症 如脑水肿、脑疝、脑血管意外等。常由于术前未能充分评估颅脑血管情况,术中对乙状窦骨壁加压过多所致。处理:如出现上述情况,应快速输注降颅内压的药物,必要时开放术区,解除乙状窦压迫;针对病情进展迅速的患者,即刻请神经外科会诊,做好开颅准备。

2. 出血 常由于术中过分牵拉乙状窦或损伤乙状窦血管壁所致。处理:用脑棉片或明胶海绵轻压止血,如无效,取小片肌肉缝合于缺损处。对于乙状窦血管壁破损者不要尝试使用双极电凝止血,否则可能扩大破口。

3. 脑脊液耳漏 轮廓化乙状窦,去除乙状窦表面骨质时,可能撕裂颅后窝硬脑膜。处理:使用脂肪或肌肉封堵,必要时缝合。

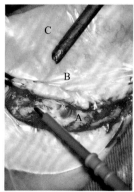

A. 耳后切口

B. 耳郭附着部

C. 耳郭背面

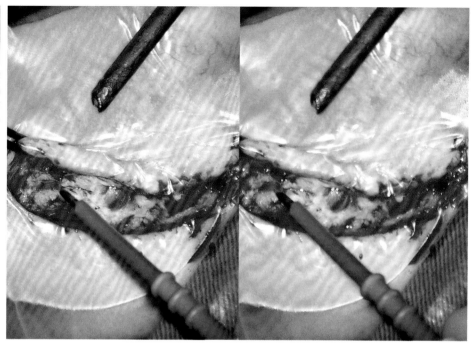

做耳后皮肤切口（左）

做耳后皮肤切口。距耳郭附着部（耳郭后沟）0.8cm做弧形切口，切开皮肤及皮下组织。注意：不要切透外耳道皮肤，不要一次性切开乳突表面骨膜。

15号手术刀片、电刀、双极电凝。

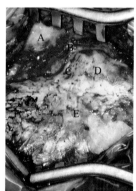

A. 耳后皮瓣

B. 骨膜切口（已推向前方）

C. 筛区

D. 颞线

E. 乳突骨皮质

F. 乳突尖

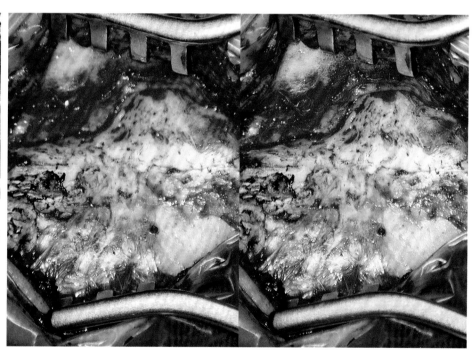

暴露乳突骨皮质

距耳郭后沟0.4cm错位切开骨膜。分别向前、向后分离骨膜。以筛区为中心暴露乳突皮质骨，后上平颞线，前上至外耳道顶壁，向下至乳突尖。

电刀、双极电凝、乳突牵开器、骨膜剥离子。

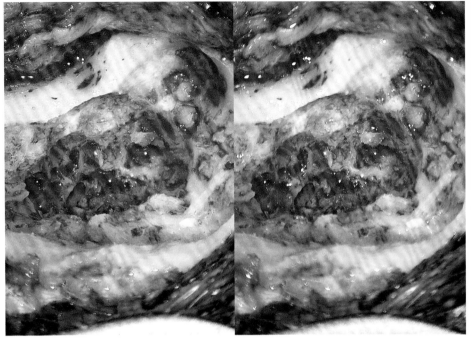
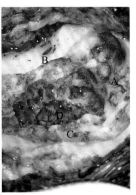

A. 乳突盖
B. 外耳道后壁
C. 乙状窦表面骨板
D. 乙状窦

开放乳突

筛区入路打开乳突气房,本例乳突气化良好,行乳突轮廓化,同时收集骨粉备用。注意:乳突气房深面可见乙状窦骨壁部分缺损。

大号、中号切削钻。

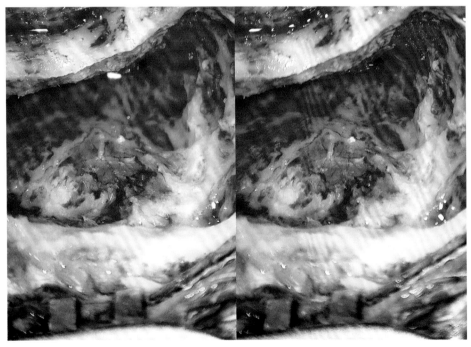
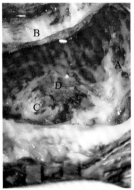

A. 乳突盖
B. 外耳道后壁
C. 乙状窦表面骨板
D. 骨壁缺损的乙状窦

显露乙状窦骨壁缺损处

磨除乙状窦骨壁表面的气房,显露骨壁缺损处。

中号、小号磨钻。

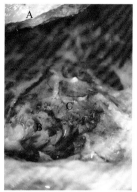

A. 外耳道后壁
B. 乙状窦骨板
C. 乙状窦血管壁

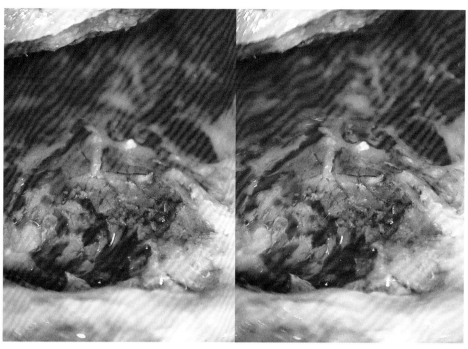

暴露蓝色的乙状窦血管壁

继续适当磨除缺损处周围的骨质，暴露蓝色的乙状窦血管壁。
小号磨钻。

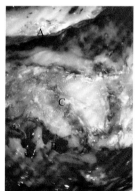

A. 外耳道后壁
B. 乙状窦骨板
C. 覆盖乙状窦管壁骨质
缺损处的骨蜡

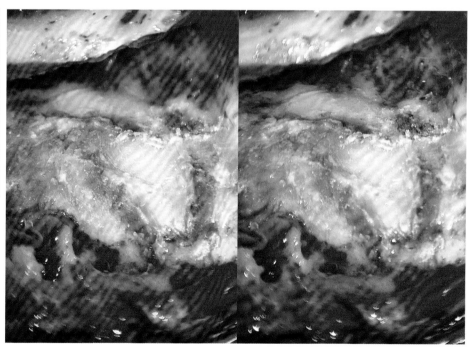

以骨蜡修复乙状窦骨壁缺损

以骨蜡均匀覆盖暴露的乙状窦血管壁。注意：覆盖时不要加压，勿使乙状窦被压缩。
中耳剥离子。

325

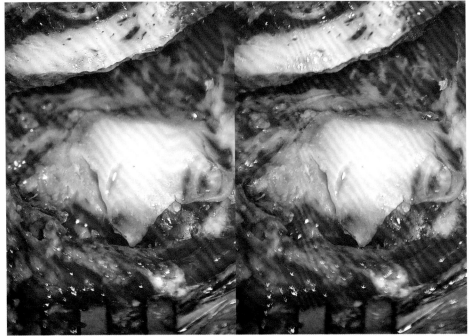

A. 外耳道后壁
B. 乙状窦骨板
C. 骨蜡

加固骨蜡

继续涂抹骨蜡,以加固乙状窦骨壁修复处。

中耳剥离子。

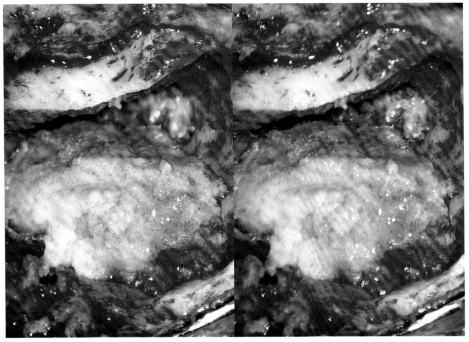

A. 外耳道后壁
B. 乙状窦骨板
C. 骨粉与耳脑胶混合物

将乙状窦骨壁修复处覆盖骨粉

将骨粉洗净,与耳脑胶混合后覆盖于骨蜡表面,均匀压实,对修复的乙状窦骨壁形成帽状保护。

中耳剥离子。

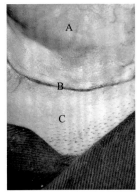

A. 耳郭背面
B. 耳后切口
C. 乳突表面皮肤

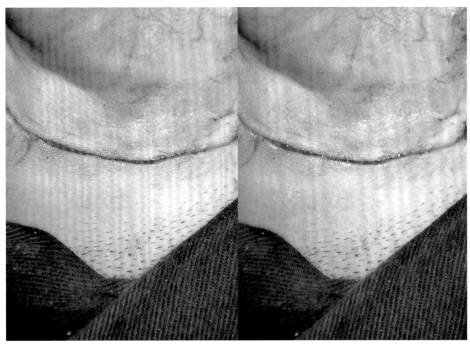

缝合切口

缝合耳后肌骨膜、皮下组织及皮肤切口。以敷料、绷带包扎,结束手术。

（杨和强　袁永一）

参考文献

1. 曾嵘,王国鹏,龚树生. 搏动性耳鸣研究进展[J]. 中华耳鼻咽喉头颈外科杂志,2011,46(11):957-961.

2. 刘坤,王国鹏,曾嵘,等. 乙状窦相关性搏动性耳鸣的手术治疗研究进展[J]. 中华耳鼻咽喉头颈外科杂志,2020,55(1):63-67.

3. 谢静,韩燕京,赵鹏飞,等. 伴有横窦狭窄的搏动性耳鸣患者诊治策略探索[J]. 中华耳鼻咽喉头颈外科杂志,2021,56(7):704-712.

4. GUO P,WANG W Q. Degree of sigmoid sinus compression and the symptom relief using magnetic resonance angiography in venous pulsating tinnitus [J]. Clin Exp Otorhinolaryngol,2015,8(2):111-116.

5. LEE S Y,KIM M K,BAE Y J,et al. Longitudinal analysis of surgical outcome in subjects with pulsatile tinnitus originating from the sigmoid sinus [J]. Sci Rep,2020,10(1):18194.

6. HARVEY R S,HERTZANO R,KELMAN S E,et al. Pulse-synchronous tinnitus and sigmoid sinus wall anomalies:descriptive epidemiology and the idiopathic intracranial hypertension patient population [J]. Otol Neurotol,2013,35(1):7-15.

7. SLATER P,KORLA N,SLATER C. Transtemporal venous decompression for idiopathic venous pulsatile tinnitus [J]. J Neurol Surg B Skull Base,2022,83(2):177-184.

8. 李宝民,曹向宇,王秋菊,等. 应用支架成形治疗源于静脉窦狭窄的顽固搏动性耳鸣[J]. 中华医学杂志,2012,92(17):1179-1182.

9. 李宝民,曹向宇,刘新峰,等. 血管源性搏动耳鸣的介入诊断和治疗研究[J]. 中华耳科学杂志,2014,12(02):190-197.

第十一章

耳显微外科手术三维立体图像拍摄及制作
Stereoscopic Photography for Otomicrosurgery

一、概述

耳显微外科是现代耳外科及侧颅底外科的核心。在临床实践和解剖教学过程中,耳显微外科手术的操作空间狭窄、与众多血管神经毗邻、结构精细复杂而位置深在、操作难度大。传统二维解剖示意图或术中记录的二维图片虽然可以在一定程度上展示出解剖结构的基本形态特征和空间位置,但由于缺乏与术者相同的立体显微镜下的三维视觉,导致初学者难以准确理解解剖结构和空间立体构象,学习周期长。

近些年,数字图像技术和人工智能技术取得了长足发展,通过布设在显微镜成像光路的数字摄像机,可以制作三维立体图像,其在特制显示器或观察眼镜下可呈现良好的立体空间感,目前已经在解剖教学中成功推广使用(如戴朴、韩东一主编的《耳外科立体解剖图谱》)。在此基础上,伴随新型成像技术的发展,促进了更高分辨率、更高景深、更高还原度的三维立体手术成像系统的产生。

二、三维显微立体图像拍摄系统

三维显微立体图像拍摄系统经历了两个发展阶段:分离式立体图像拍摄系统和集成式立体图像拍摄系统。

分离式立体图像拍摄系统通过架设在手术显微镜目镜上方的分离式图像采集设备进行立体图像制作,其核心设备通常包括两台分离式摄像机、一套包含采集触发动力系统的影像采集设备,下图展示了其使用的采集系统。分离式拍摄系统的搭建过程通常较为复杂,为了获得符合人眼 3D 观看效果的立体图像,需要花费大量时间调整分离式采集设备的成像参数、拍摄角度,需要保障不同相机的拍摄同步性,后期制作过程中还需要针对立体图像视差、图像颜色一致性进行针对性调整,因此制作效率也不尽如人意。

针对分离式立体图像拍摄系统暴露出的缺陷,集成式立体拍摄系统应运而生,此类系统通常集成了双光路成像模组、屏前 3D 可视化模块和视频工作站。

双光路成像模组是对分离式立体拍摄系统的直接改进,取代两路分离式专用摄像机的是一套与手术显微镜光路完美嵌合的双路成像器件,该模组的两个拍摄通道事先经过了严格光路标定,因此无论在成像特性上还是光路协同上都具备较好的一致性。屏前 3D 可视化模块是分离式拍摄系统所不具备的,是在显示技术和大规模并行计算加速器件的推动下实现的。得益于 4K 超高清分辨率采集和低延时传输,集成式立体拍摄系统将术者视角下的显微术野画面实时呈现在立体显示屏上,因此显微外科医生从显微镜的目镜下得以解放,不需要长时间将视野束缚在狭小的目镜中,改变了传统显微外科手术的实施

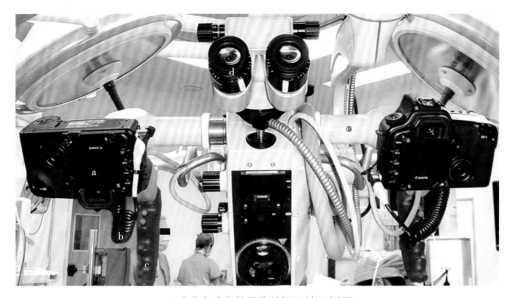

一种分离式立体图像拍摄系统示例图
a.数码单反相机;b.快门线;c.控制手柄;d.目镜;e.分光器(适配器)。

过程,为医生带来了更精细、更智能的数字化立体成像效果。视频工作站除用于立体图像素材的记录、保存和导出外,还兼顾立体图像素材的后期处理,这其中涉及的立体制作技术能满足立体图像的后期教学和其他形式的传播需求。

在立体图像拍摄环节,相比于传统手术显微镜,使用新一代集成式立体拍摄系统可更加灵活地布置手术场景,主刀和助手的位置也更加灵活,医生可以针对手术术式的不同及时调整设备,可以获得更符合人体工程学的观看位置和坐姿,缓解了术者肩颈及手腕的疲劳,同时可以使一些不太常用的术式以更加舒适的姿势实施,助手及器械护士以更好的协同效率参与手术。值得注意的是,这种外视立体拍摄系统允许进行大规模临床和解剖教学,甚至远程示教。下图展示了两种针对仰卧和侧卧的设备部署方案。

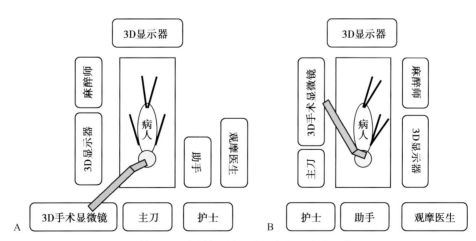

针对仰卧和侧卧的屏前手术设备部署方案示意图
3D手术显微镜是基于集成式立体拍摄系统的显微手术设备。A.病人仰卧;B.病人侧卧。

本书采用的是 4K-3D 集成式立体拍摄系统,该系统可与临床普遍使用的蔡司或徕卡手术显微镜进行集成,加装时只需通过分光镜扩展,不影响现有手术显微镜的使用,适配性好、操作简便。

三、4K-3D 屏前显微手术操作系统简介(以 AINNOVI 为例)

基于 4K-3D 集成式立体拍摄系统包括超高清高动态显微手术摄像机、视频工作站、两块 4K-3D 偏光式液晶显示屏及拍照脚踏。使用时,术者佩戴偏光式 3D 眼镜,在距离屏幕前 1.5~2.5m 的位置进行观看,助手佩戴偏光式 3D 眼镜在对侧观看另一屏幕的同步画面,实现了摆脱手术显微镜的 3D 屏前手术。本书的所有章节手术图片均为 3D 屏前手术操作下拍摄。超高清显微手术系统结构图、核心拍摄组件、术中操作场景如下图所示。

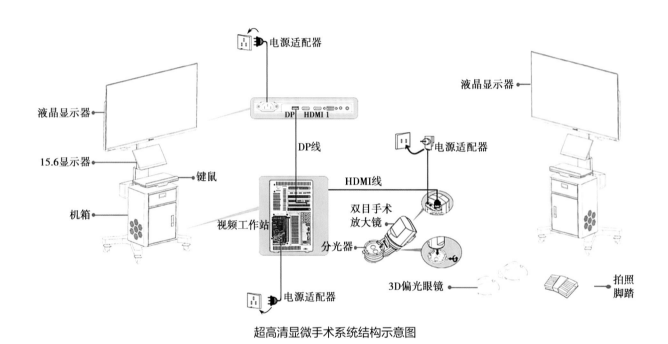

超高清显微手术系统结构示意图

四、三维显微立体图像智能制作技术

1. 全景深显微立体图像生成 为满足解剖教学对三维立体解剖图像观察景深的要求,4K-3D 系统沿设定景深段快速扫描观察术野,形成不同聚焦平面的立体图像集,通过基于深度学习的景深合成算法将同一术野下不同景深段立体图像融合成一张全景深三维显微立体图像。全景深显微立体图像生成效果如下图所示。

2. 立体图像尺寸、样式调整 4K-3D 系统支持用户对立体图像的尺寸和样式进行调整,可输出样式包括适合出版打印的左右模式,利于 3D 屏幕显示的上下模式。其附带的制图工具还允许用户通过人机交互,对感兴趣区域进行随意裁剪的同时保留原始立体视差。下图展示了快速立体图像编辑工具(以 imagefi 为例),使用时用户指定限定截图框的范围并绘制出截图区域(绿色框表示)。该工具支持批量处理和保存,用户可以基于此快速准备自定义的立体图像素材。

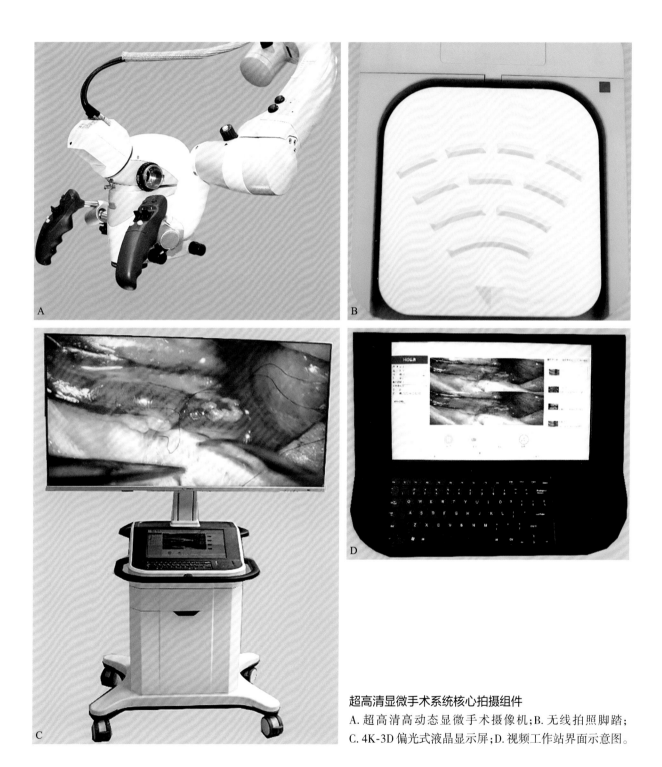

超高清显微手术系统核心拍摄组件

A. 超高清高动态显微手术摄像机；B. 无线拍照脚踏；
C. 4K-3D 偏光式液晶显示屏；D. 视频工作站界面示意图。

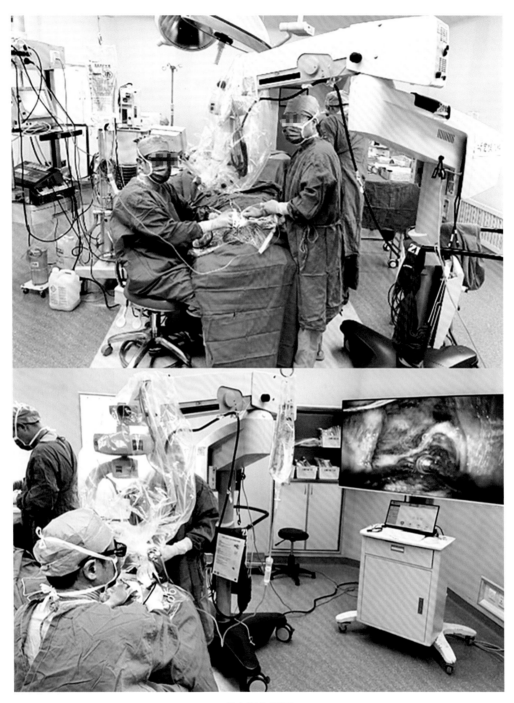

术中操作场景

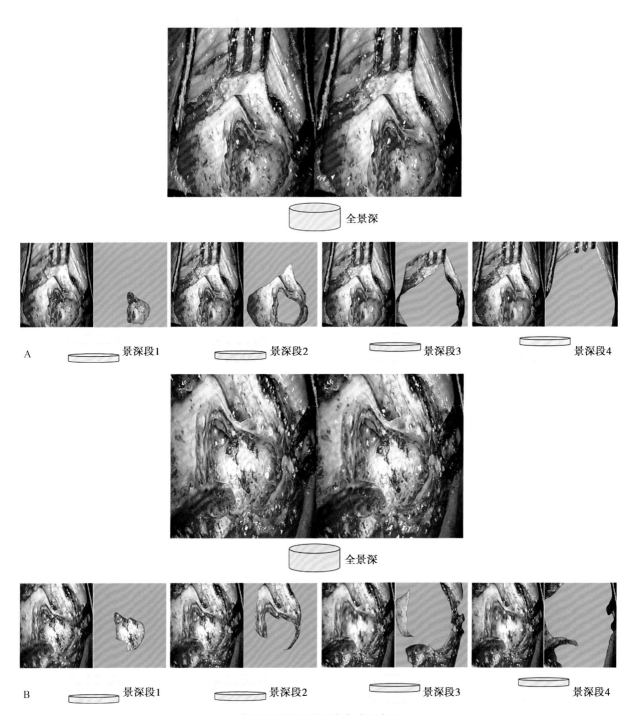

全景深显微立体图像生成示意图

A 和 B 为两个全景深合成案例。每个示例中上方为合成后的全景深耳显微立体图像。下方四组图像来自术中屏前拍摄系统拍摄，依次对应同一术野不同景深段位置，其中每组图像右侧示意了图像中的清晰区域的遮罩图；图中圆柱体示意了对应上方图像的对焦位置和景深信息，图中较大的虚线浅色圆柱体代表完整术野深腔占据的景深段高度，阴影实线圆柱体代表当前显微镜能拍摄到的实际景深。

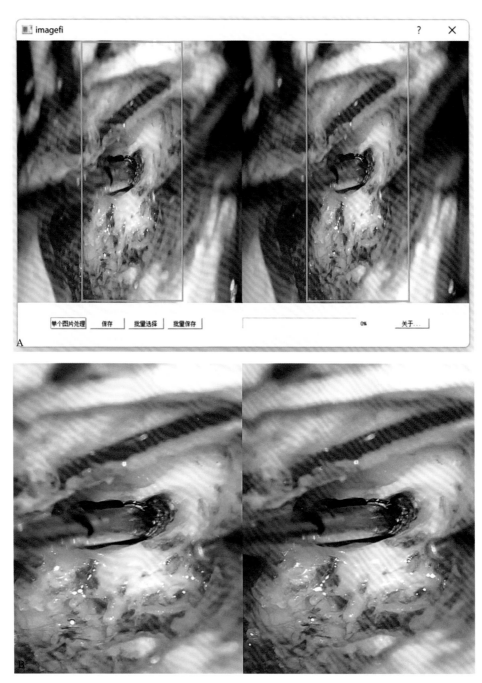

快速立体图像调整工具（以 imagefi 为例）
A. 截图工具使用界面；B. 对应截图编辑后的保存结果。

（邵 航 张 新 刘 威 高 坤）